U0382256

　　本书系国家社会科学基金重大项目《基于全民健康覆盖的推进健康中国发展战略研究》（项目编号：15ZDC037）的研究成果。

卫生改革与发展绿皮书
教育部哲学社会科学发展报告项目

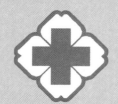

智库中社 年度报告
Annual Report

方鹏骞 / 编著

中国医疗卫生事业发展报告

公共卫生与预防保健专题

2018

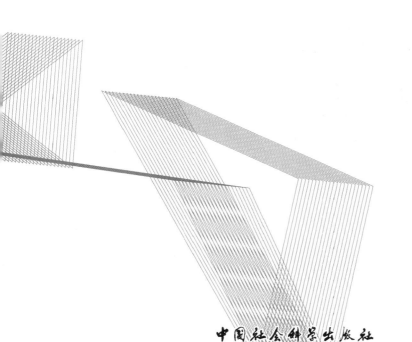

中国社会科学出版社

图书在版编目（CIP）数据

中国医疗卫生事业发展报告.2018:公共卫生与预防保健专题/
方鹏骞编著. —北京：中国社会科学出版社，2019.6
ISBN 978 - 7 - 5203 - 4643 - 6

Ⅰ.①中… Ⅱ.①方… Ⅲ.①医疗保健事业—研究报告—中国—
2018 Ⅳ.①R199.2

中国版本图书馆 CIP 数据核字（2019）第 128613 号

出 版 人	赵剑英
责任编辑	熊　瑞
责任校对	韩海超
责任印制	戴　宽

出　　版	中国社会科学出版社
社　　址	北京鼓楼西大街甲 158 号
邮　　编	100720
网　　址	http://www.csspw.cn
发 行 部	010 - 84083685
门 市 部	010 - 84029450
经　　销	新华书店及其他书店

印　　刷	北京明恒达印务有限公司
装　　订	廊坊市广阳区广增装订厂
版　　次	2019 年 6 月第 1 版
印　　次	2019 年 6 月第 1 次印刷

开　　本	710×1000　1/16
印　　张	28.75
插　　页	2
字　　数	418 千字
定　　价	128.00 元

凡购买中国社会科学出版社图书，如有质量问题请与本社营销中心联系调换
电话：010 - 84083683
版权所有　侵权必究

编撰委员会名单

编　著　　方鹏骞　华中科技大学

副主编　　罗　力　复旦大学

　　　　　郝元涛　中山大学

　　　　　钱东福　南京医科大学

　　　　　乐　虹　华中科技大学

　　　　　周尚成　广州中医药大学

　　　　　李新辉　石河子大学

　　　　　李文敏　湖北大学

　　　　　陈江芸　南方医科大学

编撰委员会
（按姓氏笔画为序）

王　禾　华中科技大学

王碧艳　广西中医药大学

方鹏骞　华中科技大学

白　雪　华中科技大学

乐　虹　华中科技大学

杜亚玲　华中科技大学

李文敏　湖北大学

李新辉　石河子大学

李　璐　华中科技大学

杨　丽　中国疾病预防控制中心妇幼保健中心

张泽宇　华中科技大学

张霄艳　湖北大学

陈　任　安徽医科大学

陈江芸　南方医科大学

陈　婷　武汉科技大学

林陶玉　石河子大学

罗　力　复旦大学

罗桢妮　广州医科大学

岳靖凯　华中科技大学

周尚成　广州中医药大学

郝元涛　中山大学

钱东福　南京医科大学

殷晓旭　华中科技大学

陶思羽　华中科技大学

龚光雯　华中科技大学

闵　锐　华中科技大学

目　录

序　言

党的十八大作出决定，把"健康中国"上升为国家战略。习近平总书记在全国卫生与健康大会上强调，要把人民健康放在优先发展的战略地位，加快推进健康中国建设。要在分级诊疗、现代医院管理、全民医保、药品供应保障、综合监管等 5 项制度建设上取得新突破，为实现"两个一百年"奋斗目标、实现中华民族伟大复兴的中国梦打下坚实健康基础。

随着中国医药卫生体制改革进入攻坚期，深层次体制机制矛盾的制约作用日益凸显，利益格局调整更加复杂，改革的整体性、系统性和协同性明显加大，任务更为艰巨。同时，我国经济发展进入新常态，工业化、城镇化、人口老龄化进程加快，疾病谱变化、生态环境和生活方式变化、医药卫生服务需求的增加等，都对深化医改提出了更高要求。要适应新形势，就必须顺应经济发展新常态，着力推进医疗卫生服务体系供给侧结构性改革。

《中国医疗卫生事业发展报告》（卫生改革与发展绿皮书）是在对中国医疗卫生事业发展状况和热点问题进行年度监测的基础上，从专家和学术的视角，针对医疗卫生工作现状与发展态势展开分析和预测，具备前沿性、原创性、实证性、时效性等特点的公开出版物。方鹏骞教授是长期奋斗在医疗卫生事业管理领域从事健康政策与管理研究工作的资深学者。他组织专家连续三年对外发布中国医疗卫生事业发展报告，系统阐述了中国医疗卫生改革与发展的综合状况，并专题剖析、预测了我国公立医院改革和我国医疗保险制度的改革状况与发展趋势，分析了健康政策与管理领域存在的重大问题，提出了可操作性的政策建议。

方鹏骞教授带领其团队以极大的热忱和努力，致力于中国医疗卫生事业发展报告系列丛书的编撰，并以严谨的科学态度和心系民生的情怀，为中国医药卫生体制改革相关领域的实施方案，提出了具有战略意义和大局意识的政策建议，提供了具有操作性的建设路径，实现了国家医改理论学术价值和健康政策转化。其所开展的相关工作与成果得到国家相关部委的高度重视，并在国家、地方政府医疗卫生事业发展规划和健康政策制定等相关工作中得到应用和印证，产生了重要的学术和社会影响力。

中国医疗卫生事业的发展任重道远，需要继续探索和实践。方鹏骞教授及其团队将在中国药物政策、基层医疗卫生、公共卫生等领域继续发布系列发展报告。希望在前期发展报告基础上，进一步提出符合我国国情的政策性建议，补充和完善我国医疗卫生事业改革与发展的理论依据和实践路径，更好地保障人民群众生命健康，助力健康中国目标的实现。

中国工程院院士

第一章 中国公共卫生内涵与管理体系概述

2016 年 8 月，新世纪首届全国卫生与健康大会在京召开，对健康中国发展战略进行了全面部署。习总书记在会上强调，没有全民健康，就没有全面小康。要把人民健康放在优先发展的战略地位，全方位全周期保障人民健康。党的十九大报告强调进一步实施健康中国战略，明确指出"要完善国民健康政策，为人民群众提供全方位全周期健康服务""坚持预防为主，深入开展爱国卫生运动，倡导健康文明生活方式，预防控制重大疾病"。党的治国理念和施政纲领勾勒出健康中国的清晰蓝图，为实现全民健康提供了重要的理论指导，是符合生命科学和医学内在规律的重要战略思想。从国家宏观战略的调整可以看出"健康"上升到前所未有的高度，"为人民群众提供全方位全周期健康服务"成为国家战略。

我国正处于老龄化、工业化、城镇化、经济全球化的社会转型期，国民健康正面临经济发展、社会环境、自然环境、行为方式等因素带来的多重挑战。重大传染病和寄生虫病防控形势依旧严峻，新发传染病频繁爆发且防控难度持续加大；疾病谱发生改变，以心脑血管疾病、恶性肿瘤、糖尿病、高血压、慢性呼吸系统疾病为主的慢性非传染性疾病成为威胁人民健康的主要因素，给人民带来沉重的疾病经济负担；食品安全、药品安全、饮用水安全、环境卫生等问题对群众健康的影响不容小觑，对医疗服务体系以及公共卫生服务体系均提出了更高的要求。而随着经济发展和消费结构的升级，健康在国民经济和社会发展中的地位进一步提升，群众健康意识将明显增强，群众对健康服务的需求呈现多元化、多层次的态势，对医疗卫生服务水平以及卫生事业发展提出了更高的要求。

长期以来，我国卫生事业发展更加关注以疾病诊疗为中心的医疗卫生服务体系而非健康结果，"重医轻防"的理念也使得我国医疗卫生事业得到高速发展的同时公共卫生体系的发展相对薄弱，以有效应对各类复杂健康问题的挑战，难以为群众提供多元化、多层次、综合连续性的健康服务，难以全方位、全生命周期保障人民群众健康。

完善的公共卫生体系是实现健康中国目标的根基，是提供全生命周期健康服务的依托，将在新的历史起点上有效助力我国应对人口健康模式的快速转变。本章将剖析公共卫生的内涵，提出符合"健康中国"战略背景的公共卫生概念；梳理世界各国公共卫生管理体系的现状，提出完善我国公共卫生管理体系的建议。

一　公共卫生的内涵及特点

（一）公共卫生的内涵

1. 基本概念

卫生一词最早见于《庄子·庚桑楚》，其义为病人看病"饮药"，而卫护其生，保全性命。根据《当代汉语词典》的解释，"卫生"一词做形容词是形容清洁、干净，对健康有利，作名词指能防止疾病，有益于健康的情况①。《现代汉语大词典》则进一步卫生是指能增进人体健康，预防疾病，改善和创造合乎生理要求的生产及生活环境②。

公共卫生是从 public health 翻译而来，现代公共卫生起源于 19 世纪的英国政府对当时城市扩张和人口集聚带来的恶劣的环境和传染病的肆虐而掀起的公共卫生改革运动。最早对公共卫生内涵进行界定的是 1923 年美国耶鲁大学公共卫生学院 Winslow 教授，他认为公共卫生是一

---

① 莫衡：《当代汉语词典》，上海辞书出版社 2001 年版，第 2153 页。
② 阮智富、郭忠新：《现代汉语大词典·上册》，上海辞书出版社 2009 年版，1531 页。

门通过有组织的社会活动来改善环境、预防疾病、延长生命及促进心理和躯体健康，并能发挥个人更大潜能的科学和艺术。1988 年，美国医学研究所（Institute of Medicine，IOM）将公共卫生的定义为"通过保障人人健康的环境来满足社会的利益"。该定义强调了健康的外部性，明确指出确保每个成员的健康是整个社会的利益所在。2003 年 7 月 28 日国家副总理吴仪在全国卫生工作会议上的讲话中提出："公共卫生就是组织社会共同努力，改善环境卫生条件，预防控制传染病和其他疾病流行，培养良好卫生习惯和文明生活方式，提供医疗服务，达到预防疾病，促进人民身体健康的目的"。

体系是指若干有关事物互相联系、互相制约而构成的一个整体[1]。

管理体系是实现管理目标有关的事物互相联系、互相制约而构成的一个整体。

公共卫生管理体系则是指为了促进公众健康，由政府引导，相关部门、专业机构等组织各司其职、相互协调，共同提供公共卫生服务的有机整体[2]。

2. 相关概念

预防保健：是政府主导、社会支持、个人积极参与，打造全方位的预防保健、医疗照护、福利网络。首先对健康者和无症状患者的健康危险因素进行评价，然后实施个体的预防干预措施来预防疾病和促进健康，保持健康。总之，是预先做好疾病发生、保持和增进人们的身心健康而采取的有效措施，预防保健内容主要包括健康检查、疾病普查与普治心理健康咨询、计划免疫、健康教育、妇幼保健等；根据不同年龄段开展有针对性的预防保健内容。可分为妇女预防保健、儿童预防保健、老年预防保健等。

健康管理：是对个人或人群的健康危险因素进行全面管理的过程。

---

[1]　参见武广华、臧益秀、刘运祥等主编《中国卫生管理辞典》，中国科学出版社 2001 年版，第 689 页。

[2]　陶莹、李程跃、于明珠等：《公共卫生体系要素的确认与研究》，《中国卫生资源》2018 年第 3 期。

融合当代最先进的医学技术和信息技术，构建一体化的大区域性健康网络和健康信息交互平台，以最迅捷、最科学、最温馨、最人性化、最多元化的服务方式，为健康的需求者提供个性化的帮助。其宗旨是调动个人、家庭和集体的积极性，有效地利用有限的卫生资源达到改善健康的最大效果。将群众健康从医疗转向预防为主，不断提高民众的自我健康管理意识。新时代背景下突出了全生命周期健康管理概念，对从胎儿到死亡、从健康到亚健康到治疗到康复各个阶段的健康危险因素针对性的进行管理，从而达到最好的健康水平。健康管理大体由健康恢复、健康维护、健康促进三大部分组成，具体包括健康咨询、健康体检、健康治疗和健康数据库管理等。健康管理的基本程序包括信息收集、风险评估、健康改善等。

医防融合：是指突破医疗服务体系与公共卫生服务的体制机制障碍，促进医疗服务与公共卫生服务相互渗透、医疗资源与公共卫生资源融合、医疗服务体系与公共卫生服务体系互联互通相互协调、医疗基金与公共卫生基金融合等，以信息化平台作为支撑，使群众享受到了更优质的一体化的医疗和公共卫生服务，提高人群健康水平。

卫生服务连续性：是指居民在不同组织接受的不间断的、不重复的一系列协调的卫生服务，这种服务的连续性包括人际关系的连续、机构间的连续、信息的连续和地理连续等。从疾病发生、发展、转归到康复过程中的医学干预的连续性，即患者在因健康问题进入医疗服务提供体系后能够获得无缝隙的连续服务，不会因就诊医生或医疗机构的变化而中断或重复提供。

全生命周期健康：是指人的生命从生殖细胞的结合开始一直到生命的最后终止，包括孕育期、成长期、成熟期、衰老期直至死亡的整个过程，即"从胎儿到生命的终点"。按照不同的目的和方法，全生命周期可以划分为不同的生命阶段，如按年龄发展可将全生命周期划分为胎儿期、儿童期、青少年期、中年期和老年期。

健康中国战略背景下的全生命周期健康立足于全人群和全生命周期两个着力点，提供公平可及、系统连续的健康服务，实现更高水平的全民健康。一是要惠及全群，不断完善制度、扩展服务、提高质量，使全体人民享有所需要的、有质量的、可负担的预防、治疗、康复、健康促进等健康服务，突出解决好妇女儿童、老年人、残疾人、低收入人群等重点人群的健康问题。二是要覆盖全生命周期，针对生命不同阶段的主要健康问题及主要影响因素，确定若干优先领域，强化干预，实现从胎儿到生命终点的全程健康服务和健康保障，全面维护人民健康。

初级卫生保健：其核心理念是：①初级卫生保健是指最基本的，人人都能得到的、体现社会平等权利的、人民群众和政府都能负担得起的卫生保健服务。②我国农村实现人人享有卫生保健的基本途径和基本策略是在全体农村居民中实施初级卫生保健。③实施初级卫生保健是全社会的事业，是体现为人民服务宗旨的重要方面。

三级预防：一级预防（Primary Prevention）亦称为病因预防，是在疾病尚未发生时针对致病因素（或危险因素）采取措施，也是预防疾病和消灭疾病的根本措施。WHO提出的人类健康四大基石"合理膳食、适量运动、戒烟限酒、心理平衡"是一级预防的基本原则。二级预防（Secondary Prevention）亦称"三早"预防，三早即早发现、早诊断、早治疗。是防止或减缓疾病发展而采取的措施。三级预防（Tertiary Prevention）亦称临床预防。三级预防可以防止伤残和促进功能恢复，提高生存质量，延长寿命，降低病死率。三级预防主要是对症治疗和康复治疗措施。

3. 公共卫生的内涵

基于对公共卫生基本概念和相关概念的梳理，发现公共卫生、预防保健和健康管理的共同目标都是预防疾病、维护健康、促进健康，提高全人群健康水平，但公共卫生范围最广泛，涵盖了预防保健和健康管理，健康管理又涵盖预防保健，并且三者关注的重点范畴也相互区别。公共卫生主要关注重大疾病尤其是传染病（如结核、艾滋病等）预防、监控与医治，对食品药品、公共卫生监督管制，从而预防疾病，延长寿命，突出从国家、政府层面制定政策；健康管理主要关注健康的恢复、健康维护、健康促进，包括健康咨询、健康体检、健康治疗和健康数据库管理，突出从健康管理等机构层面提供健康管理服务；预防保健指预先做好防止疾病发生、保持和增进人们的身心健康而采取的有效措施，更突出从个体层面预防疾病，保持健康。

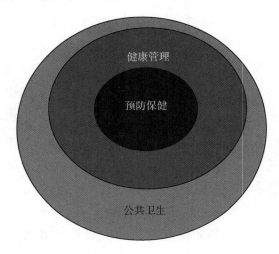

公共卫生（Public Health）是以保障公众健康与健康公平为导向的公共服务事业，运用健康相关理论与方法，基于全生命周期健康管理理念，由政府引导、社会协同、全体社会成员参与共享，通过建立医防融合的机制，预防和控制疾病与伤残，降低和消除健康风险因素，改善和促进人的生理、心理健康及社会适应能力，以提高全民健康水平、生命质量与劳动力素质、维护社会稳定与发展。

（二）公共卫生的特点

1. 公共卫生的核心是公众健康

公共卫生的发展史是一部人类与危害健康因素作斗争的历史，无论公共卫生实践范围如何扩展、方式手段怎样变化，其核心始终是公众的健康。公共卫生工作通过收集相关疾病的发病和流行情况、居民的健康需求、生活行为以及环境因素等影响健康危险因素的信息来监测和分析人群的健康状况；通过对重大传染病疫情、群体不明原因疾病、重大食物和职业中毒以及其他严重影响公众健康事件的诊断与处理来维护健康；通过实施疾病预防和健康教育、健康促进项目等来促进健康；通过制订相关法律法规以及政策措施创造有利于健康的环境①。可见，各项公共卫生工作的出发点和落脚点都是为了公众健康。

2. 公共卫生服务于社会全体成员

公共卫生之"公共"是指公众的，集体的，人群相关的，排除了针对确定的个人②。因此，公共卫生不同于个人医疗卫生服务，也不等同于个人医疗卫生服务的总和。公共卫生的最终目的是通过有组织的社会努力改善环境卫生、控制疾病、开展健康教育，保障每个社会成员个人的健康，它不像医疗服务那样只涉及某个人，主要是患者，而是关注全体社会成员。在实践中，医疗服务更多的是针对疾病本身，而公共卫生作用主要是为人们提供卫生服务，如传染病、职业病的防治以及慢性病管理，开展健康宣传教育逐步促进人们养成良好的行为生活方式，以及不断改善健康环境，其职能范围几乎涉及了人们生活、生产、学习、工作以及休闲娱乐等每个方面，事关每一个人③。

3. 公共卫生的本质是公共政策

纵观公共卫生史，无论是改善环境卫生时期、免疫接种时期还是新公共卫生时期，各国政府都通过立法、制订政策的形式参与公共卫生工作。因此，可以说公共卫生自诞生就印上了国家的烙印，是国家干预社会事务的产物，是政府的一项公共管理职能，其本质是公共政策。另一方面，公共卫生的本质特点是具有"公共性"，而"公共性"从根本上与具有权威和公共权力的"政府"直接相关。政府通过制定各项公共卫生政策来建立健全公共卫生体系，明确各公共卫生及相关部门的权限和职责，指导开展各项公共卫生工作，分配卫生资源等措施来保障公共卫生工作的顺利开展，满足公众对健康的需求，维护公共利益，促进公平、公正。

---

① 王宏艳、王洪曼：《从现代公共卫生内涵探寻我国公共卫生建设之路》，《中国公共卫生管理》2005 年第 6 期。

② 李慧：《公共卫生内涵解读——兼论刑法视域下的公共卫生》，《南方论刊》2011 年第 6 期。

③ 王俊华：《试论公共卫生的公共性》，《中国公共卫生》2003 年第 11 期。

二 公共卫生管理体系建设现状

（一）海外国家和地区公共卫生管理体系简介

1. 欧美国家

英国的公共卫生体系分为中央—地方两个层级。中央机构为政府职能部门，负责全国范围类公共卫生情况的宏观掌控，主要负责疫情分析判断、政策制定、组织协调等。地方机构由传染病防控中心、国民保健诊所、社区医生等部门，负责地方人群健康维护与预防保健。2003 年 4 月，英国组建健康保护局（Health Protection Agency，HPA），为独立机构，下设传染病监控中心、应急、化学危险品防范、专家咨询和地方服务，在全国 9 个大区设立机构、42 个地方设置工作组，承当传染病、生化、核辐射，健康教育的公共卫生工作[1]。公共卫生监管则由英国国家卫生医疗质量标准署（NICE）通过对公共卫生项目、健康干预项目评估以落实监管职能[2]。

美国的公共卫生体系主要由联邦—州—地方三级机构组成，中央公共卫生机构是卫生与人类服务部（United States Department of Health and Human Services；HHS/DHHS），下设 11 个机构。其中公共健康服务委员会（APHA）、国立卫生研究院（NIH）、疾病控制与预防中心（CDC）、卫生资源与服务管理局（HRSA）、印第安人卫生服务部（IHS）、食品与药品监督管理局（FDA）、有毒物质和疾病登记处（ASTDR）以及滥用毒品与精神健康管理局（SAMHA）8 个部门与公众健康直接相关；州立公共卫生机构包括美国 50 个州和五个特区（关岛、哥伦比亚特区、萨摩亚群岛、波多黎各和维尔京群岛）设立的州立卫生局或者州立卫生部；地方公共卫生机构由 3000 个地方性公共卫生机构、卫生委员会

---

[1] 范春：《公共卫生学》，厦门大学出版社 2009 年版，第 56—57 页。

[2] 吕兰婷、张雨轩：《英国公共卫生项目评估体系的经验及启示》，《中国卫生经济》2015 年第 12 期。

和卫生部门组成，主要承担具体的公共卫生事务①。联邦政府其他部门也涉及公共卫生工作方面，如农业部下属的食品与营养局、教育部下属的特殊教育和康复服务办公室、环境保护署等。

德国的公共卫生服务是由其联邦、州和区三级网向居民提供。联邦卫生部和社会保障部主要负责整个国家层面的政策框架，各州卫生局根据实际情况制定工作计划并付诸实施。各区设有专门的治疗机构和专业公共卫生机构，在医院也设立了公共卫生部门。并且，德国公共卫生协会、德国卫生科技和公共卫生协会这两个非政府组织在公共卫生与预防保健活动起到了巨大作用②。

法国的公共卫生职能较分散，卫生部及其派出办公室、各省卫生和社会事务局的主要职责是公共卫生法规政策的制订和管理，主要发挥监督协调与配合的作用；疾病防治、卫生检验、健康教育等工作由各业务机构（医院、研究所、大学、社会团体）承担；食品卫生由农业部门和贸易部门负责，劳动卫生、职业危害防护由劳动部门负责，学校卫生由教育部门负责，环境卫生由环境保护部门负责，放射卫生由核工业部门负责③。法国还独立设置国家公共卫生监督院（National Institute for Public Health Surveillance，NIPHS），主要任务是承担全国公共卫生监督工作，对各种健康危害因素及疫病流行进行监督调查，制定和实施预防和控制措施④。

澳大利亚的公共卫生管理体系由联邦政府和州政府两级卫生行政部门构成。联邦卫生行政部门主要负责制定全国卫生政策、分配卫生资源，进行有关健康问题的研究。各州政府的卫生部、食品安全局、环境保护局、职业卫生与安全局等职能部门在卫生立法和在联邦政府的资金支持下，进行公立医院和社区公共卫生服务的管理，或以雇佣专业人员或以政府购买公共卫生服务的方式提供卫生服务，并承担法定传染病报

---

① 张丹：《美国的公共卫生管理体系》，《特区实践与理论》2009 年第 4 期。
② 陈国忠、朱凯：《德国公共卫生考察报告》，《海峡预防医学杂志》2004 年第 6 期。
③ 孙俊：《法国公共卫生管理体制特点简介》，《中国公共卫生》2000 年第 8 期。
④ 孙俊：《法国公共卫生监督院》，《江苏卫生保健》2000 年第 3 期。

告、环境卫生、饮用水的管理及食品安全[①]。具体公共卫生服务是由公立医院、私人医疗机构、非盈利医疗机构妇幼保健、老年服务、精神卫生、全科医生诊所和社区卫生服务中心承担。

2. 亚洲国家和地区

日本已形成以中央厚生省为龙头、都道府县卫生行政部门为枢纽、市町村卫生局（科）为网底的三级公共卫生管理体系。中央厚生省是国家级卫生行政部门，主要负责制定国家卫生、社会保障等政策，并且在全国范围内推行卫生保健计划。

各都道府县通过设立保健所向居民提供保健服务。此外，还通过设置地方卫生研究所，为公共卫生管理提供技术支持和公共卫生专业服务，其工作范围包括传染病的预防、食品卫生、环境卫生、药物检查、公害病、放射卫生及公众营养和精神卫生等[②]。

韩国的公共卫生与预防保健管理工作开展是由国家保健社会部负责制订项目计划，地方政府执行；由国家保健社会部承担 50% 的所需资金即提供技术支持，并及时跟踪评价项目执行情况。具体的公共卫生和预防保健服务工作由卫生中心、准卫生中心和初级卫生保健站三级网络提供。卫生中心设在县及城市的区级，一般覆盖人口 10 万—30 万人左右，有卫生人员 30—60 人；准卫生中心设在乡级，一般只有 1 个医生和 3—4 名其他卫生人员，有的还设有牙医；初级卫生保健站一般覆盖一个大约 500 人的社区，由社区委员会管理，社区保健从业者负责开展工作。这些机构服务内容包括计划生育、健康教育、结核病防治、妇幼卫生等，也提供普通的门诊病人。韩国的私营医疗机构也承担了重要责任，对于那些没有任何支付能力的无家可归者，私人医疗机构还提供了急救护理、保健等服务[③]。

泰国的公共卫生与保健服务体系由初级卫生保健、二级医疗保健服务、三级医疗保健服务构成。其中，与公共卫生与预防保健密切相关的

---

① 陈浩、徐缓：《国内文献对澳大利亚公共卫生的研究进展》，《中国卫生事业管理》2009年第 11 期。

② 阚学贵、宋文质：《日本的公共卫生管理与监督》，《中国公共卫生管理》1994 年第 5 期。

③ 常峰、纪美艳、路云等：《韩国医疗保障体系及其运行方式研究》，《中国卫生政策研究》2015 年第 12 期。

是卫生保健服务三级网络中的初级卫生保健、二级医疗保健服务。初级卫生保健包括基本治疗、预防保健，以社区卫生中心提供为主，私人开业医生以及大都市的卫生中心（是公立医院和私立医院在各级水平上的门诊部和私人诊所）提供为辅。二级医疗服务主要由社区医院提供，社区医院通过全科医生提供包括医疗、预防、保健等综合性的卫生服务；此外，还有一些私立医院也参与提供二级医疗服务①。

新加坡的公共卫生管理由环境发展部、卫生部和法院三个部门分工负责。环境发展部负责大部分公共场所的卫生监督管理，卫生部负责监测样品的检验、辐射防护等一小部分公共卫生监督管理；环境发展部与卫生部联合建立一个协调委员会，凡一起处理的问题，都要提交委员会协商处理；法院则专门负责违反公共卫生法律、法规行为的法庭调查与处罚。新加坡还设立保健促进局，分别针对青少年、成人、老年人三个不同人群开展有针对性的预防保健服务②。

香港特区的公共卫生管理职能由食物及卫生局承担，包括制定公共卫生政策、分配卫生资源、监督各项政策的实施，以维护和促进市民健康。食物及卫生局下设卫生署、渔农自然护理署、食物环境卫生署、政府化验所、医院管理局。其中，卫生署主要负责传染病的预防、控制工作，承担着绝大部分公共卫生职能；食物及环境卫生署、渔农护理署承担环境卫生、食物卫生及安全、源自动物或媒介生物的传染病防治等一些公共卫生职能。

台湾地区的卫生行政工作由卫生福利部负责，下设8司6处。与公共卫生相关的机构包括：疾病管制主管部门、食品药物主管部门、公众健康主管部门。由疾病管制主管部门负责传染病的防治；食品药物主管部门主要工作范畴包括对食品安全卫生管理、健康食品管理、农产品的生产与验证等活动监管；公众健康主管部门的工作范畴涵盖了口腔健

① 叶露、张朝阳、刘利群等：《泰国卫生服务制度的启示与思考》，《中国卫生资源》2003年第6期。
② 欧阳波、张为佳、张秀英等：《关于新加坡医疗卫生体制的思考》，《中国医药管理杂志》2012年第8期。

康、控烟、优生保健与癌症防治4个领域。

（二）我国公共卫生管理体系现状

新中国成立至20世纪70年代末期，建立了覆盖农村县乡村三级医疗预防保健网的中国公共卫生体系，坚持预防为主，开展爱国卫生运动，取得了显著成效，使我国在很长时间内避免了大规模瘟疫。20世纪80年代后期，建立市场经济被确立为改革的目标，医疗卫生事业被逐步推向市场。公共卫生领域的政府失职与市场失灵同时存在，疾病预防与公共卫生系统尤其是三级医疗预防保健网络功能遭到极大冲击。2002年初，国家成立疾病预防控制中心，到2002年9月份，全国已有25个省、市、自治区将近4000家防疫站完成改组。2006年3月国家疾病预防控制局、卫生监督局成立，从中央一省一市一县预防控制体系和卫生监督体系基本建立。

目前，我国的公共卫生体系从横向来看主要包括疾病预防控制、妇幼保健和卫生监督3个公共卫生服务网络。纵向来看，公共卫生服务的形式是"三级服务网"。基层医疗卫生机构为第一级，混合提供基本医疗服务和基本公共卫生服务；县（区）医院和妇幼保健站或院、疾病控制机构等为第二级机构，医疗服务、公共卫生服务相分离；地区或市医院、妇幼保健院，疾病控制机构等第三级，医疗服务、公共卫生服务相分离。

1. 数量变化情况

表1-1显示了我国各类公共卫生机构2011年、2017年机构数量以及六年变化情况。从机构总数来看，6年间机构增加了7970家，增长了109%。具体看各公共卫生机构的数量变化情况，八大公共卫生机构中，疾病预防控制中心、卫生监督所、妇幼保健院6年变化呈现平稳状态，变化率小于1.5%。健康教育所、急救中心、计划生育机构数量持续增长，以计划生育机构增幅最大，6年增加了7940家，增加率达到5364.86%。专科疾病防治院数量略有下降，6年变化率为-7.26%。总体而言，公共卫生机构数量的不断增加，有助于满足居民不断增长的公共卫生与预防保健需求。疾控中心、妇幼保健院、卫生监督所这三大主体公共卫生机构数量保持相对稳定，但专病防治机构数量不断减少，

健康教育所、急救中心、采供血等机构数量偏少，难以满足公共卫生体系发展的需要和健康中国战略的要求。

表 1 - 1　　　　　　　2011 年—2017 年公共卫生机构数量变化情况

公共卫生机构类别	2011 年	2017 年	六年变化率（%）
疾病预防控制中心	3484	3456	- 0.80
专科疾病防治院	1294	1200	- 7.26
健康教育所	147	165	12.24
妇幼保健院	3036	3077	1.35
急救中心	270	361	33.70
采供血机构	525	557	6.10
卫生监督所	3022	2992	- 0.99
计划生育机构	148	8088	5364.86
合计	11926	19896	66.83

资料来源：《2018 年中国卫生健康统计年鉴》。

2. 经济运行情况

从总体发展趋势（如图 1 - 1 所示）来看，2011—2017 年公共卫生机构收入和支出均呈现稳步增长态势，收入增长速度略高于支出。从收支结余来看（如图 1 - 2），六年来公共卫生机构收支结余情况良好，未出现收不抵支情况。

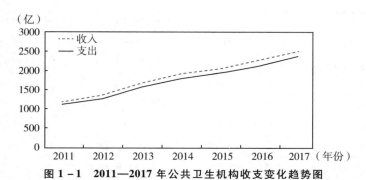

图 1 - 1　2011—2017 年公共卫生机构收支变化趋势图

资料来源：《2018 年中国卫生健康统计年鉴》。

具体从收支结构（如表 1 - 2 所示）来看。总收入方面，2017 年公共卫生机构总收入较 2011 年增长了 111.56%。从收入构成来看，财政

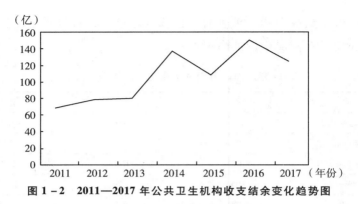

图 1 - 2　2011—2017 年公共卫生机构收支结余变化趋势图

资料来源：《2018 年中国卫生健康统计年鉴》。

收入增幅较快，6 年间增加了 124.62%，表明政府正不断加强对公共卫生机构的财政支持力度。事业收入始终是公共卫生机构收入的主要来源，6 年增加了 92.94%。财政收入占总收入比重有所增加，事业收入占比有所下降。从总支出来看，2017 年总支出较 2011 年增长了 113.36%，总支出结构发生了改变。其中，财政支出涨幅最大，6 年间增长了426.73%，在总支出中所占比重显著增加。事业支出增长较为缓慢，6年增长了 28.51%，在总支出中所占比重显著减小。

表 1 - 2　　　　　　2011 年—2017 年公共卫生机构收支构成情况　　　　单位：亿元

	2011 年	2017 年	六年变化率（%）
总收入	1183.71	2504.24	111.56
财政补助收入	508.94（42.99%）	1143.19（45.65%）	124.62
医疗/事业收入	635.02（53.65%）	1225.22（48.93%）	92.94
其他收入	39.75（3.36%）	135.83（5.42%）	241.71
总支出	1115.13	2379.24	113.36
财政补助支出	153.98（13.81%）	811.06（34.09%）	426.73
医疗/事业支出	900.65（80.77%）	1157.43（48.65%）	28.51
其他支出	60.49（5.42%）	410.75（17.26%）	579.04

资料来源：《2018 年中国卫生健康统计年鉴》。

3. 人力资源配置现状

表 1 - 3 显示了 2011 年—2017 年公共卫生机构人员数量以及变化情

况。从人员总数来看，6 年来我国增加了近 23 万名公共卫生机构工作人员，增长率达到 36.08%。从各公共卫生机构人员数量来看，八大公共卫生机构中，健康教育所、妇幼保健院、急救中心、采供血机构、计划生育机构人员数量都呈现平稳增长状态。其中六年增长率前三位分别为计划生育机构（2027%）、妇幼保健院（63.02%）、急救中心（35.97%）。卫生监督所、疾病控制中心和专科疾病防治院人员数量有所下降。总体而言，公共卫生机构人员不断增加的趋势有利于为我国公共卫生服务不断发展提供充足的人才供应和保障，但疾控中心和卫生监督所作为专业公共卫生机构的主体机构，人员流失不利于公共卫生事业的发展，需要在吸引人才、留住人才等方面着重采取相关措施。

表 1－3　　　　　　2011 年、2017 年公共卫生机构人员变化情况

公共卫生机构类别	2011 年	2017 年	六年变化率（%）
疾病预防控制中心	194593	190730	－1.99
专科疾病防治院	49223	48997	－0.46
健康教育所	1602	2127	32.77
妇幼保健院	261861	426881	63.02
急救中心	12145	16514	35.97
采供血机构	28131	35329	25.59
卫生监督所	90110	83002	－7.89
计划生育机构	3224	68565	2027
总计	640889	872145	36.08

资料来源：《2018 年中国卫生健康统计年鉴》。

三　我国公共卫生管理的实践与探索

目前我国政府层面确立了"健康中国"的发展战略，并出台系列文件从顶层设计上加快服务模式由以疾病为中心向以健康为中心的转变。与此同时，各地为推动医防融合、加强健康管理方面已采取系列有效做法，主要体现在以高血压、糖尿病等慢性病管理为切入点，以家庭医生签约服务为抓手，以医疗联合体（健康管理联合体）为载体，依

托区域一体化信息系统，促进医疗服务与公共卫生服务的相互渗透，强化健康促进和健康管理，旨在形成"未病早预防、小病就近看、大病能会诊、慢病有管理、转诊帮对接"的防治体系。具体形式结合典型案例分析如下。

（一）基层慢病管理

随着国家基本公共卫生项目的实施，基层医疗机构的业务由过去的单纯提供医疗服务模式过渡到以提供全人口连续的健康管理服务模式。以基层医疗机构为主体开展慢病防控，是融合原有单纯医疗服务与单纯公卫服务的重要突破口。通过为慢病患者提供"防、管、治"一体化的健康服务，整合健康促进、疾病预防、临床诊断和康复等环节，形成融合的防控闭环，充分发挥健康守门人的作用。

典型案例：镇江模式

镇江市某社区卫生服务中心从 2014 年起以高血压、糖尿病作为切入点，开展慢病特色专科建设，探索医防融合实现路径。主要做法如下。

组建由社区医生、护士组成的服务团队；通过健康体检进行患者筛查发现的慢病患者，转入慢病专科进行建档管理，拟定年度、月度个性化的健康干预计划，在中心和站之间建立"小双向转诊"通道，患者可以通过全专联合门诊就诊单、双向转诊平台实现逐级转诊，诊疗过程中患者与中心团队保持联系，康复回基层继续接受规范化管理；对慢病的诊断、治疗、个性化干预、药品的使用等各个方面都探索制订详细的路径指南，形成了一套在慢病医防融合防控方面标准化操作索引，流程规范，内容丰富，成效明显。基于 HIS 系统开发了居民健康档案系统，初步建立了高血压、糖尿病规范化管理系统；建立起科学的慢病用药分级管理制度，改变了原来无序的用药行为，优化了用药结构，减轻了患者药品费用负担；制定了慢病特色专科人才培养计划，选派人员去上级医院进行慢病专项培训，通过各种途径不断提升医生在慢病诊治方面的能力。①

---

① 林枫、鲍务新、王海荣等：《慢性非传染性疾病综合防控的镇江模式探讨》，《中国卫生资源》2015 年第 18 期。

（二）家庭医生签约服务

家庭医生也被世界卫生组织称为"最经济、最适宜"的医疗卫生保健服务模式。家庭医生是全科医学的践行者，是社区卫生服务的主要提供者，是以健康为中心的医学模式的理想承载者，通过结合预防和治疗，可降低疾病的发病率，提高居民的健康水平。

为加强基层医疗卫生服务体系和全科医生队伍建设，做好家庭医生签约服务工作，为群众提供全方位、全周期的健康服务，2018 年 4 月国家卫生健康委出台了《关于做好 2018 年家庭医生签约服务工作的通知》，指导全国各地规范化开展家庭医生签约服务。

典型案例：厦门"三师共管"模式

2016 年 9 月 5 日，福建省厦门市开始正式推进家庭医生签约服务，依托创新性的"三师共管"分级诊疗模式，推动了家庭签约工作顺利展开。

"三师共管"服务模式由 1 名三级医院的专科医师、1 名社区卫生服务中心的全科医生（家庭医师）和 1 名健康管理师组成。专科医师负责诊断并制定个体化的治疗方案；全科医生负责执行和监督患者的治疗方案，并将病情不稳定和控制不良的患者转诊给专科医师；健康管理师负责日常管理和随访，并对不良的生活习惯和行为进行干预和健康教育。

签约家庭可享受专科医师个性化技术指导，家庭医生团队个性化健康管理，慢病患者精细化管理等服务，还可优先有偿享受康复训练建档、康复训练和诊疗服务等；高血压、糖尿病等慢性病签约对象可酌情开具 4 周至 8 周用药；通过快捷的绿色通道转诊，可提前 3 天优先预约大医院专家门诊；在基层医疗卫生机构或医保定点门诊部就医，门诊医疗费不设起付标准；对三级医院门诊量的定额补助调整为与分级诊疗绩效挂钩的补助机制，将三级医院医生职称晋升和下社区相挂钩，同时对专科医师下社区培训、带教给予专项补助；将签约服务费用于激励团队签约服务，不纳入绩效工资总额，签约团队成员每年将较以往增加激励 3 万元至 6 万元不等，充分调动工作人员积极性；全市 38 家基层医疗机构与上级医院的分级诊疗协作信息化平台建设，建立了一系列微信公众号、健康大数据等系统，实现了社区卫生服务电子签约与管理。

厦门市"三师共管"模式取得的成效显著，已经入选国务院医改办向全国推广的十种地方经验之一。据第三方机构统计，厦门市居民在签约基层医疗机构的首诊意愿达 85%，签约居民对签约机构的总体满意度达92%，2016 年签约居民在社区卫生服务机构的就诊率达到了 60.77%。[①]

（三）健康管理联合体

典型案例：湖北黄陂组建健康管理联合体

作为紧邻武汉市中心城区、以农业人口为主的远城区，湖北省武汉市黄陂区积极试点健康管理工作。黄陂区以提升居民健康水平为目标、以控制医疗费用增长为着力点，医、保、防联动为手段，通过创新体制机制，构建起新型健康管理服务体系。

1. 主要做法

黄陂区整合全区医疗卫生资源，由区人民医院和区中医院分别与区内 12 家和 8 家卫生院组建了两大健康管理联合体（简称健联体）。健联体实行集团化管理，管理、人员、病床、检查等核心要素全面打通，为全人群提供包括健康教育、高危干预、疾病治疗、跟踪随访等全程健康管理服务。同时，健联体与区疾控中心等机构建立了协作与沟通机制，区疾控中心指导医院和基层医疗卫生机构开展疾病筛查、评估、干预、跟踪管理和信息分析，实现医防结合。

黄陂区健联体提供系统化的健康管理服务，包括人群保健服务、高危干预服务、疾病管理服务、康复疗养服务、健康签约服务。

通过总额预付和费用前置推动健联体的良性运行。一方面，新农合通过推行总额预付，建立"结余留用，超支分担"的机制，倒逼医疗机构为减少居民发病率及降低其医疗费用而主动提供健康管理服务并减少大处方、大检查等行为。另一方面，实行新农合基金费用前置，对糖尿病、高血压控制达标的患者，每人每年报销门诊药费 100 元，控制未

---

① 唐国宝、姜杰：《厦门市"三师共管"家庭医生签约模式的实践与效果探讨》，《中华全科医学杂志》2018 年第 17 期。

达标或依从性较差者，降低第二年的报销比例。利用经济杠杆提升居民接受健康管理的积极性。在分级诊疗制度建设方面，健联体内实行差异化的医保报销政策，双向转诊只收一次住院起付线。

2. 效果

黄陂区健康管理试点取得了较为显著的成效。调查显示，2015年1月—10月，健联体就医总人次数高于去年全年近20%，乡镇卫生院病床使用率由65%上升到95%以上。医疗费用的增长势头也得到有效控制。基金当年结余4000多万元，改变了新农合基金连续两年亏空的不良局面。

通过黄陂区组建健联体的经验可以看出，健联体有助于实现从以疾病为中心到健康为中心的服务理念的转变，医疗机构工作模式由疾病治疗为主到健康管理为主的转变。在健联体内建立医、保、防等部门之间的联动机制，实现了治疗、预防、保健的有机结合，强化了县级综合医院主动预防和对基层的技术指导功能，健康管理服务重心得以下沉到基层。[①]

（四）医院公共卫生科建设

典型案例：武汉市综合医院设公共卫生科

综合医院作为我国医疗卫生服务体系的主力军，不仅承担着疾病诊疗的重任，而且是公共卫生与疾病预防控制体系的重要组成部分。综合医院在发现传染病及突发公共卫生事件、控制急性传染病扩散、收集疾病预防控制信息及慢性病干预等方面，均能发挥不可替代的重要作用。加强公立医院公共卫生职能是医防资源、医防服务横向融合的重要手段。近年来，全国各地综合医院纷纷成立公共卫生科，公共卫生服务工作得到了前所未有的重视。典型案例武汉市公立医院公共卫生科建设。

从2009年开始，武汉地区52家二级以上综合医院全部设立公共卫生科，行使公共卫生管理工作，督促本院妇幼科、儿科、感染科等科室向居民提供公共卫生服务，并开展传染病防治、慢性病管理、妇幼保

---

① 刘建华：《社区居民健康管理服务模式探析》，《公共卫生与预防医学》2014年第25期。

健、健康教育、卫生应急、组织管理 6 大项工作。并依次出台了《武汉市加强医院公共卫生工作的意见》《武汉市二级以上医院示范公共卫生科（处）建设评比标准》《武汉市二级以上医院公共卫生工作考核标准》《关于加强公共卫生与疾病预防控制工作意见》提出了加强公共卫生与疾病预防控制工作十条有力举措。52 家二级以上（含二级）医院中，武汉市中心医院公共卫生工作亮点突出。

武汉市中心医院是全省首批设置公共卫生科的综合医院。从 2010 年医院成立公共卫生科以来，采用"公卫疾病上报"一键上报系统，及时报告传染病卡、死亡卡、食源性疾病，公共卫生科直接点击审核，发现问题可在线退回、并告知退回理由，实现医院公共卫生疾病的电子报告和人机对话功能；采用传染病实现一键查漏，即时查询到漏报病例，并在线提醒医生补报，确保传染病无漏报；慢性病端口自动对接至武汉市疾病预防控制中心慢性病平台，心脑血管疾病、肿瘤等均可批量导出，公共卫生科工作人员审核修改后可批量导入至市级慢病系统，避免了慢性病的漏报；临床医生在电子病历填写"宣告临床死亡"字样时，弹出"请上报死亡卡"提醒窗口，点击可直接进入填报界面。

在雄厚的人力资源基础上，2015 年，武汉市中心医院公共卫生科的《三种常用消毒剂在消化内镜清洗消毒中应用的效果和影响因素及成本分析》获湖北省预防医学会科研立项。2017 年，项目顺利结题并获评优秀。2017 年，《基于"互联网＋"平台的一体化管理模式在团体人群糖尿病健康管理中的应用》被武汉市卫计委确定为 2017 年面上项目（重点项目）科研立项。2017 年 12 月，武汉市中心医院成功主办了全市首个由综合医院牵头主办的公共卫生类大型学术会议"综合医院公共卫生管理能力建设研讨会"，对于推动全市公共卫生工作的进步和发展具有积极的意义。

（五）医防信息融合

典型案例：界首市信息化支撑下的医防融合

界首市在医共体管理模式下，依托县、乡、村一体化信息系统，积极倡导各级医疗机构参与公共卫生服务和疾病预防工作，实现医防融合。信息融合是实现医防融合的重要手段，各级医疗机构实现诊疗信息的互联互通方能保证患者诊疗信息的连续性，推动各项健康服务的高效开展。界首市在信息化建设方面主要做法如下：

1. 搭建医共体内区域健康平台。界首市人民医院在自身一体化数字医院的基础上，积极开展医共体城乡一体信息化建设，实现了医疗信息上下与基层医疗卫生机构互通、横向与公共卫生服务全面融合，为县域内实现居民全生命周期健康管理打下基础。为医共体内居民免费发放统一的居民健康卡，取代各医疗机构的就诊卡，提供自助挂号、在线咨询、手机付费、查询报告等服务，实现了居民健康信息的共享。

2. 搭建一体化村医工作平台。推进签约服务内部运行机制中很重要的一部分是家庭医生的支持平台，包括技术支持平台和双向转诊平台，其中技术支持平台是重点，包括家庭医生工作站、手机 APP、慢病管理、随访功能等。

3. 大数据机器人系统、远程门诊、双向转诊提升村医服务能力。机器人系统是根据大数据等技术搭建的智能系统，包括重大疾病预警机器人、诊疗机器人；远程门诊系统不但实现了患者所有健康资料的共享，而且打通了县、乡、村三级医疗机构远程会诊的通道；双向转诊系统打通了根据病情上下转诊的通道①。

四　我国公共卫生管理体系存在的主要问题

(一) 公共卫生管理体系松散、各层级之间互联互通水平不够

当前，我国公共卫生管理三级网是由农村县、乡、村三级与城市市、区、社区三级构成。但公共卫生体系较为松散，"级在""网不在"现象严重。网络内的各级机构之间的功能定位模糊，网络的整体功能偏倚，公益性质突出的公共卫生服务功能逐步失活。由于网络内机构之间的联系不紧密，导致公共卫生管理三级网运行不畅，无法发挥全面的作

---

① 吴明华：《医改"小岗村"：医防融合的界首模型》，《决策》2017 年第 11 期。

用。调整、重塑公共卫生管理三级卫生网络的层级结构尤为重要。

（二）公共卫生三级网网底薄弱

基层卫生服务机构基础设施不完善、人员的数量欠缺、人员素质过低、结构不够合理。难以满足公共服务工作的需求，难以完成预防、保健、基本医疗和康复的工作任务，难以保证服务质量。只有基层服务能力的提升，病人才会主动去基层机构就诊。

国家虽然在不断加强基层投入，但配套资金不能及时到位，存在资金沉淀和挪用现象。部分地区由于资金管理和绩效考核制度不健全，基本公共卫生服务资金被延迟拨付。而且，由于基本药物的品种的限制，许多三甲级医院有的药品基层根本进不来，加之进药程序繁杂，配送企业送药不及时等原因导致基层机构药品种类很少，难以满足居民对药品的需求。

（三）"医防分离"现象普遍，医防融合水平不够

在综合医院中，以医疗为重心，医院管理层、医护人员以及就诊患者等关注点都更多放在疾病诊疗。与此同时，综合医院公共卫生工作内容较为广泛，涉及医院感染管理、传染病上报、妇幼保健、健康教育、死因监测等诸多方面，需要与医院许多相关部门合作，公共卫生与临床工作协作机制尚未形成。

疾控中心、专科疾病防治院、健康教育所、妇幼保健院等专业公共卫生机构重在防控疾病、健康教育等，而忽视医疗。公共卫生机构也应该承担一定医疗职能，建立如皮防所、职业病防治院、慢性病管理机构、康复机构等。

基层卫生机构的两大基本职能基本医疗服务、公共卫生服务应齐头并进，协同发展。然而当前基层医疗机构医疗服务与公共卫生服务相互分离，重视程度不均，基层医防体系协同程度低，不能有效配合。

（四）公共卫生机构财政投入不到位

医院公共卫生科、预防保健科投入不足。近年来，我国在公共卫生方面的财经投入逐年递增。但公共卫生专项经费主要投向了疾病预防控制中心和基层卫生机构（社区卫生服务中心和乡镇卫生院），综合医院

能获得的公共卫生财政投入极其有限。另外，由于公共卫生工作不能为医院创造直接的经济效益，部分综合医院不愿在公共卫生服务方面投入足够经费。综合医院公共卫生经费的严重不足，导致相关工作人员的积极性不高。医院给公共卫生医师发放的工资也相对较低，公共卫生人员在职业发展与晋升方面均不如临床医生，严重影响了医院公共卫生人员工作的积极性。

虽然公共卫生机构和基层卫生机构的财政投入总量和比例不断增长，但因为财政投入违规使用、资金延迟拨付、资金管理分散等问题使公共卫生事业发展缓慢。

（五）公共卫生体系人才短缺

目前我国公共卫生与预防保健机构一方面存在数量不足，另一方面则存在现有人员结构不合理、人员素质参差不齐、人力资源管理意识相对落后、激励机制不健全等问题，难以满足人民群众对公共卫生的需求以及公共卫生事业发展的需要。

首先由于薪资水平、科研环境等与综合医院相比有较大差距，导致岗位吸引力弱，吸引人才难、留住人才难。人员数量过少，致使各级公共卫生机构人员工作任务较繁重、工作压力大、工作积极性低下。

在各大公共卫生机构中，卫生技术人员本科及以上学历的占比低，高层次人才少，乡、村中承担公共卫生服务的人员学历层次更低，其工作素质本身较差，工作效果堪忧。

受到传统、狭隘思想的影响，认为公共卫生人才就是以预防医学为代表的公共卫生相关专业人才，新形势下公共卫生专业人才的培养目标应该由以往培养公共卫生防疫人员目标转为掌握疾病控制、预防保健、卫生管理监督、应急能力、信息系统等知识的复合型专业人才的培养，但复合型人才无论是质量还是数量都堪忧。

最后由于受到固定的条件及等级限制，缺乏灵活性，机制不能有效地激励公共卫生人才队伍。尤其是在基层卫生机构，由于基层薪资水平低、职称评定制度不健全、社会舆论压力大等导致吸引公共卫生人才困难、公共卫生人才大量流失。

（六）公共卫生网络信息化水平低下

首先各地域、各区域、各层级公共卫生机构公共卫生信息系统建立的标准不一，不同级别、不同地域公共卫生机构信息化孤岛现象严重，互联互通水平低，全员人口信息数据库，电子病历数据库和电子健康档案数据库不能有机统一。不同层级信息系统在程序衔接上不能很好兼容，尚不能完全实现信息实时共享。

目前中国的优势医疗卫生资源依然集中在顶级医院、大中城市及发达地区，电子健康档案、远程医疗、医疗大数据挖掘与共享等高端信息技术需要充足的资金及人力资源投入，而基层医疗卫生机构的投入有限，这在一定程度上限制了基层信息化的发展。

医疗工作系统的更新、医疗大数据的采集挖掘、诊疗流程中的信息化改造，都需要信息化专业人才的参与，人工智能、互联网＋等新兴的高端医疗技术，更需要医疗与科技信息的复合型人才的加入。然而当前人才数量和质量都达不到发展的要求。

（七）缺乏相关法律政策的保障

《基层医疗卫生与健康促进法》等与公共卫生相关的顶层法律迟迟未出台，我国公共卫生与预防保健工作得不到国家强制力的保障。政府印发的政策大多属于宏观性指导性的方针思想，缺乏在微观层面的具体细则。如在人力资源管理、机构考核等方面具体的制度；而且我国各个地区因为发展状况不同，不能统一而论，缺少各地具体详实因地制宜的政策。

五　我国公共卫生管理体系建设展望

（一）建立新时代中国特色公共卫生体系

新时代中国特色公共卫生体系，必须要立足我国基本国情和顺应新时代人民多样化需求，坚持政府在预防网建设中的主导地位，坚持公共卫生服务的公益性。公共卫生体系改革坚持以公立医疗卫生机构为主导、社会办医防机构为补充的多元化格局。强化政府公共卫生职能，加强各部门配合与相互协作。政府可通过投资基层医疗机构，购买社会服务，吸引优质社会服务、社会资本进入公共卫生系统，以公立机构为主体、社会办机构为补充，解决公共卫生服务总量和增量的问题。

中国特色公共卫生管理体系还需依托现有公共卫生体系。首先，要健全农村县、乡、村三级，城市市、区、社区三级公共卫生网结构，解决"级在""网不在"的现象，通过多种形式加强各级之间协同配合，互联互通与纵向合作。鼓励市（县）、区（乡）、社区（村）卫生机构开展纵向业务合作，加强技术、业务的合作和互补，鼓励城市和县级卫生技术人员到乡、村开展服务。通过联办或承办的方式加强对下一级机构的管理与培训，达到资源共享、优势互补、以强带弱、互惠互利、整体发展的目标。其次，公共卫生体系内的各级卫生机构需要对职能功能进行重塑、调整或者新建，以适应群众对公共卫生、健康管理服务的需求。三级网中的公共卫生机构、医疗机构、基层医疗卫生机构等都应当重视公共卫生与健康管理，尤其是医疗机构应当强化健康管理、公共卫生的职能，强化健康管理意识。政府及相关部门、履行职责的业务主管及职能保障部门职责应进一步明确与细化，切实履行好职责和保证工作效率。三是要加强网底建设，提升基层医疗机构的基本医疗和基本公共卫生的服务能力，确保医防融合落地在基层。

（二）基于全生命周期健康管理理念构建公共卫生体系

突出全生命周期的健康管理理念，不断拓宽公共卫生服务内容，提高公共卫生服务的可及性，加强服务的综合性、连续性，促进医防相互融合，完善政策、信息、人才、医保、财政等保障机制，最终建立、健全、发展覆盖城乡、各层级之间互联互通、功能完善、运转高效的公共卫生体系。公共卫生三级体系连续性体现在服务机构合作协调性、服务流程的连续性需与人的生命周期相协同，实现全生命周期的健康管理服务。

基于全生命周期的健康管理理念，公共卫生体系构建需关注重点几个问题。一是要坚持"把健康融入到所有政策"，在政府强有力的协调下，政府各级、各部门之间形成联合领导作用，并与社会私立部门形成伙伴关系，将我国宏观政策目标，尤其是宏观经济政策目标与人民健康目标相结合。二是要坚持贯彻预防为主、防治结合的工作方针，重点防控那些可防可控的健康危险因素，营造健康支持环境和社会氛围，解决健康服务可及性问题。三是要统筹建立覆盖全生命周期的健康管理监测系统和健康档案，对全生命周期的生长发育、健康与疾病的发展规律，科学设计全人群的公共卫生服务。四是要倡导健康生活方式。普及健康知识，塑造全民性的健康生活态势，培养国民健康的生活习惯，提高全民健康素质，增强国民体质。

公共卫生体系的网底（社区/村卫生服务网）是实现全生命周期健康管理最重要的一环，其网络的健全和可持续发展将影响深远。目前我国基层网络问题众多且严峻，政府要着重加强基层网底建设。第一政府要持续优化卫生资源配置，加大对基层财政投入力度，完善基层医疗卫生机构财政补偿政策；第二要不断深化基层医疗卫生机构人事制度改革，完善编制管理、拓宽医务人员发展空间、推进薪酬制度改革，取消收支两条线，留住人才、吸引人才，巩固发展乡村医生发展队伍；第三要解决基层少药缺药现象，完善药品供应保障制度；最后，要提升基层医疗机构能力建设，提升基层吸引力，从而建设网底、完善网底、发展网底。

（三）基于医疗联合体建设推动医防职责融合

以医联体为载体，通过体制机制创新，推动医联体职能由疾病治疗为中心向健康管理为中心升级。医联体内各级医疗机构，联合市疾控部门慢性病管理科、妇幼保健部门共同组建健康服务团队，围绕居民全程健康管理，充分发挥各级各类专业技术人员的专长，为居民提供全方位、全周期、系统化的健康管理。

首先，医联体内医疗机构虽然重点职能在医疗，也应该开展防病保健和健康管理工作，应强化对疾病防疫与控制、健康教育及康复保健职能，二级及以上医院应成立公共卫生科。医生在看病时应开具双处方，包括治疗处方和健康处方（如慢病患者的生活饮食运动习惯方面的指导）。传统的体检部门、各临床科室要开展关于防病和健康管理知识的教育讲座。第二，公共卫生机构虽然以预防功能为主，也应该承担一定医疗职能，集预防、控制、治疗职能为一体，建立如皮肤病防治所、职业病防治院、慢性病管理机构、康复机构等。第三，基层卫生机构的两大基本职能基本医疗服务、公共卫生服务应当在上级医疗机构和公共卫生机构的帮扶下齐头并进，协同发展，互为依托。基层需密切公共卫生服务和初级医疗服务之间的联系，医与防并重，做好医防体系协同配合，加深医防融合程度。

（四）基于家庭医生签约服务推动医防服务融合

目前我国各地开展的家庭医生签约制度在团队的组建模式、六位一体的健康管理服务内容已经有了较为成熟的探索，下一步应重点提升家庭医生服务水平，明确家庭医生全专联合的团队服务模式，建立调动家庭医生开展防治结合服务的机制。

一是加强家庭医生专业人才队伍建设，通过招聘、培养、管理及培训等提升家庭医生的数量和质量，落实家庭医生在医疗卫生系统中的主体地位。二是建立完善考核和激励机制。国内各地区都是以医保支付制度为基础，通过逐步实现按人头计费的支付方式，经济手段激励家庭医生发挥"健康守门人"作用。在医保经济杠杆的基础上，建议在家庭医生签约服务的考核评估工作中，引入多主体（包括公共卫生机构、上级医疗机构等区域公共卫生体系成员机构）参与，对服务模式、服务流程、健康改善情况进行全方位管理和考核，不仅仅局限于签约量、服务量等结果性考核指标。三是将家庭医生签约服务融入信息化建设内容。建立区域家庭医生签约服务工作信息平台，与居民健康档案信息平台、区域医疗卫生信息数据中心等平台实现互联互通，实现家庭医生诊疗服务、绩效考核、运行监管、分析评价的实时控制，提高家庭医生服务效率和水平。

（五）健全经费保障机制，加大政府财政投入

以公共卫生机构为主体的公共卫生体系姓公，在公言公。所谓"公"，其一，公共卫生机构作为国有资本，政府为其出资人，应体现

国有资本的意志；其二，由于公共卫生服务具有消费非竞争性和收益非排他性特点，属于公共产品范畴，所以政府应当负责对公共卫生服务的投入，为居民提供公平、公正的基本医疗服务和基本公共卫生服务；其三，公共卫生机构具有公益性，其行为和目标要与政府意志相一致，进而与社会福利最大化的目标相一致。因此，为保障公共卫生体系良好运行，体现公益性，政府加大对公共卫生机构的财政投入为其职责所在。

1. 加大对专业公共卫生机构财政投入，改革专业公共卫生机构筹资模式

尤其加大专业公共卫生机构的指导工作经费，提高监督指导医院、基层卫生机构的积极性。当前"收支两条线"管理弱化了公共卫生机构提供服务的激励机制，导致机构运行效率降低，应当逐步取消。建立对财政投入与支付的均衡与监管机制，保障经费的专款专用，确保专业公共卫生机构履行基本公共卫生服务职责。

2. 加大对医院公共卫生服务的财政补贴

要促进医院开展公共卫生服务，就要使公共卫生服务经费得到机制性保障，实现医院公益性与政府补偿之间的平衡。在加强成本核算的基础上，适度扩展医院开展公共卫生服务项目的补偿范围，落实经费，以保障医防融合活动的顺利开展。

3. 重点加大对基层卫生机构的财政投入，建立事权与财权相一致的财政投入机制

一是对聘用职工按核定人数由政府以购买服务形式给予一定比例的财政补助，同时，根据公共卫生服务项目增加和居民基本医疗卫生需求变化来动态调整人员编制，保障基层卫生机构正常运行。二是在基层卫生机构实行全额预算管理的财政供养制度，"核定任务、核定收支、绩效考核补助"的预算管理办法，收支差额由财政兜底，比如按财政预算 70% 预先拨款，其余 30% 经绩效考核后结算，保障公共卫生和基本医疗服务的顺利开展。三是在基层按公共卫生项目管理拨付经费。政府对基层公共卫生经费的投入由传统的补贴办法改为按公共卫生服务项目、任务和质量拨款，使经费与任务挂钩，由卫生行政部门按照公共卫

生服务数量和考核质量，转变基层卫生服务"重治疗、轻预防"的观念，只要公共卫生工作达到要求的数量和质量，基层利益就应当得到充分的保障。四是对专项业务和政策性亏损给予定额补助。为保证卫生资源分配的公平合理，按服务人口医疗卫生费用需要，加大各级政府公共财政在医疗卫生方面的支付，如积极推进门诊统筹，可将全科医生与居民签约服务内容和服务费标准纳入门诊统筹范围。五是及时调整基层医疗服务价格标准，充分体现医务人员服务价值，促进基层卫生服务机构经济稳定运行和健康发展。六是建立长效性的财政保障机制，明确补助标准与经济社会发展相适应的年度增长标准，逐步建立稳定的公益性运行体制。加快推进基层卫生机构的标准化建设，增强机构活力。

（六）强化公共卫生专业人才供应与保障

1. 加强人才培养和供应

政府应联合医学院校加强对短缺人才的培养力度，推进公共卫生体系各级健康管理师、公共卫生师等公共卫生人才建设，鼓励医师多点执业保证各级网络都配备合理数量的公共卫生人才，同时加强其专业水平、工作能力提升。公共卫生专业人才培养应该转变传统医防分离的培养观念，将培养重点从疫情疾病控制逐渐向关注疾病防治方向发展，应该由以往培养公共卫生防疫人员或专业医生的目标转为疾病控制、保健预防、卫生监督、应急能力等复合型专业人才的培养。医学院校与相关机构必须以新的观念和措施进一步改革当前公共卫生人才培养体系，不断完善课程设置、课程内容、实践教学，促进医防结合向纵深发展，培养出既拥有医学应急技能，又对公共健康问题预防监测具有较高敏感度、具有较强应用能力的高素质专业人才。

2. 做好公共卫生人才的招聘、引进、培育等工作，完善人力资源管理相关机制

建立完善的福利保障制度，科学合理的绩效考核制度，赏罚分明的奖惩制度和择优晋升的晋级制度，提高人才吸引力，提高工作积极性，促进公共卫生专业人才专业水平、工作能力的提升。对于农村地区乡村

卫生机构，要保证医务工作者的合法收入，帮助其解决办公经费和养老保险、医疗保险、工伤保险等问题，减少人员流失。

3. 加强基层卫生人才队伍建设，探索建立"医防结合"的实用型公共卫生人才培养模式

对基层卫生机构的在职人员开展业务交叉培训，对公卫人员进行基本医疗知识培训，临床医护人员开展公共卫生及卫生防疫知识培训，妇产科医护人员要掌握妇幼保健及管理知识和技能，内科医护人员要掌握慢性病防治知识和技能。通过业务交叉培训，使基层业务人员成为亦医亦防、医防结合的多面手。开展家庭（乡村）医生签约服务，实行全科医生为主的健康管理团队定向开展医防服务。健全全科医生健康管理服务团队，是基层卫生机构在当前人才紧缺情况下充分利用人才资源的一个有效可行的服务模式。

（七）建立健康保险基金，完善医防融合的补偿与支付机制

通过建立健康保险基金，完善医防融合的补偿与支付机制。将基本公共卫生服务全部纳入到医疗保险统筹范围，促进公共卫生项目与医保基金合作，促使医疗保险向健康保险转变。通过医保基金的考核监管功能加强对公共卫生项目的长期日常考核与监督管理，改变之前基本公共卫生项目常规监管考评机制缺失、不合理现象，确保基金使用合理和控制服务费用。进一步提升公共卫生服务的质量和公共卫生项目实施的效果，助力国民健康水平提升。

1. 探索建立医保总额管理制度

医疗保险支付机制中，总额预付制度能发挥医疗服务供方参与医疗费用管理的作用，费用控制性强。探索建立开展公共卫生服务机构多维度、多方法、多指标和多部门的医保总额预付管理体系，提升运营管理水平，加强预算管理。通过将医保基金转移为防病基金，促使医疗保险向健康保险转变，加深预防意识、提升预防能力。将医保基金打包给医院、公共卫生机构等，机构内部优化医保基金使用与管理，年终清算时如有结余，可以将结余基金用于进一步做好居民的疾病预防、开展业务工作及激励医务人员。这种支付方式实现了办医导向的突破性转变，加

强了费用管理意识，将医保基金转移为防病基金，提高防病积极性。通过进一步完善总额控制政策，进一步提供免费健康教育、健康促进、健康体检、24时家庭医生热线等服务，让居民少生病，提高健康素养，注重公共卫生服务，有利于居民健康水平和医务人员薪资水平的提高，实现医患之间双赢。助推"医卫结合、责任共担、资源共用、利益共享"的预防为主、防治结合的模式的建立。

2. 对糖尿病、高血压等慢病管理实行按病种付费

按病种付费是以国际疾病诊断分类标准（ICD—9），将疾病按诊断、年龄和性别等分为若干组，每组又根据病种病情轻重程度及有无合并症、并发症确定疾病诊断相关组分类标准，结合循证医学（evidence-based medicine，EBM）依据，通过临床路径（clinical pathway，CP）测算出病种各个分类级别的医疗费用标准，并预先支付给医疗服务机构的医疗保险费用支付方式。基层服务以及慢性病管理实行按病种付费。按病种付费模式下，病种的费用标准被限定，促使机构注重加强成本核算，控制医疗成本，规范医生的医疗行为，强调对病人检查、治疗的有效性，加强公共卫生意识，不断强化健康保险意识，促进医防融合的补偿与支付，尽量避免不必要的费用支出，为了控制产生不必要的医疗成本，医疗机构会积极做好院内感染的预防和控制工作与健康管理工作，加强对健康者和无症状"患者"的健康危险因素进行评价，然后实施个体的预防干预措施来预防疾病和促进健康，预先做好疾病发生、保持和增进人们的身心健康，打造全方位的公共卫生、医疗、照护、福利网络。这对整体提高提升患者健康水平起到良性循环的作用。为了引导医生合理诊治，节省医保资金，可以通过将医保结余资金奖励给各级医生，这样医生为努力关注公共卫生，保证人民少生病，这样自己的薪资也会增加，倒逼医疗机构为减少居民发病降低医疗费用，主动提供健康管理服务，并减少大处方、大检查。

（八）信息平台建设推动医防信息融合

1. 建立城乡一体化的公共卫生信息化系统

保证城市社区、区、市，农村县、乡、村三级网络内病人所有的医

疗信息和预防健康信息互联互通，打破信息孤岛，突破城乡之间的信息障碍，实现上下级机构之间、全科医生与专科医师之间就诊信息实时共享，保证诊疗信息连续性。不断丰富信息系统内容，完善患者发现、治疗、管理、转诊环节功能，实现全员人口信息数据库，电子病历数据库和电子健康档案数据库有机统一，逐步实现个人从出生到死亡，从健康到亚健康到治疗到康复，其间的数据都纳入数据库中。逐步实现信息平台上支持如：公共卫生、计划生育、医疗服务、医疗保障、药品供应保障和综合管理等多层次服务，促进基本医疗信息与公共卫生信息融合，建立、完善、发展城乡一体化的公共卫生信息系统。

2. 发挥远程医疗对基层的作用

远程医疗对于优化区域医疗资源的配置和使用，提高医疗服务的同质性、协调性和连续性具有重要的战略意义。将三级医院和专业公共卫生机构的人才、技术优势资源和管理理念以低成本高效能引向基层卫生机构，实现各级机构间医疗、教学、科研、管理资源的联网互动，推动公共卫生优势资源的有机整合。第一，开展远程会诊技术。运用电脑、手机等设备为医生、患者和基层医护人员等提供定向、个性化、精准的服务。同时，可形成会诊专家为异地患者进一步确定治疗方案的诊疗方式。公共卫生体系内龙头机构在远程医疗服务中主要起引导、帮扶作用，带动下一级信息化水平的提升。在远程医疗平台中进行实时诊疗，还可借助远程医学教学进行线上实时培训，专家可在线观看异地患者恢复情况，助力基层医疗水平的提升。第二，开展远程培训工作。在远程医疗平台上将优质的医疗视频共享给基层医护人员，基层医护人员通过远程医疗平台进行视频点播观看或在线咨询专家等收到优质的培训，以提高自身医疗专业水平，及时解决工作中出现的新问题和新情况，为培养更多优质的基层医护人员提供平台，更好地为人民群众服务。采取在线点播和在线互动模式相结合、线上培训与线下指导模式相结合等多元化培训方式，助力基层人才培养，提高基层人员专业水平。

3. 扩大健康新媒体平台应用范围

加大微信公众号、微博、qq 空间、健康中国 APP 各种客户端等新媒体平台建设并且加强公共卫生信息在新媒体平台中的推广，同时要落实好管理工作，为人民群众提供丰富、实用、可靠的公共卫生信息。对准人民群众对健康的新需求，拓展服务内容，做好健康传播与卫生宣教工作，保证宣传信息的准确性，从而扩大提高居民健康意识，不断提升健康素养。进一步提升传播效果，线上线下有机联动，通过线下推广，增加关注，开展线上互动活动，如微课堂、在线问答、微活动等增加用户粘性，提升新媒体的影响力与吸引力。加强各类新媒体平台之间的合作，建立合作机制，搭建矩阵，形成合力。同时要加强对新媒体平台的运行监管，使其合法化、规范化、可持续化发展。

（九）鼓励社会资本参与公共卫生体系建设

1. 放宽准入标准，优化审批流程

要依据多元化的医疗卫生需求，统筹区域卫生规划，优化配置卫生资源，放宽准入标准，尤其是公共卫生机构覆盖盲区，加大消除社会办医的体制机制障碍，降低准入门槛。对待不同形式不同等级公共卫生机构灵活审批方法。进一步把社会办公共卫生机构审批权直接下放给各市、各县卫生行政部门。制定全流程审批指南，缩短审批时间，优化审批路径，简化审批程序。明确对公共卫生机构、人员、设备等审批标准、流程、依据相关部门的责任，制定审批指引、办事指南、业务手册进一步增加审批效率。建立专门的社会办医疗机构准入审批网络平台，进行一站化审批，通过信息化手段节省审批时间，审批信息及时上传平台实时公开，提高透明度。

2. 明确自身定位，突出特色服务

引导社会办公共卫生机构坚持错位发展、与专业公共卫生机构优势互补的原则，突出健康管理与康复保健，建立新型公共卫生机构（如肿瘤、慢病管理护理院、临终关怀院等），探索高端产业。精准自身定位，提高专业水平，进一步提升竞争力和吸引力。鼓励社会资本投资基层公共卫生服务，鼓励发展高端公共卫生服务机构，推进医防融合健康小镇和国际医学园区建设，提供高端公共卫生服务形成与专业公共卫生机构及其他竞争对手差异化的竞争优势。

3. 健全监管体系，确保服务质量

一是建立健全社会办机构监管法律法规，完善监管体系。将社会办公共卫生机构的监管纳入统一国家卫生领域监管体系。建立全方位监管框架，明确监管程序，落实监管责任。建立包括准入、营运和退出全过程的监管体系，明确税务部门、民政部门、卫生行政部门、相关部门以及民众和行业组织的监管职责，责任落实到各级部门和相关责任人。二是要着重加强政府对社会办公共卫生机构"经营"监管，确保社会办医良性发展。定期对机构进行检查评估，从基础设施管理、执业范围、医务人员聘用、规范诊疗等内容开展日常监督检查，对违反法律法规的行为予以处罚，并加大对好发、多发不良执业行为的记分公示力度，将不良执业记分结果严格和医疗机构执业校验相挂钩。同时，加大对表现良好的机构予以表彰和奖励，榜样作用。三是做好信息公示，加强社会和媒体监督。主动公示区域内医疗机构执业许可信息；组织卫生监督部门定期公开机构行政处罚信息和不良积分信息，自觉接受社会监督；完善与工商局企业诚信系统对接，机构行政处罚信息及时与市工商局企业信用信息平台对接，不断建立健全机构及其从业人员信用记录，进而强化对社会办公共卫生机构的监督监管。

（华中科技大学　方鹏骞　龚光雯　广西中医药大学　王碧艳）

第二章　中国公共卫生法律法规与政策分析

在过去很长一段时间里，我国的公共卫生立法主要面向单一领域，尤其是传染病防控。然而，随着社会变迁和经济发展、疾病谱和生态环境的变化，单一的传染病防控已不足以支撑我国应对复杂多变的公共卫生问题，慢性病、职业病等非传染性疾病等已逐步成为威胁社会群体的主要因素。因此，我国亟需建立和完善以疾病防控、健康相关产品管理、推动健康促进为主的公共卫生法律体系。

健康中国国家战略的不断实施对公共卫生法提出了更高的要求。在新的立法中需要融入"大健康""大卫生"的理念，做好顶层设计。同时通过具体的法律规定将这些新理念稳固，制定新措施保障落实，构建符合新形势的制度框架和法律体系。作为我国卫生与健康领域第一部基础性、综合性的法律，2018年10月出台的《基本医疗卫生与健康促进法》（草案二审稿）凸显了"大健康"理念，增加了相应的健康促进措施，如"加强影响健康的环境问题预防和治理，组织开展环境质量对健康影响的研究，采取措施预防和控制与环境问题有关的疾病"，对于整合公共卫生领域的法律法规具有重要意义。

一　我国公共卫生法律体系现状

（一）中国公共卫生法内涵

1. 公共卫生法的定义

公共卫生法是指由一定物质生活条件决定的统治阶级意志的体现，

它是由国家制定或认可并以强制力保证实施的，旨在调整人们在公共卫生活动中所形成的各种社会关系的行为规范体系。它通过对卫生权利（职权）和卫生义务（职责）的规定，确认、保护和发展有利于统治阶级的社会关系和社会秩序，实现统治阶级所期待的、促进经济社会可持续发展的法的价值取向①。

从公共卫生法的定义可以看出，"公共卫生法"包括以下几个涵义：

（1）内容：是由社会物质生活条件决定的。如何合理界定卫生权利（职权）、卫生义务（职责）及其界限，从法律意义上说是决定"公共卫生法"的核心因素，因为无论是公共卫生的内涵也好，功能也罢，终究是围绕着"卫生法定权利义务"的分配这一中轴，取决于一定的社会物质生活条件。

（2）本质：上升为国家意志的统治阶级意志。

（3）形式：制定、认可、强制力保证实施，取得国家意志。

（4）目的（法的价值、取向）：通过权利（权力）义务（职权、职责）的规定，使社会组织、公民在法定界限内行为，形成法制化的社会秩序，以实现统治阶级所期待的社会公共卫生关系。

2. 公共卫生法的特征

公共卫生法的特征是指公共卫生法在法律规范体系中区别于其它法律部门的外在表现形式。公共卫生法既具有法律的一般属性，又有其自身的特点。

第一，调整手段多样性。由于公共卫生法调整的社会关系既存在个体间关系也存在群体关系，从法律上来说既有民事关系，也有行政关系，故其调整手段具有多样性。包括行政方式、民事方式和刑事方式等。

第二，较强的专业技术性。公共卫生法也涉及到很多公共卫生防控的内容，故需要遵从公共卫生的客观规律和专业科学性。

第三，社会共同性。公共卫生是一项预防和控制疾病，保障人群健康的社会公共事业。同时，疾病的流行不受地域、国界和人群的限制，

---

① 万兵华：《构建我国公共卫生法律体系（框架）研究》，硕士学位论文，吉林大学，2006 年。

涉及全人群的共同利益，一些经 WHO 制定的国际社会公共卫生的共同
规则具有国际共同性，WHO 成员国通过认可、承诺以双边条约等形式
使国际法内国化，成为共同遵守的法律准则。[①]

（二）中国公共卫生法发展概况与趋势

公共卫生法律制度属于上层建筑，与国家经济社会发展的进程紧密
相联；同时，公共卫生法律制度建设又是社会主义法制建设的重要组成
部分，与国家法制建设进程密切相关。新中国建立以来，我国公共卫生
法律制度建设，大体上经历了三个不同的历史发展阶段[②]。

第一阶段，起步时期（1950 年—1965 年）。以建国初期的《中国
人民政治协商会议共同纲领》为标志。中华人民共和国的成立和《中
国人民政治协商会议共同纲领》的颁布，标志着新中国公共卫生立法
的开始。在起到临时宪法作用的《中国人民政治协商会议共同纲领》
中就明确规定推广卫生医药事业。1954 年宪法第九十三条进一步规定
国家举办社会保险、社会救济和群众卫生事业，并且扩大这些设施，以
保证劳动者享受这种权利。这些规定，为我国卫生领域的法律制度建设
提供了宪法依据。我国先后制定了《中华人民共和国国境卫生检疫条
例》《医师暂行条例》《药师暂行条例》《医院诊所管理暂行条例》《种
痘暂行办法》《传染病管理办法》《国务院关于消灭血吸虫病的指示》
《食品卫生管理试行条例》等，为我国卫生法律制度建设的进一步发展
奠定了初步的基础。

第二阶段，停滞时期（1966 年—1976 年）。"文化大革命"十年动
乱时期，社会主义法制建设遭到严重破坏，卫生领域不仅没有制定新的
法律、法规，已有法律、法规也无法执行。

第三阶段，快速发展时期（1976 年至今）。党的十一届三中全会提
出加强社会主义民主法制建设为转机，我国公共卫生立法进入了新的发
展阶段。在继承 1954 年宪法的基础上，1982 年宪法明确了国家对医疗
卫生事业对发展，提出了鼓励群众性的卫生活动的开展，为新时期卫生

---

① 万兵华：《构建我国公共卫生法律体系（框架）研究》，硕士学位论文，吉林大学，2006 年。

② 陈明亭、陈宝珍：《卫生法制建设的成就与展望》，《中国公共卫生管理》2000 年第 16 期。

法制建设指明了方向。从 1984 年至今，全国人大及其常委会制定颁布了《药品管理法》《国境卫生检疫法》《传染病防治法》《红十字会法》《母婴保健法》《食品卫生法》《献血法》《执业医师法》《职业病防治法》《人口与计划生育法》等十余部法律；国务院制定了《医疗器械监督管理条例》《医疗事故处理条例》《中医药管理条例》《突发公共卫生事件应急条例》《公共场所卫生管理条例》《艾滋病监测管理的若干规定》《麻醉、精神、放射药品管理办法》《放射性同位素与射线装置放射防护条例》《化妆品卫生监督条例》《血液制品管理条例》等多部法规。这些都为保障公民身体健康和生命安全、医学科学和卫生事业的发展提供了有效的法律保障。

（三）中国公共卫生法律体系

我国公共卫生法律体系纵向四个层次为法律、行政法规、部门规章以及地方性法规及卫生标准，与国家法律体系结构一致；横向可分为疾病预防控制法、健康促进法、健康相关产品法和国际公共卫生法。

1. 疾病预防控制法

疾病预防控制法是指调整不同主体间在有关传染病、职业病等疾病防控中所产生的各种社会关系的法律规范总和。这类法规范包括传染病、职业病防治规范、国境卫生检疫规范、突发公共卫生事件处理规范等。（具体文件见附表 1）

2. 健康促进法

健康促进法是指调整在有关促进个体或群体健康的活动中所产生的各种社会关系的法律规范总和。该类法律规范主要包括：初级卫生保健规范，特殊人群保护规范，人口与生殖健康保护规范，公益事业、养老保险、社会救助规范，健康教育规范，爱国卫生规范等。（具体文件见附表 2）

3. 健康相关产品法

健康相关产品法是指调整不同主体在对药品、血液制品、医疗器械等与人体健康相关产品的监督管理活动中，为保证其产品质量、公民身体健康所产生的各种社会关系的法律规范总和。该类法律规范主要包括：国家对药品、生活饮用水、生物制品、血液制品等产品及其包装等实行的卫生标准和对生产经营活动的监督管理规范；国家对专用于医疗的产品如医疗器械、消毒用品、医用生物材料等实行的卫生标准和对生产经营活动的监督管理规范；对与人体生命健康相关产品的广告宣传的管理规范等。（具体文件见附表3）

4. 国际公共卫生法

是指我国在与国际社会或其他国际卫生组织间的相互交往关系中，在有关公共卫生领域所接受的具有法律约束力的公共卫生习惯、条约、规则等法律规范的总和。该类法律规范主要包括：我国参加承认并内化为国内法的公共卫生公约（条约）。如《2000年人人享有健康》《国际禁毒公约》《国际卫生条例》《麻醉药品公约》等一系列法律规范性文件。

二　我国公共卫生法律体系问题分析

（一）公共卫生法规体系不完善

迄今，全国人大常委会已颁布《食品卫生法》《药品管理法》《国境卫生检疫法》《传染病防治法》《母婴保健法》《献血法》《职业病防治法》《精神卫生法》等多部涉及公共卫生的法律，国务院发布或批准发布的公共卫生行政法规数十部，卫生行政部门制定发布了一大批卫生行政规章、规范性文件和千余条卫生标准，使得卫生法规标准从范围上覆盖了公共卫生的大部分领域，但一些法律法规与现行实际情况不相适应，且缺乏一部专门针对公共卫生工作的独立法律法规文件对其进行有机整合[①]。

（二）公共卫生管理体制未理顺

卫生监督与疾病预防控制、医疗保健等机构均为卫生行政部门领导下的事业单位，级别、地位相同。当前正处于深化卫生监督体制改革的关键时期。我国卫生监督工作开展不平衡，卫生监督覆盖率低，工作效

---

① 高文慧：《论我国公共卫生管理体制的改革》，硕士学位论文，首都经济贸易大学，2008年。

率不高，卫生监督工作深度和广度不够，难以适应社会发展和满足人民群众健康需要。而从医疗机构来看，其应承担的公共卫生职能中尚有一些诸如慢性非传染性疾病管理工作还缺乏法律法规文件支撑。虽然国家已经认识到慢病管理是医疗卫生领域乃至整个社会需要关注、亟待正视的重点问题，但是由于其防治工作在我国开展时间较晚，其相关法律法规文件的制定尚滞后于实际需求和科研结果，目前仍主要依靠相关部门发布的规范性文件进行管理。规范性文件较法律法规相比，其法律效力较弱，且监督管理及罚则均不明确，因此对医疗机构的规范及指导作用较弱，导致慢病管理工作履职情况较差①。

（三）缺少职责划分和管理部门设置

目前国家法律法规等文件中仅提出医疗机构应履行哪些公共卫生职能，对医疗机构中的医院、基层医疗卫生机构、专业公共卫生机构缺少具体的职能分工和权责划分，使得各机构在具体工作中无据可依，只能依靠机构之间协调进行，若协调不利则容易导致工作难以落实。同时，国家层面也未对医疗机构公共卫生管理部门的设置进行统一安排，实际工作中，医疗机构很难对法律法规要求的全部公共卫生职能进行统筹管理，势必要将其分解到相应行政职能处室或业务科室。因此，极易导致各医疗机构公共卫生管理部门多样化，致使上级卫生行政部门在与医疗机构进行沟通时需要面对不同的部门，对接难度很大，不利于公共卫生工作的常态化开展以及监督管理②。

三　我国公共卫生法律体系发展趋势展望

（一）国外公共卫生立法概况

1. 英国——完备的基本法做统领

19 世纪的英国率先完成了工业革命，而在这个经济社会发生剧烈

---

① 高文慧：《论我国公共卫生管理体制的改革》，硕士学位论文，首都经济贸易大学，2008 年。
② 梅宇欣、陈晔、杨威等：《我国医疗机构公共卫生工作相关法律法规分析》，《中国医院管理》2017 年第 37 期。

变革的时期，很多的弊病也在逐渐暴露，最主要的就是糟糕的公共卫生状况。因此，英国是欧洲最早进行公共卫生立法和改革的国家，它以国家为主体干预公共卫生的历史开始于 1838 年。

为改善公共卫生状况，一批公共卫生改革的先驱者进行了不懈的努力，掀起了一场前所未有的公共卫生运动，为 19 世纪下半叶英国在公共卫生领域取得的巨大进步奠定了基础①。而英国政府在公共卫生方面的一些政策也发生了许多重大而深刻的变化，这些变化主要集中在 19 世纪英国的几部公共卫生法中。1848 年英国颁布了第一部《公共卫生法案》，这是是公共卫生历史上的一个巨大的里程碑，随后的几十年间，又先后在 1872 年、1875 年出台了不断更正和完善的《公共卫生法案》。在 1875 年英国议会通过的《公共卫生法》汇集了以前同类法规，内容相当完善②。

2. 美国——公共卫生服务中较为完善的医保制度

美国的基本公共医疗服务制度不是针对全民而是对特殊人群制定的，由联邦政府下设的公共医疗服务中心负责，连同公众卫生局、社会保障部、州政府保健医疗机构共同管理。政府举办的基本公共医疗服务是美国医疗保险体系中的一小部分，具体包括少数民族免费医疗制度、医疗照顾制度、医疗救助制度、医疗补助制度③。

3. 日本——对重点人群的倾向性

日本的公共医疗卫生有专门的立法作为支持，如《医疗法》《药品法》《食品卫生法》等。日本社区卫生服务重视对重点人群的服务，老人保健和母子保健是日本社区保健工作的中心。1993 年，日本颁布了《老人保健法》，对家庭访问护理工作实行制度化管理④。

---

① 李寒冰：《我国农村公共卫生体制改革问题研究》，硕士学位论文，首都经济贸易大学，2009 年。

② 论英国 1848 年《公共卫生法案》。

③ 何莎莎：《农村基本公共卫生服务均等化问题研究》，博士学位论文，华中科技大学，2012 年。

④ 张大为、高涓、许婷婷等：《医疗卫生公共服务均等化的国内外实践比较与经验借鉴——对我国医药领域供给侧改革的启示》，《中国药事》2017 年第 7 期。

　　日本公共卫生服务体现了关注重点人群的特点①，针对逐渐出现的社会健康问题，采用提出并开展各个保健计划的方式，明确服务重点，便于引起全社会对某一公共卫生问题的关注，从而有效、积极地参与各个保健计划的开展。

　　4. 澳大利亚——对"示范法律"的探索

　　澳大利亚除了一般公共卫生立法之外，一直在探索示范法律（model law），这是法律研究产出的一种特有形式②，示范法律在澳大利亚有两种含义：模拟立法示范和正式立法示范。"模拟立法示范"是由学者、律师、专家及其职业团体、学术团体等草拟法律文本，充分反映该领域的专业进展和研究成果；示范法律本身不具有约束力，各领域立法者在立法时可以全部采用或部分采用，各地立法机关可对其内容进行补充成为一个新的完整法律，也可将其作为现有法律的补充③。

　　澳大利亚的实践则告诉我们，少数地区率先实施的立法，对其他地区而言也是一种示范法律，会产生立法示范的作用。

　　5. 意大利——对公共药品服务的借鉴

　　除了基本的公共卫生服务及相关立法保障之外，意大利建立了完善的药品控制体系④。意大利在 1994 年成立了国家药品委员会，引入药品共同付费制和药品分类体系。国家药品委员会负责监管药品目录，对药品目录进行重新审定，将采用共同付费的药品重新分为 A、B、C、D 等 4 类。

　　6. 法国——对机构的改革

　　2016 年，法国政府卫生部提出新的公共卫生草案，以加强政府在公共卫生方面的职责，保证和促进公共健康，降低死亡率和可避免的发病率（指 60 岁以下国民的死亡），减少地区间的健康状况差别（法国某些北方地区的平均寿命比南方低 4 岁）。该草案提出，必须对有关机

---

　　① 陈丽：《落实基本公共卫生服务均等化策略研究》，博士学位论文，华中科技大学，2012 年。

　　② 肖宁：《我国基本公共卫生服务现状及问题探析》，《养生保健指南》2017 年第 30 期。

　　③ 陈浩、黎慕、徐缓：《澳大利亚基本公共卫生服务的法律保障（三）——立法动向和借鉴意义》，《中国卫生法制》2011 年第 4 期。

　　④ 曾晓琳：《公共卫生领域中的政府职能研究》，硕士学位论文，中共中央党校，2016 年。

构进行改革：成立一个公共健康国家委员会，统管健康安全和疾病预防事务；成立一个公共健康高级咨询委员会，统管卫生系统以及与之相关的公共健康事务；并成立一个公共健康专业学校，以培养健康领域的专家。该草案把与癌症和烟草作斗争、预防先天及后天的残缺、预防与环境相关的卫生危机、防止艾滋病和其他疾病等确定为公共健康的优先工作领域①。

（二）对我国公共卫生立法的启示

1. 立法体系中需要有基本法来进行统领

英国的公共卫生立法体系起源较早，从 1848 年第一部《公共卫生法案》到 1875 年经历了几十年的改革和完善，在此基础上，才引申出了诸多的与公共卫生服务相关的规定，内容越来越完善。19 世纪英国的公共卫生立法改变了英国政府在公共卫生事务中的自由放任思想，强化了中央干预公共卫生的职能，凸显了国家责任。

2. 立法部门要明确权力和责任

19 世纪英国的公共卫生立法改变了英国政府在公共卫生事务中的自由放任思想，强化了中央干预公共卫生的职能，凸显了国家责任。比如建立统一的公共卫生体系，由中央卫生机关监督和指导地方的公共卫生管理，规定医疗卫生官员的任职资格等等，这些都表明国家在公共卫生管理中权力的加强和责任的集中②。

3. 公共卫生服务均等化不等于平均化

即政策和立法可以向某个或多个社会特征或群体倾斜。比如美国的公共卫生服务就有非常明显的为特殊人群服务的倾向性，而日本则专门针对母婴保健、老年人等群体进行了单独的立法，通过专门的立法来细化其公共卫生服务。

4. 避免"应急性"立法

由于公共卫生事件具有突发性、偶然性等特点，有关部门为指导和规范全国防疫控制，不得不紧急制定和颁行政府规章。然而，公共卫生

---

① 佚名：《法国推出新国家公共卫生法草案》，《电子政务》2003 年第 6 期。
② 倪念念：《论英国 1848 年〈公共卫生法案〉》，硕士学位论文，南京大学，2012 年。

的"应急立法"，往往在短期内具有很强的针对性，但却失去了法律应有的持续约束力。

5. 尽量保障公共卫生服务的公平性

除了像美国、日本一样需要关注重点人群之外，我们也要借鉴澳大利亚联邦政府对各州/特区提供公共卫生服务的做法，比如资源分配时考虑到各地经济水平差异、社会经济状况、人口健康水平、原著民情况等综合因素，我国幅员辽阔、民族众多，所以在公共卫生立法过程中有必要综合考虑多种因素，来尽量地保障服务的公平性[①]。

6. 要完善公共卫生服务的相关保障制度

在美国的公共卫生立法中医保的重要作用尤为突出，意大利的公共卫生体系中专门则强调了药品供应保障。诸如这些都是公共卫生中的重要保障环节，有必要通过立法明确其地位和作用。

（三）健康权与公共卫生

健康权属于"积极人权"，需要通过政府、社会、其他组织和专业人员的帮助才能获得最大程度的实现。

在建构公共卫生法律体系的过程中，我们应当充分考虑健康权的特点，明确国家负有促进公民健康和提供尽可能高的公共卫生服务的法律责任，围绕健康权保障，建构我国的公共卫生法律体系。首先，国家、社会和所有人都要尊重公民健康权，确保所有从事健康服务和健康产品行业的机构和人员不能用经济效益或产业利益来侵害或取代公民健康权。其次，建立遵循客观规律的公共卫生法制体系，明确公共卫生领域主体的权利和义务。其三，国家应制定发展健康事业的规划、推动公共卫生研究和相关产业发展的规划等，并建立科学的监管体制。此外，国家还要建立公民和社会组织参加公共卫生立法、决策和运行的参与机制。[②] 健

---

① 陈浩、黎慕、徐缓：《澳大利亚基本公共卫生服务的法律保障（三）——立法动向和借鉴意义》，《中国卫生法制》2011 年第 4 期。

② 王晨光：《保障公民健康权　医改须形成更高共识》，《光明日报》2015 年 10 月 24 日第 10 版。

康权是一个社会权概念强调国家要履行积极义务保护公民权利①，如健康权、就业权、社会救助等等。通过公共卫生立法提供的保障，来达到健康权实现的一个方面。

（华中科技大学　乐　虹）

---

① 陈云良：《基本医疗卫生立法基本问题研究——兼评我国〈基本医疗卫生与健康促进法（草案）〉》，《政治与法律》2018 年第 276 卷第 5 期。

附表一

疾病预防控制相关法律

名称	立法机关	发布日期
法律		
中华人民共和国精神卫生法	全国人大常委会	2012 - 10 - 26
中华人民共和国传染病防治法	全国人大常委会	2004 - 8 - 28
中华人民共和国国境卫生检疫法	全国人大常委会	1986 - 12 - 2
法规		
血吸虫病防治条例	国务院	2006 - 4 - 1
国家突发重大动物疫情应急预案	国务院	2006 - 2 - 27
国家重大食品安全事故应急预案	国务院	2006 - 2 - 27
艾滋病防治条例	国务院	2006 - 1 - 29
重大动物疫情应急条例	国务院	2005 - 11 - 18
突发公共卫生事件应急条例	国务院	2003 - 5 - 9
国内交通卫生检疫条例	国务院	1998 - 11 - 28
国境卫生检疫法实施细则	国务院	1989 - 3 - 6
规章		
医疗机构传染病预检分诊管理办法	卫生部	2006 - 3 - 7
传染病病人或疑似传染病病人尸体解剖查验规定	卫生部	2006 - 3 - 7
国家突发公共事件医疗卫生救援应急预案	卫生部	2006 - 2 - 28
医疗机构传染病预检分诊管理办法	卫生部	2005 - 2 - 28
关于疾病预防控制体系建设的若干规定	卫生部	2005 - 1 - 5
突发公共卫生事件交通应急规定	卫生部、交通部	2004 - 3 - 4
突发公共卫生事件与传染病疫情监测信息报告管理办法	卫生部	2003 - 11 - 7
传染性非典型肺炎防治管理办法	卫生部	2003 - 5 - 12
传染性非典型肺炎病毒研究实验室暂行管理办法	卫生部	2003 - 5 - 12
传染性非典型肺炎病毒的毒种保存、使用和感染动物模型的暂行管理办法	卫生部	2003 - 5 - 12

附表二

健康促进相关法律

名称	立法机关	发布日期
法律		
红十字会法	全国人大常委会	1993 - 10 - 31
母婴保健法	全国人大常委会	1994 - 10 - 27
人口与计划生育法	全国人大常委会	2002 - 12 - 29
法规		
红十字标志使用办法	国务院	1996 - 1 - 29
母婴保健法实施办法	国务院	2001 - 6 - 20
计划生育技术服务管理条例	国务院	2001 - 6 - 13
规章		
产前诊断技术管理办法	卫生部	2002 - 12 - 13
人类辅助生殖技术管理办法	卫生部	2001 - 2 - 20
人类精子库管理办法	卫生部	2001 - 2 - 20

附表三

健康相关产品法律法规

名称	立法机关	发布日期
法律		
药品管理法	全国人大常委会	2001 - 2 - 28
献血法	全国人大常委会	1997 - 12 - 29
法规		
麻醉药品和精神药品管理条例	国务院	2005 - 8 - 3
疫苗流通和预防接种管理条例	国务院	2005 - 3 - 24
药品管理法实施条例	国务院	2002 - 8 - 4
医疗器械监督管理条例	国务院	2000 - 1 - 4
血液制品管理条例	国务院	1996 - 12 - 30
食盐加碘消除碘缺乏危害管理条例	国务院	1994 - 8 - 23
化妆品卫生监督条例	卫生部	1989 - 11 - 13

名称	立法机关	发布日期
放射性药品管理办法	国务院	1989 – 1 – 13
医疗用毒性药品管理办法	国务院	1988 – 12 – 27
精神药品管理办法	国务院	1988 – 12 – 27
麻醉药品管理办法	国务院	1987 – 11 – 28
规章		
血站管理办法	卫生部	2006 – 3 – 6
大型医用设备配置与使用管理办法	卫生部	2004 – 12 – 31
药品不良反应报告和监测管理办法	国家食品药品监督管理局	2004 – 3 – 4
大型医用设备配置与应用管理暂行办法	卫生部	1995 – 7 – 7
预防用生物制品生产供应管理办法	卫生部	1994 – 9 – 2

第三章 中国爱国卫生运动发展现状、问题与展望

　　爱国卫生运动是中国卫生事业史上的一项创举，在各个历史时期都取得了不可磨灭的成绩，是党的群众路线在卫生工作中的体现，也是实现"健康中国"战略目标的重要载体。新时代爱国卫生运动以卫生城市创建和健康城市建设为主要形式，基于共治、共建、共享的社会治理理念，发挥引导作用，塑造个体健康文明的生活方式，最终目标是实现全民健康。

　　本章从爱国卫生运动的发展历史、卫生城市创建情况与健康城市建设情况三个方面对其发展现状进行了系统描述，并分析了爱国卫生工作开展过程中存在的问题，对新时期爱国卫生运动的发展进行了展望。

一　爱国卫生运动发展现状

（一）爱国卫生运动的历史概述

1. 爱国卫生运动起源

　　新中国成立初期，经济与医疗条件落后，城乡环境恶劣，人们卫生意识匮乏，卫生习惯差，霍乱、鼠疫等传染性疾病肆虐，人民的生命健康受到威胁。如何改变我国落后的卫生面貌，提高人民的生活质量和健康水平，是当时党和政府亟需解决的难题。

1950 年召开的第一届全国卫生工作会议上，确立了"面向工农兵，预防为主，团结中西医"这三大卫生工作方针，把对人民群众生命健康威胁最大的 20 种传染病作为防治目标，并将天花、鼠疫、霍乱作为防治重点[1]。1951 年，卫生部的《二十一个月来全国防疫工作的综合报告》中记载了卫生部开展的防疫工作和取得的成绩并指出卫生工作必须与群众运动结合。1952 年，面对国内卫生条件恶劣和美帝国主义细菌战阴谋的内外双重压力，毛主席动员全国群众，发出"动员起来、讲究卫生、减少疾病、提高健康水平、粉碎敌人的细菌战争"的号召，拉开了以"除四害""讲卫生"为中心的爱国卫生运动的序幕[2]。同年，第二届全国卫生工作会议上，周恩来总理在原来三大卫生工作方针的基础上又增添了"卫生工作与群众运动相结合"这一方针。此后，爱国卫生运动在四大方针的指导下如火如荼地开展，成为具有中国特色的全民性卫生防疫事业。

2. 爱国卫生运动历程

（1）50 年代"除四害""讲卫生"

1952 年 12 月，中共中央正式提出开展"爱国卫生运动"，并成立"爱国卫生运动委员会"（简称爱卫会），这意味着党和国家将"爱国卫生运动"置于国家建设层面的高度。1953 年，政务院发布了《关于1953 年继续开展爱国卫生运动的指示》，加速了爱国卫生运动的进行；1956 年，中共中央政治局颁发的《全国农业发展纲要（草案）》将"除四害"列入"纲要"的内容，并提出了消灭"四害"的具体目标；1958 年，中共中央、国务院发布了《关于除四害、讲卫生的指示》进一步对爱国卫生运动指明了方向。在国家的号召下，50 年代的爱国卫生运动主要工作便是除四害、清理垃圾和处理污水。

（2）60，70 年代"两管""五改"

20 年代 60 年代中后期至 70 年代末，农村大规模爆发流行性脑脊

---

[1]　肖爱树：《1949—1959 年爱国卫生运动述论》，《当代中国史研究》2003 年第 1 期。

[2]　汪华：《爱国卫生运动的历程、成就及展望——纪念江苏爱国卫生运动 60 周年》，《江苏卫生保健》2012 年第 4 期。

髓膜炎、疟疾、麻疹等传染病，暴露出农村卫生防疫的薄弱环节。先前卫生工作经验表明，农村卫生防疫工作中最主要的内容是要管理好饮水和粪便，同时结合生产发展和主要疾病防治。在原有的基础上，各地相继开展了以"两管""五改"为中心的爱国卫生运动。

（3）十一届三中全会后爱国卫生新阶段

党的十一届三中全会后，随着组织上拨乱反正，爱国卫生运动又重新焕发活力。1978年在山东召开的全国爱国卫生运动现场经验交流会议，以及其后在各地分别召开的城市和农村卫生现场会议，提出并推广了"人民城市人民建"、"门前三包"、"四自一联"等行之有效的办法，有力推动了全国卫生工作的开展。与此同时，国家也加强了对农村防疫工作的指导，通过对赤脚医生进行规范化培训，提高其业务水平，充实了基层卫生队伍。

（4）90年代，"卫生城市"创建

1989年3月，国务院在《关于加强爱国卫生工作的决定》提出了"政府组织，地方负责，部门协调，群众动手，科学治理，社会监督"的新时期爱国卫生工作的方针和方法。同年，国家开展了创建"国家卫生城市"的活动。而农村则继续以改水改厕为重点推进卫生防疫工作，同时结合"九亿农民健康教育"，深入开展卫生知识下乡活动①。这个时期，爱国卫生运动的发展重心逐渐由农村转移到城市，创建"卫生城市""健康城市"等新型城市成为开展爱国卫生运动的重要落脚点。

（5）新时期爱国卫生的机遇与挑战

进入21世纪，新的卫生问题不断出现，爱国卫生运动开展的内容和形式在不断地创新变化，其内涵也不断被丰富和深化，运动并未走到终点，而是又站在了新的起点上。在2003年防治非典工作中，以胡锦涛总书记为核心的国家领导人提出加强卫生体系建设，广泛开展爱国卫生运动。2016年8月，习近平总书记在"全国卫生与健康大会"上强调，要把人民健康放在优先发展的战略地位，加快推进健康中国建设，

---

① 肖爱树：《20世纪60—90年代爱国卫生运动初探》，《当代中国史研究》2005年第3期。

努力全方位、全周期保障人民健康。党的十九大报告进一步明确提出"实施健康中国战略"，为健康城市建设提供行动指南、注入强劲动力。

3. 爱国卫生运动的成果

爱国卫生运动自 1952 年开展以来，取得了丰硕的成果，不仅粉碎了美帝国主义的细菌战阴谋，提供了卫生工作与群众运动相结合的丰富经验，也为改善我国城乡环境、提高医疗服务质量、提升人民生活质量和健康水平做出了巨大贡献。

（1）传染性疾病得到控制

建国初期全民爱国卫生运动的开展，基本消灭了曾流行于我国的几种烈性传染病。霍乱、天花、鼠疫等都曾在我国各地区流行，建国后的爱国卫生运动和一系列防疫预防工作如科学管理粪便和水源、种牛痘、"灭四害"等措施，有效降低了这些传染病的发生，甚至消灭它们在中国的流行，保护了中国民众的健康。随着爱国卫生运动的不断深入，"除四害"效果显著，病媒生物密度有效降低，同时通过传染病的普查普治、开展计划免疫接种等工作，使得血吸虫病、丝虫病、疟疾、脊髓灰质炎等传染性疾病也获得了有效控制。

（2）城乡卫生环境改善

经过 50 年代的"除四害"，60 年代的"两管""五改"，70 年代以来的农村"改水改厕"，80 年代的市容环境整顿，90 年代的卫生城市创建，城乡卫生面貌焕然一新。城市中，污水处理系统、垃圾处理系统、粪便处理系统等基本卫生公共卫生设施逐步建设与完善，市民的生活和工作环境得到极大的改善；农村中，由于兴建自来水，农民不用再饮用浑浊的河塘水，每个农户也基本有了家庭厕所，饮用水和粪便管理工作取得了显著成效。

（3）整体卫生服务能力提升

在党和政府的大力帮扶指导下，在群众的支持配合下，农村合作医疗从无到有进而得到了发展和巩固，90 年代，医疗合作站基本达到全覆盖，满足了农村居民的医疗需求；同时，我国县、乡两级医疗预防保健机构逐步实现了"一无三配套"（无危房，房屋、人员、设备配套），

为之后的医疗保健事业奠定了坚实的基础。根据《2017 年中国卫生和
计划生育年鉴》，2016 年，中国卫生总费用增加到 4.6 万亿元，比 2000
年增加 4.1 万亿元，占 GDP 比重的 6.22%，个人卫生支出占卫生总费
用的比重由 2010 年的 35.29% 下降到 2016 年的 28.78%。城市地区已基
本建成 "15 分钟内医疗卫生服务圈"，93.8% 的城市居民到达最近医疗
点距离在 3 公里以内，87.8% 的城市居民能在 15 分钟内到达最近医疗
机构。

（4）人民健康水平提升

经过几十年爱国卫生运动的洗礼，我国人民健康水平获得了极大的
提升。数据显示[1]，"2015 年我国人均期望寿命为 76.34 岁，比 2000 年
人均期望寿命提高了 4.94 岁，婴儿死亡率下降到 8.1‰，5 岁以下儿童
死亡率下降到 10.7‰，孕产妇死亡率下降到 20.1/10 万，居民主要健康
指标总体上优于中高收入国家平均水平。" 爱卫工作开展过程中，卫生
工作者始终坚持将爱国卫生运动与群众路线相结合，教育和群众养成良
好的卫生习惯并树立科学的卫生观念。因此，爱国卫生运动具有移风易
俗，改造社会的深远意义。

（二）卫生城市

1. 卫生城市

国家卫生城市是指由全国爱卫办经过科学、严谨的考核评估后命名
的环境整洁优美、文明健康的国家级卫生优秀城市，是我国爱卫会给予
一个城市卫生方面的最高荣誉称号，也是一个城市卫生文明程度和综合
功能的重要标志之一[2]。

2. 卫生城市建设情况

1989 年 10 月，全国爱卫会发出《在全国开展创建国家卫生城市活
动的通知》，正式开启全国范围内的国家卫生城市创建活动。其主要内
容是通过推动公共卫生设施建设、改进医疗卫生服务、改善城市卫生环

----

[1]　马琳、董亮、郑英等：《"健康城市" 在中国的发展与思考》，《医学与哲学》（A）2017
年第 3 期。

[2]　欧玮：《国家卫生城市长效管理机制建构研究》，硕士学位论文，云南大学，2016 年。

境等方式来提升城市的整体卫生水平，以保障人民群众生命健康，促进城市经济发展。截至2017年，全国爱卫会共累计命名了217个"国家卫生城市"、42个"国家卫生区"，约占全国城市总数的三分之一。

3. 卫生城市建设策略

（1）政策文件的规范

国家通过出台卫生城市创建的相关政策文件来规范整个创建活动；同时建立一套全国普遍适用的规范以具体地指导城市开展创建活动。在国家出台的各类文件中，《国家卫生城市标准》和《国家卫生城市考核命名和监督管理办法》尤为重要，前者规范了国家卫生城市的标准，后者规范了创建活动的流程。

根据《国家卫生城市评审与管理办法》，各城市在获得"卫生城市"称号后每隔3年需复审一次。爱卫办根据复审结果，对符合标准的城市进行再次认证，而对未达标的城市，限期1年进行整改，暂缓命名。如果整改后仍未达到要求，则取消"卫生城市"荣誉称号。卫生城市创建也由最初的"推荐制"改为"自愿申报制"，这一改动很好地调动了当地政府和居民创建卫生城市的主动性和积极性，避免了强行创建带来的不良后果。

（2）政府部门的参与

国家卫生城市创建需要政府部门的统筹领导和参与。首先，市党委和市政府中领导集体的重视对卫生城市创建起到至关重要的作用。市领导的主要参与方式包括担任创卫领导小组组长，监督创卫工作进程等。同时，为提高卫生城市创建工作效率，避免资源浪费，政府直接规划和组织人员开展基本公共卫生设施建设，病媒生物防治等工作，并为各相关机构提供资金和信息上的支持，有效保障创卫工作的高效开展。另外，各市在卫生城市开展过程中也设立了考评奖励机制，对那些做出重要贡献的单位和个人给予一定的物质和精神奖励。

（3）群众力量的参与

创建卫生城市不能仅仅仰赖政府的参与，更需要当地群众的个人努力与自觉奉献。以居民自治为主的社区治理、志愿者组织和群众监督也是卫生城市创建过程中必不可少的部分。最大程度地调动个体在创卫工作中的积极性和创造性是创卫工作成功最根本的保障。因此，政府部门要培养个人的社会意识，提升社会责任感，做好积极的社会行为导向等。例如，某些城市借助教育系统，在各个中小学校园中广泛开展健康教育进校园活动，通过对中小学生的教育和动员，带动学生家长们参与到卫生城市创建中来，以"小手"牵动"大手"。

此外，群众性监督也是必不可少的一项内容。创卫工作离不开群众的监督，这能够及时发现政府创卫工作中的不足和缺陷，从而及时调整创卫工作的方式方法。

4. 卫生城市评价指标

通过文献回顾发现，我国学界对卫生城市评价指标体系的研究较少，大部分都是对各个城市创建卫生城市过程中的问题和经验总结，尚未形成全国普遍适用的卫生城市评价指标体系。相关评价指标体系的研究中，指标池的建立也多数是依据《国家卫生城市标准》，再通过德尔菲法和因子分析来建立指标评价体系。

（三）健康城市

1. 健康城市概念

1994 年，WHO 定义健康城市应该是一个不断开发、发展自然和社会环境，并不断扩大社会资源，使人们在享受生命和充分发挥潜能方面能够互相支持的城市。

2. 中国健康城市的历程

（1）项目试点阶段（1989—2002 年）

我国健康城市建设起步于 1989 年，在国外"人人享有健康"理念、《渥太华宪章》等的影响下，结合我国实际发展状况和卫生条件，我国开始了卫生城市构建活动，也自此开启了健康城市在中国的发展历程。1994 年，在世界卫生组织的指导和支持下，我国开始在部分城市试点，探索符合中国基本国情的健康城市建设方案，身先士卒的是北京市东城区和上海市嘉定区两个城区，根据自身发展需要分别制定了各自的发展规划，其中北京市的工作重点放在城市环境绿化、污水处理及健康教育上，上海市的工作重点则是垃圾回收处理。1995年，海口市、重庆市、大连市、日照市、保定市等城市先后响应健康城市创建活动，纷纷加入试点。

（2）探索发展阶段（2003—2014年）

2003年"非典"对我国社会经济发展和人民群众生命健康造成极大损害之后，中国意识到将健康城市作为我国城市可发展模式，加速了健康城市建设进程。为了积极应对"城市化"对人类健康带来的挑战，全国爱卫办分别在2008年杭州、2010年大连举办了中国国际健康城市市长论坛，在这一时期多个城市纷纷被纳入世卫组织健康城市试点，如北京市西城区、上海市闵行区和金山区、苏州、张家港、克拉玛依等地；2010年以来，健康城市践行可持续发展观，日益受到重视，进入全面发展阶段。越来越多地方政府开始根据城市的自身情况制定相应的规划，在国家层面，健康城市建设支持力度也逐渐加大。2012年，国务院发布的《卫生事业发展"十二五"规划》标志着健康城市建设活动全面启动。2013年3月世界卫生组织健康城市合作中心合作网络在上海成立，网络成员包括沪、杭、苏等地的46家单位。

（3）全面发展阶段（2015年至今）

2015年，党的十八届五中全会提出推进建设健康中国的新目标，体现了我党维护国民健康的决心，以及将健康中国上升为国家战略的意图。2016年3月，我国"十三五"规划将健康中国建设列为关键词；2016年7月，新时期国家工作重点又新增了健康村镇建设，全国爱卫会发布的《关于开展健康城市健康村镇建设的指导意见》指明了新时期健康城市和健康村镇的工作重点。2016年8月，中共中央政治局审议通过《"健康中国2030"规划纲要》，以此为推进健康中国建设的行动纲领。2016年11月，全国爱卫会确定了38座城市开展新一轮健康城市建设试点工作。同年，上海成功召开第九届全球健康促进大会，大会以"可持续发展中的健康促进"为主题，将健康城市建设与我国可持续发展战略相结合，形成了具有中国特色的健康城市建设道路。

3. 健康城市建设策略

（1）政府力量的主导

国务院在《关于进一步加强新时期爱国卫生工作的意见》中明确提出"政府领导、部门协作、群众动手、社会参与、依法治理、科学指导"的工作指导思想，奠定了我国健康城市建设的基本框架，相比西方国家的非政府组织为主要推动力的建设模式，中国健康城市建设采用的是"政府主导、部门协作、社会参与"机制，我国是以政府为健康城市建设的主导者、组织者和实施者，社会组织、研究机构和人民群众则作为健康城市建设的参与者和监督者。坚持"大卫生、大健康"的理念，将健康融入所有政策，中央政府统筹协调主导，地方政府相关部门之间相互协作，群众遵照国家相关法律法规积极参与，共同推进中国健康城市理念的传播和践行。我国政府充分认识到健康是城市发展的基础，政府机构的决策直接决定健康城市建设的正确性，故成立了政府协调机构（如爱国卫生运动委员会）组织协调社会各部门力量，动员公众共同参与健康城市的建设，建立健康促进委员会、健康城市领导小组等领导协调机制，建立健康城市建设联席会议等长效工作机制。

（2）社会力量的参与

健康城市建设离不开政府的主导，也同样离不开全社会的参与和推进。参与健康城市建设的社会力量包括社会公益组织、新闻媒体、学术研究机构等，其参与形式多样，例如中国医药卫生事业发展基金会利用社会捐赠帮助弱势群体解决就医问题，新闻媒体通过媒介普及知识教育学术研究机构积极开展学术交流与合作，将卫生事业科研成果与广大人民共享。

（3）建立健康城市评估指标体系

健康城市评价指标体系是系统监测和评估我国健康城市发展的重要工具，通过全面系统地评价城市中的主要卫生问题和健康影响因素，引导和促进我国健康城市的建设。世界卫生组织（WHO）在80年代提出了健康城市推荐指标体系，包括健康指标、健康服务指标、环境指标和社会指标4个方面。1996年，世界卫生组织建立了可量化的健康城市评估指标体系，提出了健康城市的 10 项标准，该体系共 12 类 338 项。考虑到各国国情不同，世界卫生组织决定由各国制定符合国情的健康城市评价指标体系。2018 年 4 月 9 日，国家卫生健康委员会发布《全国健康城市评价指标体系（2018 版）》，该体系从健康社会、健康环境、健康文化、健康服务、健康人群 5 个领域共 42 个指标（包括 5 个一级指标、20 个二级指标、42 个三级指标）对健康城市进行评价①。

表 3 - 1　　　　　　　　全国健康城市评价指标体系（2018 版）

一级指标	二级指标	三级指标
健康环境	1. 空气质量	（1）环境空气质量优良天数占比
		（2）重度及以上污染天数
	2. 水质	（3）生活饮用水水质达标率
		（4）集中式饮用水水源地安全保障达标率
	3. 垃圾废物处理	（5）生活垃圾无害化处理率
	4. 其他相关环境	（6）公共厕所设置密度
		（7）无害化卫生厕所普及率（农村）
		（8）人均公园绿地面积
		（9）病媒生物密度控制水平
		（10）国家卫生县城（乡镇）占比
健康社会	5. 社会保障	（11）基本医保住院费用实际报销比
	6. 健身活动	（12）城市人均体育场地面积
		（13）每千人拥有社会体育指导员人数比例
	7. 职业安全	（14）职业健康检查覆盖率
	8. 食品安全	（15）食品抽样检验 3 批次/千人
	9. 文化教育	（16）学生体质监测优良率
	10. 养老	（17）每千名老年人口拥有养老床位数
	11. 健康细胞工程※	（18）健康社区覆盖率
		（19）健康学校覆盖率
		（20）健康企业覆盖率

---

①　国家卫生健康委员会：《全国健康城市评价指标体系（2018 版）政策解读》，《医学信息学杂志》2018 年第 4 期。

续表

一级指标	二级指标	三级指标
健康服务	12. 精神卫生管理	（21）严重精神障碍患者规范管理率
	13. 妇幼卫生服务	（22）儿童健康管理率
		（23）孕产妇系统管理率
	14. 卫生资源	（24）每万人口全科医生数
		（25）每万人口拥有公共卫生人员数
		（26）每千人口医疗卫生机构床位数
		（27）提供中医药服务的基层医疗卫生机构占比
		（28）卫生健康支出占财政支出的比重
健康人群	15. 健康水平	（29）人均预期寿命
		（30）婴儿死亡率
		（31）5 岁以下儿童死亡率
	15. 健康水平	（32）孕产妇死亡率
		（33）城乡居民达到《国民体质测定标准》合格以上的人数比例
	16. 传染病	（34）甲乙类传染病发病率
	17. 慢性病	（35）重大慢性病过早死亡率
		（36）18—50 岁人群高血压患病率
		（37）肿瘤年龄标化发病率变化幅度
健康文化	18. 健康素养	（38）居民健康素养水平
	19. 健康行为	（39）15 岁以上人群吸烟率
	20. 健康氛围	（40）经常参加体育锻炼人口比例
		（41）媒体健康科普水平
		（42）注册志愿者比例

※注释：将根据"健康细胞"建设进展情况适时纳入评价。表格来源：国家卫生健康办公厅。

4. "健康城市"与"卫生城市"的比较

（1）相同点

①组织结构相同。二者均需要通过中央政府指明方向、地方政府大力支持，同时仰赖各部门分工合作实现工作有序开展，更离不开社会力量的共同交流参与来实现。

②创建目标一致。二者均属于社会建设工作，均以国民健康为目标，都希望通过创建健康环境、扩大健康宣传教育、提高全民健康意识

来实现这一目标。

③两者都对环境保护、食品安全和社会环境质量作出了要求。

（2）不同点

①促使二者形成的时代背景不同。国家卫生城市创建活动产生于1989年，是结合我国基本国情和卫生条件水平之后提出的一项具有鲜明中国特色的社会建设工作，是一项由政府牵头、惠及群众的社会卫生运动[1]；而健康城市概念从某种意义上来说是来源于卫生城市创建的，它形成于20世纪80年代，受到西方健康城市理念、"新公共卫生运动"、《渥太华宪章》和"人人享有健康"思想的共同影响，也是WHO为21世纪各国提出的健康行动战略。

②创建过程中政府扮演的角色不同。健康城市评价指标体系指明了政府在整个创建过程中的工作重点，将政府的责任和义务明确在健康城市创建过程中的组建机构、资金保障和部门协调，而卫生城市只是在考核标准中，将政府是否将卫生城市创建活动纳入规划、领导是否重视以及是否有文件、计划总结等作为考核标准，并未对政府责任、义务提出明确要求[2]。

③涵盖范围不同。二者提出的时代背景不同，侧重点也不同，健康城市建设贯彻了以人为本的思想，希望通过不断改善自然和社会环境，扩大社会资源，实现人的健康。在健康城市评价指标中，包括了多方面与居民自身情况密切相关的指标，如经济、就业、住房、交通、教育状况等问题，注重国民生活质量和健康状况[3]；卫生城市建设出发点是我国的实际情况，工作重点是改善城市整体卫生条件，进而为市民创造良好的生活环境。

④评价指标体系不同。健康城市是由爱卫会征求多方教育基地、专家意见和有关部门后形成的评价指标，于2018年发布的《全国健康城

---

[1] 柴竹青：《卫生城市视角下的健康城市建设》，《财经界》（学术版）2018年第18期。

[2] 阮师漫、岳大海、成刚等：《健康城市视角下的国家卫生城市创建》，《环境与健康杂志》2014年第9期。

[3] 李光友、李希、蒋爱琼等：《健康城市评价指标体系指标构建的探讨》，《智慧健康》2018年第23期。

市评价指标体系（2018 版）》共包括 5 个一级指标，20 个二级指标，42 个三级指标。我国尚未有全国适用的卫生城市评价指标体系，但是2014 年发布的《国家卫生城市标准》对卫生城市标准提出了要求，目前卫生城市评价指标更多的是我国专家学者结合各城市的实际情况对创建卫生城市的经验总结。

二　爱国卫生运动面临的问题

（一）组织架构有待理顺，机构设置亟待改善

目前，全国爱卫办由原来的独立建制并入疾病预防控制司局合署办公，中央爱卫办失去了原来独立办公的行动力。上行下效，地方各级办公室大部分设置或挂靠在卫生计生委的某一科室，且办公室负责人、办公室主任往往由卫生计生部门的分管领导兼任，某些乡镇级卫生部门甚至没有设置爱国卫生工作组织机构，或设置了组织机构，却并未实施其应有职能。在爱卫办失去原有的独立地位后，组织职能边缘化，资金人手缺乏，社会影响力降低。因此，爱卫办组织架构和工作机制仍有待清晰理顺，急需整合现有资源，合理设置组织机构，建立高效的工作体系。

（二）工作开展形式化，考核监督制度缺乏

由于爱国卫生运动是在建国初期结合落后卫生水平的实际国情提出的，具有强烈的政治特色和民族主义色彩，随着国家进步发展至今，政治色彩逐渐淡化，全民参与的建设活动逐渐转化为政府主导的常规工作。地方在开展工作过程中存在表面化形式化、临时开展工作、应付检查、追求政绩等问题，难以解决实际卫生问题。爱国卫生运动作为一项长期社会建设工作缺少标准化制度以及法律保障，因此急需建立长效的激励机制和具有约束力的部门监督机制。

（三）健康教育仍待加强，健康素养有待提高

爱国卫生运动提倡政府指导、部门协作、群众参与的工作机制，目前现状仍然停留在以政府倡导实施为主体，群众力量并没有被充分

带动起来。以往爱国卫生运动的宣传往往只停留在发放宣传单、开设宣传栏等传统的方式，对人民健康教育的收效极低。此外，居民健康素养仍有待提高。吸烟、酗酒、不合理饮食习惯、久坐、不良用眼卫生习惯等生活方式导致疾病和亚健康的人群比例呈明显上升趋势，困扰居民健康的恶性肿瘤、慢性病等的患病率和死亡率居高不下，精神卫生问题日益突出。

（四）城市评价指标体系不成熟，各项工作需要加速推进

卫生城市主要评价依据是《国家卫生城市标准》，但其中提出的可量化的指标较少。在创建过程中各地政府的关注点往往在于是否能通过考核验收，获得荣誉称号，过于注重结果，而缺少一套科学的评价指标体系和长效管理机制去促进和监测各城市卫生水平。另外，健康城市建设在我国处于初步发展阶段，尚未有符合我国国情的科学理论对健康城市建设工作进行指导，国家出台的《全国健康城市评价指标体系（2018版》科学性和有效性仍有待实践去检验，其中许多指标需适当调整。卫生城市和健康城市的发展工作现尚未并轨，两项工作都需要多部门合作，群众广泛参与，如何在现有卫生城市创建活动的基础上，推进健康城市建设，需要有明确的定位，与其他的各类城市创建工作衔接契合，并凸显出健康城市的特色和意义。

（五）经济落后制约农村卫生工作开展

20 世纪 70 年代医疗，农村始终以"改水改厕"作为卫生工作的重点，几十年来取得了不错的成效，但仍旧存在着极大的障碍。新时期，我国将爱国卫生运动的重点落在各类新型城市创建上，对各类村镇建设的投入相对较少，加之一些农村经济发展落后，卫生资源稀缺，卫生人员匮乏，大大制约了农村卫生运动的开展，使得健康城镇建设相较于城市更加困难。在农村改水改厕工作中，尤其是在一些极度贫困的农村，由于缺乏资金来源，自来水难以普及，农民积极性不高，改水改厕项目也缺少亮点工程。

三　新时期爱国卫生运动展望

2015 年，国务院发布了《关于进一步加强新时期爱国卫生工作的意见》以专门指导新时期爱国卫生运动的开展，同时明确了新时期爱国卫生运动的主要任务。党的十九大报告中也明确提出"坚持预防为主，深入开展爱国卫生运动，倡导健康文明生活方式，预防控制重大疾病"。因此，我们对新时期爱国卫生运动的开展提出了几点建议。

（一）加强组织体系建设，规范工作流程，制定法治依据

爱国卫生运动的开展往往涉及社会的方方面面，需要多部门之间的协调合作。然而，目前爱国卫生委员会并入司局合署办公，失去了独立地位，其工作职能的发挥受到限制。针对这种情况，第一，建议恢复全国爱卫会在建国初期作为国务院下设委员会的地位[①]，提升其在爱国卫生运动工作中的级别，以保障爱委会工作职能得到切实发挥，尤其要重视社区、村镇等基层爱卫办建设，下拨专项资金，以确保工作任务落实。第二，我国爱国卫生运动需要建立主要负责人考核制度，以便督促相关工作人员和各部门之间共同发挥应有职能，促进工作开展，形成具有长效约束力的管理体系。第三，爱国卫生运动进入新时期，仅仅依靠过去的政治宣传和行政命令是远远不够的，国家应加快推动爱国卫生运动有关法律法规的出台，将爱国卫生政策上升到法律层面，使得爱卫会在开展工作时有法可依，从而促进爱卫工作的标准化和规范化。另外，这也有助于工作责任的落实，避免各部门相互推诿，以更好地推动爱国卫生运动的蓬勃发展。

（二）深入推进卫生城市创建活动，建立长效管理机制

2015 年国务院《关于进一步加强新时期爱国卫生工作的意见》中提出"深入推进卫生城镇创建，争取到 2020 年，国家卫生城市数量提高到全国城市总数的 40%，国家卫生乡镇（县城）数量提高到全国乡

---

① 赵智：《新时代爱国卫生运动的治理机制和优化路径》，《安徽预防医学杂志》2018 年第 2 期。

镇（县城）总数的 5%”。《健康中国“2030”规划纲要》也提出“到 2030 年，国家卫生城市数量提高到全国城市总数的 50%”。

因此，我们要继续深入推进卫生城市创建活动。第一，现有的卫生城市仅占全国城市的三分之一，卫生城市创建活动仍任重而道远，同时已获得卫生城市称号的城市要努力维护自身卫生水平，建立长效的管理机制。此外，卫生乡镇的创建工作也应加紧开展。第二，我国尚未形成普遍认可、科学有效的卫生城市评价体系，因此迫切需要在现有卫生城市标准的基础上，建立客观真实、高效简便、灵敏可靠的卫生城镇综合评价指标，用以科学系统地评价卫生城镇建设水平，及时调整卫生城镇建设方向。第三，经过二十多年的卫生城市建设，我国城市卫生水平已经实现了飞跃，一改往日落后的面貌，这也使得人们对城市建设提出了更高层次的要求。因此要整合各类资源，统筹规划好总体卫生工作，将卫生城市的创建与健康城市建设工作逐步接轨。

（三）探索健康城市建设模式，建立有特色健康城市评价指标

《“健康中国 2030”规划纲要》明确提出把健康城市建设作为推进健康中国发展的重要抓手。健康城市建设目标要以实际情况为参考，量力而行，结合城市现状，合理做出三年、五年、十年规划，注重过程，脚踏实地，发挥现有卫生城市的参考价值，丰富卫生城市理念，在卫生城市基础上发展出具有中国特色的健康城市。

第一，加强组织领导，完善工作网络。各级政府要坚持“健康融入所有政策”的理念，要将健康城市、健康村镇建设列入政府重要议事日程，制定有利于健康的公共政策，提高组织程度，加强统筹规划，制定切实可行的实施方案和年度工作计划，明确各有关部门职责任务，扎实推进建设工作。第二，科学传播，推进全民参与。可借助“互联网＋”模式，通过网络信息平台，向群众提供多元化、易获取的健康教育和健康促进信息，打破以往单一的宣传模式，以形成人人参与、人人受益的良好局面。第三，完善现有评价指标体系，形成城市特色评价指标。全国层面上看，现有的评价指标体系还需要调整，应尽快建立一套成熟合理的评价指标体系。此外，不同城市的健康城市建设应符合其本身特

点，健康城市的评价指标体系要能够反映城市的主要健康以及健康问题的特征，因此要形成特殊评价指标。第四、典型示范，全面推广。总结38 个全国健康城市试点市建设经验，明确健康城市建设重点，增加健康城市特色评价指标，因地制宜，改革创新，形成可推广的健康城市模式。

（四）加快健康村镇建设，促进当地经济发展

在大力建设卫生城市、健康城市等新型城市符号的同时，也不应忽略乡村卫生建设。第一，积极推进健康村镇创建工作，以农村清洁专项活动为抓手，加大对镇村卫生基础设施的投入与管理，不断推进村村通自来水、垃圾转运、户厕升级改造、道路硬底化和下水道暗渠化等基础设施建设，持续改善环境卫生、医疗服务和健康管理等各方面。第二，根据不同健康议题，确定优先问题，建立不同的健康促进管理团队，有针对性开展各项健康教育与健康促进活动，采取多种传播形式，大力宣传健康村镇理念，提高群众对健康村镇建设重大意义的知晓率，让村民深刻理解健康村镇建设的主要内容和重点任务，提高他们参与健康城市健康村镇建设的主动性，增强责任感。第三，将经济与卫生有机结合。一方面，各村镇要根据当地经济发展和卫生运动开展的情况，制定出能实现经济与卫生共赢的政策，尤其是在那些极度贫困农村，首要任务是发展当地经济，由经济驱动卫生事业的进步；另一方面，在促进经济与卫生有机结合的同时，加大医疗卫生科研投入，从而实现创新性的医疗发展，以形成新的经济增长点。

（华中科技大学　殷晓旭）

第四章　中国疾病预防控制机构
定位、功能与改革

　　中国的疾病预防控制机构是由政府举办的实施疾病预防控制与公共卫生技术管理和服务的公益事业单位。自 2003 年 SARS 事件后，我国开始大规模投入建设各级疾控机构。十几年来，疾控系统的建设得到极大发展，其在疾病防控和重大突发性公共卫生事件处理中也发挥了显著作用，在基层医疗卫生体系中的重要性日益突出。

　　本章对中国疾病预防控制机构的职能定位、资源配置、功能发挥、改革实践四个方面进行了描述，分析了疾病预防控制机构运行发展过程中存在的问题，并通过结合现行政策的实施效果，对疾病预防控制机构的未来发展提出了展望。

一　疾病预防控制机构的现状、职能与改革

（一）疾病预防控制机构的职能定位

　　我国的疾病预防控制机构的前身是卫生防疫站，其核心职能是预防、监督和管理传染性疾病。20 世纪 90 年代中期，根据社会疾病谱和公共卫生服务需求变化以及世界卫生组织对慢性非传染性疾病的重视和关注，我国也把传统的公共卫生从单纯的应对传染性疾病的概念，扩展到慢性非传染性疾病领域（包括伤害和精神卫生领域），并以"疾病预

防控制"替代传统的"卫生防疫"概念。2001 年卫生部颁发的《关于疾病预防控制体制改革的指导意见》将原省市县卫生防疫站的卫生执法、监督功能整体划出，成立卫生监督所（局）；将有关卫生事业单位中的疾病预防控制和公共卫生技术管理和服务职能集中，相应增加了预防控制慢性非传染性疾病等功能，更名为疾病预防控制中心。同年，经国务院批准，中国疾病预防控制中心在原预防医学科学院的基础上组建成立，从此国家、省、地、县四级疾病预防控制中心为主体的疾病预防控制体系雏形初步形成。

在 2008 年卫生部发布的《各级疾病预防控制中心基本职责》（卫疾控发（2008）68 号）中，明确地界定了疾病预防控制中心承担的 7 项公共职能：疾病预防与控制；突发公共卫生事件应急处置；疫情报告及健康相关因素信息管理；健康危害因素监测与控制；实验室检测与评价；健康教育与健康促进；技术指导与应用研究。

（二）疾病预防控制机构的资源配置

1. 疾控机构的数量

截至 2018 年 6 月底，我国疾病预防控制中心的数量为 3464 个。根据《2018 年我国卫生健康事业发展统计公报》，2017 年我国专业公共卫生机构中，疾病预防控制中心有 3457 个，其中省级 31 个、市（地）级 412 个、县（区、县级市）级 2773 个（县级疾病预防控制中心 2109 所）。近 12 年我国疾病预防控制中心数量变化如图 4 - 1 所示。

2. 疾控机构的人力资源

2017 年我国疾控机构人员数量为 19.1 万，卫生技术人员数量为 14.2 万。2016 年我国疾控机构人员数量为 19.2 万，卫生技术人员数量为 14.2 万。两个年份的人员数量变化较小。人员结构方面，《2018 中国卫生和计划生育统计年鉴》显示，2017 年全国疾控机构的专业技术人员有 156825 人（占 82.22%），管理人员 13938 人（占 7.3%），工勤人员 19967 人（占 10.47%）。各类人员的年龄、工龄、学历、职称构成见图 4 - 2、4 - 3、4 - 4、4 - 5。从图中可以看出，我国疾控机构工作人员的年龄偏大，工龄较长，研究生学历、高级职称比例偏低。

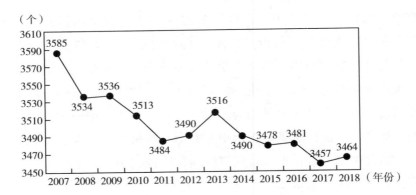

图 4 - 1　近 12 年来我国疾病预防控制机构数量变化

资料来源：《2018 中国卫生和计划生育统计年鉴》。

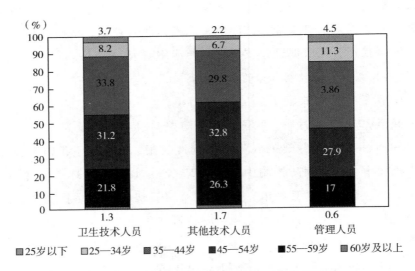

图 4 - 2　2017 年疾病预防控制中心人员年龄构成

资料来源：《2018 年中国卫生和计划生育统计年鉴》。

3. 软硬件配置

（1）仪器设备

有调查显示，2011—2015 年全国各层级、各地区的疾控机构仪器设备平均拥有数量与达标率总体呈逐年上涨的趋势。省级疾控机构仪器设备的配置总数远远超过国家标准，而地市级西部地区与县区级

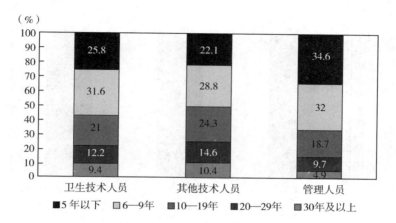

图 4 - 3　2017 年疾病预防控制中心人员工龄构成

资料来源：《2018 年中国卫生和计划生育统计年鉴》。

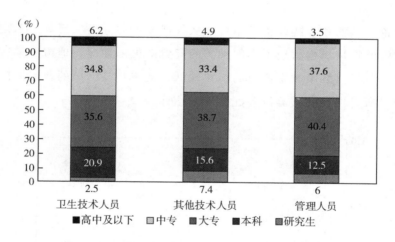

图 4 - 4　2017 年疾病预防控制中心人员学历构成

资料来源：《2018 年中国卫生和计划生育统计年鉴》。

中、西部地区的疾控机构均未达标，全国疾控机构仪器设备配置表现出不均衡性①。

　　按照仪器设备的项目，可分为实验室仪器设备、健康教育器材、信

————————————

　　①　王嘉艺、吴静、王学梅：《2011—2015 年我国疾病预防控制机构仪器设备配置状况》，《公共卫生与预防医学》2017 年第 3 期。

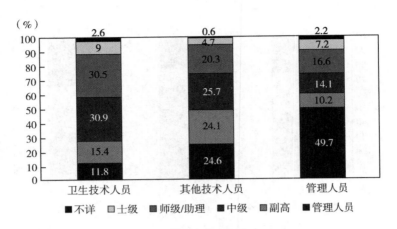

图 4－5　2017 年疾病预防控制中心人员职称构成

资料来源：《2018 年中国卫生和计划生育统计年鉴》。

息设备、车辆和冷链设备及器材。从仪器设备的分类项目看，不同级别和地区的疾控机构出现了不同种类的配置缺失的情况，地市、县区级疾控机构普遍对健康教育器材的配置较低，地市、县区级的西部地区疾控机构对所有项目的仪器设备配置均未达标。

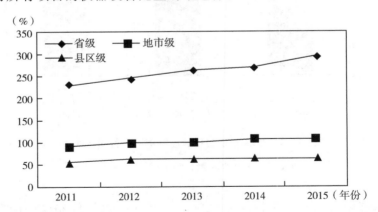

图 4－6　2011—2015 年全国不同级别疾控机构仪器设备配置达标率变化趋势

资料来源：王嘉艺等论文《2011—2015 年我国疾病预防控制机构仪器设备配置状况》。

（2）信息系统

自 2003 年非典爆发以来，我国加大对疾控机构的建设。其中以引入计算机信息管理系统为核心，结合实际疾病预防的工作，最终完成的数字化疾控机构实验室综合管理信息系统最具代表性。

中国疾控中心是国家发生重大疫情和突发公共卫生事件的应急反应中心。2004 年，全国传染病与突发公共卫生事件信息报告管理系统在中国疾控中心正式投入使用，主要用于对各种法定传染病个案和突发公共卫生事件进行网络直报、实时浏览查询及动态统计分析，有效地提高了疫情监测报告的及时性、敏感性和准确性，是世界上最大的疫情信息网络报告系统，标志着我国疫情报告系统质的飞跃。

2010 年，原卫生部根据国家发展改革委关于编制国家重大信息化工程建设规划的工作要求，确定了"十二五"期间卫生信息化建设"3521工程"的总体框架。在这个框架下，全国疾病预防控制体系信息化建设也同样步入了顶层设计、分步实施、全面推进、快速发展的时期，信息化建设与发展为公共卫生服务与管理发挥了重要作用。

2010 年，中国疾病预防控制中心组织开展了省、地市、县三级疾控机构信息化建设现状调查[①]。调查结果显示，我国疾病预防控制信息系统总体上处于初级阶段，疾病预防控制机构系统信息化建设和应用程度落后于医疗机构，与发达国家的差距更大。近两年虽无针对疾控机构信息化建设进行大规模调查，但通过各类媒体报道和文献综述，我们可得知随着国内信息技术的发展，各级疾控机构的信息化建设均取得了很大进展，全国疾控网络实现了突发公共卫生事件和传染病网络直报信息管理的跨越式发展，保障了信息报告的时效性。

4. 疾控机构的经费投入

从性质上看，原卫生部在 2001 年颁发的《关于疾病预防控制体制改革的指导意见》中指出："疾病预防控制机构是由政府举办的实施疾病预防控制与公共卫生技术管理和服务的公益事业单位。"从中可以看出，我国疾病预防控制机构是政府举办的、不宜由市场配置资源的的公益性事业单位。

---

① 张业武：《中国疾病预防控制机构应用系统建设、信息管理和服务现状分析》，《医学信息学杂志》2012 年第 4 期。

《中国疾病预防控制工作进展（2015 年）》表明：自 2003 年以来，各级政府对疾病预防控制体系建设发展的投入不断加大，其中中央通过国债项目投入 29.2 亿元，地方投入约 75.8 亿元，完成了 2448 个县级及以上疾病预防控制机构基础设施建设；中央政府也不断加大对全国疾病预防控制系统发展完善的经费投入，2014 年，国家财政共投入公共卫生补助资金 1304 亿，相当于 2003 年的 12 倍，其中中央财政安排 466 亿元，是 2003 年的 47 倍。

虽然近年来，政府逐年加大对公共卫生的财政投入，但是财政投入的增长并未与疾病防控形势的复杂、任务的增加相匹配。全国疾控主要面临着政府财政投入不足，及由此引发的鼓励有偿服务的问题[①]。

为扭转公共产品依赖筹资和组织管理职能缺位等问题，我国政府重新做出了战略调整，尤其是 2005 年卫生部第 40 号令《关于疾病预防控制体系建设的若干规定》的提出，对于加强政府投入和规范疾控机构公共职能具有里程碑意义。40 号令对市、县级疾病预防控制机构经费投入的相关规定主要涉及两个方面：（1）公共卫生服务所需经费由同级政府预算和单位上缴的预算外资金统筹安排；（2）中央和省级财政对困难地区、重大传染病、地方病、职业病及突发公共卫生事件、重大灾害防疫等给予适当补助。此令在一定程度上体现了我国政府对疾病预防控制体系经费投入改革的强制力度[②]。

（三）疾病预防控制机构的功能发挥

1. 疾病预防与控制

（1）传染病防控

中国疾病预防控制中心在过去的十余年间，陆续出台了部分甲乙类传染病的预防控制指南、检测方案、诊断标准、实验室检测技术方案等。经过各级疾控机构以及相关部门的努力，2011 年至 2017 年七年间，我国部分甲乙类法定报告传染病如细菌性和阿米巴性痢疾、流行性

[①]　张婷婷：《疾控机构预算精细化管理的实践分析》，《卫生经济研究》2015 年第 9 期。

[②]　宋一蓓、应千伟、李宁秀：《疾控经费改革与政府财政支持——基于双重差分的实证分析》，《社会科学研究》2015 年第 4 期。

出血热、血吸虫病等的发病人数有了明显的减少，但艾滋病、淋病、梅毒等传染病的发病人数仍在上升，这说明我国传染病防治工作还有很长的路要走。

（2）慢性病综合防控

经过多年发展，覆盖全国的慢性病防治服务体系基本建成，对高血压、糖尿病等主要慢性病进行了分级管理，实施了综合防控策略，促进了慢性病防治结合。2002 年以来，慢性病防控策略逐步实现由重治疗向防治结合方向的转变。各地逐步形成了由疾病预防控制机构、基层医疗卫生机构、医院和专业防治机构共同构筑的慢性病防控工作网络。面向一般人群、高危人群和患病人群，对慢性病主要危险因素实施了有效干预。从 2005 年开始，实施癌症早诊早治等慢性病防治重大专项。2007 年，在全国启动全民健康生活方式行动。2009 年，将高血压、糖尿病、老年人健康管理纳入国家基本公共卫生服务项目内容。2010 年启动国家级慢性病综合防控示范区建设工作，提高慢性病综合防控能力。大力开展儿童口腔疾病综合干预，预防儿童龋齿。完善重性精神疾病防治网络，加强精神卫生医疗机构救治急重性精神疾病能力建设。

2. 突发公共卫生事件应急处置

除《突发公共卫生事件应急条例》、《突发公共卫生事件分级标准》外，中国疾病预防控制中心还就旱灾救灾防病、地震救灾防病、洪涝救灾防病、台风救灾防病以及公共卫生安全保障等五个专题发布了相关疾病防控知识要点、防控应急工作指南以及相关工作指南，并不定期进行更新。

以疾病预防控制中心为基础，初步建成疾病预防控制体系一指挥、反应灵敏、运转高效、保障有力的突发公共事件卫生应急体制。建立完善疾病预防控制应急预案体系，覆盖突发急性传染病、不明原因疾病、中毒事件等突发公共卫生事件防控以及自然灾害、事故灾难、恐怖事件的抗灾防病和重大活动保障。建立国家、省、地（市）、县四级疾病预防控制应急队伍。承担传染病控制、中毒处置、核和放射处置、重大灾害疾病防控和重大活动保障等工作。近年来，有效处置了传染性非典型肺炎、甲型 H1N1 流感、鼠疫、人禽流感等突发公共卫生事件，及时开展四川汶川特大地震、青海玉树地震、甘肃舟曲特大山洪泥石流灾害的紧急抗灾防控，顺利完成北京奥运会、上海世博会等大型活动的医疗卫生保障任务。

3. 疫情报告及健康相关因素信息管理

SARS 事件后，我国建立了网络直报系统，实现了传染病和突发公共卫生事件直接报告至国家平台，解决了信息报告的时效性。受益于经费增加，我国传染病疫情监测五级网络已初步形成，国家级平台疾病监测数据中心初具规模，国家、省市级应急指挥平台已启动建设[①]。目前已实现了突发公共卫生事件和 39 种法定传染病病例个案信息、突发公共卫生事件的实时、在线监测。日、周、月、季、年的疫情分析和定期信息发布制度处于世界领先水平。截至 2013 年，中国疾病预防控制信息系统平台上已运行 28 个业务应用系统，涵盖了公共卫生、计划免疫、救灾防病、生命登记等大部分疾病预防控制业务领域。

4. 健康危险因素监测与控制

健康危害因素监测类职能主要包括消毒与病媒生物控制、营养与食品安全、学校卫生、环境卫生、职业卫生等涉及健康危害因素的几大方面。健康危害因素涉及面广，影响因素复杂，监测对象不仅涉及人群，还包括自然环境、工作场所条件、甚至包括物流运输等社会生活各方面因素。现阶段，由于社会关注度不高、多部门交叉管理，各级疾病预防控制机构对卫生学监测评价职能履行效果都比较有限。

5. 实验室检验与评价

目前中国疾控中心有国家重点实验室 1 个，国家卫生计生委重点实验室 3 个，中心重点实验室 3 个。

6. 健康教育与健康促进

中国疾病预防控制中心在传染病、免疫规划、突发公共卫生事件、慢性非传染性疾病、烟草控制、营养与健康、环境与健康、职业卫生与

---

① 马家奇：《中国疾病预防控制信息体系规划与发展》，《中国数字医学》2011 年第 6 期。

中毒控制、辐射防护、妇幼保健等方面通过组织专家访谈、出版科普刊物、开展宣传活动等形式面向大众进行了丰富多样的健康教育与健康促进。

以免疫规划为例，中国疾病预防控制中心自 2012 年起在每年的全国预防接种日前后一周开展宣传活动，广泛宣传了接种疫苗对于预防疾病的重要意义。其主要工作有加强与相关部门的协作，联合新闻媒体，共同开展预防接种宣传工作。组织知识竞赛、专家访谈、文艺演出等各种宣传活动，通过传统媒体和新兴媒体进行宣传，扩大宣传的深度和广度。动员村民委员会、居民委员会协助开展预防接种宣传和教育工作，向群众积极宣传实施预防接种的安全性和有效性。组织预防接种工作人员深入到边远地区、山区、农牧区、海岛、城乡结合部、流动人口聚集区等预防接种工作相对薄弱的地方开展查漏补种工作，同时加强对村（社区）干部、村医（家庭医生）、学校（幼儿园）教师、儿童家长、流动人口等重点人群的宣传和教育。

7. 技术指导与应用研究

在技术指导与应用研究职能上，上级疾控机构理论上要开展科研、向下级疾控机构提供"技术指导、人员培训和质量控制"服务。但是由于疾控机构的经费主要依赖同级政府部门，只有少部分经费是通过垂直项目（专题项目）的方式自上而下安排的。因此，在经费不足的情况下，向下级机构的服务经常是容易被忽略的。

8. 评价

尽管政府已经明确了疾病预防控制机构的 7 项公共职能（266 个内容），但在自负盈亏和创收激励机制下并不能得到很好的贯彻执行。一项针对 161 个疾病预防控制机构的调查显示：样本疾病预防控制中心七项公共职能中，疾病预防与控制职能落实程度为 54.3%、突发公共卫生事件应急处置为 65.8%、疫情报告及健康相关因素信息管理为 35.0%、健康危害因素监测与控制为 31.3%、实验室检测与评价 39.1%、健康教育与健康促进为 36.4%、技术指导与应用研究为 56.7%。各项公共职能中，突发公共卫生事件应急处置职能落实程度最高，而健康危害因素监测与控制职能落实程度最低①。

（四）我国疾病预防控制机构的改革

1. 辽宁省的疾病预防控制体系改革

2018 年 3 月 4 日，《中共中央关于深化党和国家机构改革的决定》正式颁布。根据 2018 年中央事业单位改革的总体要求，今后事业单位只保留两类，分别是政府服务类事业单位和社会服务类事业单位。在此背景下，2018 年 5 月，《辽宁省委办公厅关于印发《省直公益性事业单位优化整合方案》的通知》（辽委办发〔2018〕64 号）下发，辽宁省保留省级 CDC，省卫生监督被整合入省卫生健康服务中心，为省卫生部门所属事业单位，机构规格县处级。省级及以下监督所均被整合，以后将不复存在。关于省级以下疾控机构的设置，各市分别做出了不同的安排。在沈阳市，根据《沈阳市市直公益性事业单位优化整合方案》，沈阳市 CDC 和卫生监督被合并入市卫生健康服务与行政执法中心，为市卫生计生委所属事业单位，不定机构规格。在抚顺市，根据《市直公益性事业单位优化整合方案》，抚顺市 CDC 并入市大健康产业研究院，为市直属事业单位，机构规格县级；市卫生监督并入市综合行政执法大队，为市直属事业单位，机构规格县级。在盘锦市，根据《中共盘锦市委关于加快推进全市事业单位改革的实施意见》，盘锦市组建市检验检测中心（市疾病预防控制中心），为市政府直属事业单位，机构规格相当于正县级，承担各类产品检验检测和疾病预防控制等职能。

2. 山西省的疾病预防控制体系改革

´7 月 31 日，山西省县乡医疗卫生机构一体化改革"三基建设"推进暨政策培训会议在太原召开。会上，山西省卫生计生委副主任、省医改办主任冯立忠表示，要强化大卫生大健康观念，把疾控中心融入医疗集团，24 个示范县要率先开展此项工作，8 月底前完成任务。要全面提升县、乡、村三级的基本医疗服务能力，积极探索卫生 + 计生"两融合"、预防 + 医疗"双提升"模式，组成村、乡、县三级家庭医生签约

---

① 苏忠鑫、谢洪斌、罗力等：《七省 161 所疾病预防控制中心公共职能落实程度分析》，《卫生研究》2005 年第 34 期。

服务团队，努力提高服务质量和群众获得感、满意度。

二　我国疾病预防控制机构发展改革中存在的问题

近年来，我国政府开展了多项工作，包括明确疾病预防控制机构的性质和职能，严格细化和界定疾病预防控制服务的内容，以使其能很好的对应我国当前的卫生管理体系，使得政府各职能部门能够明确分工，有效地发挥在制度、规划、筹资、服务、监管等方面的职责。但是，这种体系仍难以挣脱各职能部门"条块分割"和"各自为政"的痼疾，在应对新发生的公共卫生问题和协调垂直分割的公共卫生机构的功能等方面面临着严峻的挑战。

（一）财政投入不足，弱化了政府的公共服务职能

虽然非典后，政府加大了对疾控体系的财政投入，文件也已经明确疾病预防控制机构属于公益一类事业单位，但由于疾病预防控制工作回报周期较长，也不能直接带来可观的经济效益，导致政府重视不足，加上地方经济发展不平衡等原因，不少地方，尤其是市、县级疾病预防控制机构未能实现经费的全额保障，与政府对疾病预防控制实现全额预算管理的要求尚有距离。

政府筹资职能的缺位，具体表现为投入总量不足、占所处行政区域卫生事业总经费的比例普遍较低、投入的方式简单且低效。从政府投入来源来看，疾控机构的经费主要来源于本级政府。受财权下放和收费机制的影响，贫穷地区和贫困人口的公共卫生服务难以得到保障。从政府投入的流向来看，以疾病防治经费为主，人员和公用经费相对不足。

在政府财政投入不足的情况下，各级疾病预防控制机构被允许自筹资金，有偿服务便成了工作重点之一。有偿服务的主要途径有企业委托检测、从业人员体检等。据《2015 年江苏省疾控统计年鉴》显示，2014年江苏省省级、地级、县级疾病预防控制中心收费收入的占总收入的比例分别为 8.68%、32.24%、33.02%。收费服务过多会占用很多履行公共卫生职能的人力和时间，导致疾病预防控制机构公共职能社会效益的

降低。如实验室质量与安全管理大类中的样品受理与检测项目，该项目的样品覆盖消毒与病媒生物控制、环境疾病和地方病防制、放射防护等公共职能类目，主要来自于政府的委托采样和企业的委托采样，而企业的委托采样就是收费服务，在江苏省疾控机构中占用了这项职能接近一半的工作量。本应投入政府的委托样品受理检测的人力和时间，被收费服务大量的消耗，弱化了政府的公共服务职能[1]。

（二）人力资源数量不足，结构与素质有待提升

一是编制人员数量不足。以江苏省为例，截止2014年底，江苏省、市、县（市、区）级疾病预防控制机构共有员工合计7482人，服务人口7960.06万人[2]，每万人口拥有疾病预防控制人员数为0.94人。而2014年，中央编办、财政部和国家卫生计生委联合印发的《关于疾病预防控制中心机构编制标准的指导意见》中指出，在我国每万人口至少配置疾病预防控制机构工作人员1.7人。相比国外国家，美国早在2000年底，每万人口就已经配置了疾病预防控制人员9.3人。

二是人员专业结构单一。当前，我国的疾病体系面临着从生物医学模式向综合的生物—心理—社会模式的转型。而我国疾病预防控制从业人员专业主要分布在公共卫生、临床医学、医学检验和临床护理这四个专业。但是，以医学为导向的专业人员，大学时就很少学习社会、行为和管理类课程，在其公共卫生实践中，不可避免地会以生物医学策略为主导，很少采用社区动员和消费者参与的方法，社区的呼声难以得到反映。

三是人员素质不高。疾病预防控制机构本应是专业知识密集型的机构，但在各级疾病预防控制机构，尤其是基层疾病预防控制机构，现有人力资源素质偏低。一方面对高素质人才缺乏吸引力，另一方面事业单位的性质又对无专业特长或学历层次较低的人员充满诱惑力，致使机构人力资源素质不高。以江苏省为例，2014年江苏省各级样本疾病预防

---

① 赵娜姗：《新医改背景下疾病预防控制机构职能建设研究——以江苏为例》，硕士学位论文，南京大学，2016年。

② 江苏省统计局网站：《2015年江苏统计年鉴》，2015年。

控制中心现有人员中，中专及以下学历者超过总人数的 13.50%，个别县（市、区）级机构本科学历人员占比甚至达不到卫生部 2009 年《关于加强卫生人才队伍建设的意见》要求的"县级中心本科学历人员占 35% 以上"的标准①。

（三）信息系统仍显被动，缺乏跨部门跨系统的数据共享和整合

在自上而下的层级化组织结构体系下，派生出了许多信息专报系统。非典后，我国建立健全了基于网络的疾病直报系统。尽管该系统显著提高了中央和区域政府的信息可及性，但究其实质，仍是一种被动的报告系统。此类报告系统没有与其他的信息系统进行有效地资源整合和共享，需要通过专门的人员和软件提取和报告数据，因此仅能发现有限范围内的已知疾病（如规定的传染病）的流行情况，缺乏对新发卫生事件的捕捉和预警能力。

疾病防控的政策制定与实施须依赖更广泛的数据资源。为此，需要建立跨部门、跨系统（如公安部门的户籍管理系统等）的数据收集与共享平台。当然，这离不开严格的基础设施保障，如统一的数据标准和信息模型等。目前，受数据所有权限制和信任度的影响，各系统重复采集同类数据的现象常见，造成了资源的浪费。因此，信息系统需要进行国家层面的顶层设计。

（四）各自为政，跨部门沟通协调效能低下

我国疾病预防控制机构的设置几经波折，从卫生防疫站到疾病预防控制机构与卫生监督机构的分离，再到今天辽宁、山西等地方的改革探索。可以看出当前不少地方的改革缺乏理论指导，且单纯的疾病预防控制机构改革不足以提高系统能力，应从系统角度考虑功能的实现。

剥离疾病预防控制机构与政府职能的直接关联后，其权威性被弱化，很难承担起公共卫生的领导者和协调者角色。通过与国外疾控体系的对比，也可以看出（表 4-1），我国的疾病预防控制体系和国外体系的最大差别，在于机构的性质，国外机构均是政府行政部门，而只有我

---

① 卫生部：《关于加强卫生人才队伍建设的意见》卫人发〔2009〕4131 号。

国是接近于国外非营利组织概念的事业单位。相比之下，我国疾病预防控制机构的权力范围最小，几乎没有承担任何行政职能，而国外的机构除了提供技术支持服务之外，都或多或少的具有卫生行政职能。

表 4 - 1 国内外疾病预防控制体系运行模式对比

国家\项目	中国	美国	英国	俄罗斯
机构性质	卫生行政部门下属的事业单位	政府部门	政府部门	政府部门
权力范围	公共卫生技术管理与服务政策建议	公共卫生技术管理与服务政策制定	公共卫生技术管理与服务政策制定	公共卫生技术管理与服务政策制定卫生监督执法
管理模式	业务上分层级指导，行政上受当级政府领导	业务和行政均没有隶属关系	独立的运行体系，与地方政府没有隶属关系	独立的运行体系，与地方政府没有隶属关系
人力资源	各机构员工只在本机构内部工作	机构员工分布广泛，除了在机构本部，还分布在全国各地区甚至世界范围内	机构员工分布在机构本部和全国各分部	各机构员工只在本机构内部工作
资金筹集	国家财政下拨机构自筹	国家财政下拨基金会捐款	国家财政下拨资助机构自治政府	国家财政下拨资助机构

资料来源：赵娜姗硕士论文：《新医改背景下疾病预防控制机构职能建设研究——以江苏为例》。

狭隘的公共卫生概念和实践观念阻碍了对人群健康至关重要的社会医学模式的发展。我国公共卫生的职能需要通过多个部门的上下努力来实现，其中包括卫生健康、药品监督、医疗保障、民政、市场监督等，同时还需要财政和发改委的统筹。然而，上述部门很少被视为公共卫生体系的一部分，更不用说教育和农业等负责更广泛的健康社会决定因素的部门。即使在卫生系统内部，公共卫生与非公共卫生部门也是泾渭分明。单纯机构改革也可能导致新的"各自为政"。以疾控机构和卫监机构的分开改革为例，分开后，疾病预防控制机构和卫生监督执法机构的协调出现了前所未有的困难。事实上，二者的职能很难截然分开。如消毒剂生产企业卫生监测与评价，科学的检测和评价需要大量的样品和数据支撑，但疾病预防控制机构并没有执法权，若企业没有提请委托检测，便不能进行采样检测，更谈不上卫生学评价。而企业由于自身外部性的驱使，很少会主动提请委托检测，在这种情况之下，作为卫生执法部门的卫生监督所，其一般性监督便显得尤为重要。由于职责不清和资源竞争还可能导致资源的浪费，如两类机构都想发展各自的实验室。

（五）服务对象参与少，社区能力建设不足

当前我国的卫生政策多采取自上而下的计划方式。这种垂直计划经常很难体现基层社会和人文环境的要求。如果没有地方政府、服务对象的直接和积极参与，他们的积极性就很难被激发起来，政策也就不太可能体现他们的真正需要。为此，有必要改进对社区需要和社区需求的认识和理解，加强与各级政府机构间的联络。

目前，众多疾病预防控制工作的落脚点都放在了社区。而公共卫生工作需要政治、经济、医疗等多种措施和手段的结合。受传统生物医学模式影响，疾控社区能力建设存在不足。为了应对当前和未来工作的挑战，医学、政治、社会、文化管理和经济等多方面的能力建设都必须要跟上。

三　我国疾病预防控制机构改革的展望

当前，中国正处于工业化、城市化快速发展时期，人口老龄化进程加快，面临的健康问题日趋复杂，社会经济发展新的阶段给人们带来多重健康问题，疾病防控任务更加艰巨。一方面，重大传染病流行形势依然严峻，新发传染病以及传统传染病的潜在威胁不容忽视，慢性非传染性疾病和精神疾病对人民群众的健康威胁和疾病负担日益加大。另一方面，自然生态环境、生产生活方式变化以及食品安全、职业危害、生活饮用水安全和环境污染等问题，对人民群众健康的影响更加突出。不断发生的自然灾害、各种事故灾害及社会安全事件也对医疗卫生保障提出更高的要求。基于此，我们提出了在新形势下完善疾病预防控制体系的几点想法。

（一）建立健全稳定、高效的投入机制

应切实改变"财神跟瘟神走"的现象，从根本上建立政府对疾病预防控制工作的稳定长效投入机制，争取政府对疾病预防控制投入占经常性财政支出的比重逐年增加，确保经常性维持经费与财政支出增长水平或 GDP 增长同步。政府财政保障还要保证高效性，政府筹资总量可以与疾病预防控制机构的公共卫生服务数量、质量相关联，减少效益较小的过度投入，从而提高资金投入效率。

（二）打造规模适度、结构优化、素质优良的人才队伍

加强人才队伍建设管理，尽快核定疾控中心人员编制，建立疾病预防控制机构人员准入制度，优化人员结构，合理配置人员，确保人才质量。调整现阶段不合理的人员学历和专业结构。充分利用绩效工资制度，合理安排疾病预防控制人员的工资福利待遇，通过岗位绩效考核、成绩奖励等手段，合理分配竞争性、奖励性绩效工资的发放，从而提高疾病预防控制工作效率，充分发挥公共卫生服务职能。

（三）完善系统，发展多部门合作机制

可考虑整合卫生行政部门中的疾病预防控制职能部门和疾病预防控制机构双方的人力资源，形成新型的疾病预防控制机构，当级卫生行政部门主要负责对疾病预防控制机构运行的政策指导和监督。建立各级疾病预防控制机构之间垂直业务管理体系。建立合理高效的信息协调机制，做到各类公共卫生信息及时共享，定期存档。发展多部门工作协调机制。

（四）加强疾控体系能力建设

改善机构设施设备条件，加强房屋和实验仪器建设；构建疾病预防控制信息共享平台，提高信息资源的利用率；健全健康危害因素监测网络，理顺健康危害因素的监测与干预工作机制；完善岗位培训制度，高度重视继续医学教育；加大科研投入，提高科技创新能力。直接有效合理利用社会资源，根据社会实际情况与需要，面向社会公众提供公共产品和公共服务。

（广州中医药大学　周尚成）

第五章　中国妇幼保健机构运行机制与改革

健康是群众的基本需求。我国有 8.8 亿妇女儿童，占总人口的 2/3。保护妇女儿童健康，不仅关系到个体健康和家庭幸福，也是经济持续发展的重要保障，是社会文明进步的重要体现，是社会和谐的重要基础。因此，妇女儿童健康是卫生改革与发展、实现健康中国的重要目标。

国际社会一直重视妇女儿童健康，20 世纪 70 年代以来，几乎所有关于社会和人类发展的联合国大会、各国首脑会议和重大全球性会议，无一不把孕产妇和儿童生存状况作为测量各国发展的最重要指标，也作为促进人类公平和进步的优先行动领域。1990 年，联合国向全球提出了千年发展目标（Millennium Development Goals，MDGs），涉及消除贫困、促进发展等多个领域，其中目标 4 "降低儿童死亡率" 和目标 5 "改善孕产妇保健和普遍获得生殖保健"，强调妇女儿童健康，又与其他千年发展目标都有关。继千年发展目标之后，联合国又于 2005 年提出了可持续发展目标。其中目标 3 "确保健康的生活方式，促进各年龄段人群的福祉" 也强调妇女儿童健康。

与此同时，《中国国民经济和社会发展第十三个五年规划》提出，到 2020 年，全面推行住院分娩补助制度，向孕产妇免费提供生育全过程的基本医疗保健服务，婴儿死亡率、5 岁以下儿童死亡率、孕产妇死亡率分别降为 7.5‰、9.5‰、18/10 万。

为了更好地为妇女、儿童健康服务，自 20 世纪 50 年代起，中国的妇幼卫生体系从无到有，逐步发展，目前已经建成了一个以妇幼保健专业机构为核心，以城乡基层医疗卫生机构为基础，以大中型综合医疗机构和相关科研教学机构为技术支撑，具有中国特色的妇幼健康服务网络，具有遍布城乡、分层负责、各有侧重、根在基层的特点。各级妇幼保健机构是辖区妇幼保健服务的组织者、管理者、提供者，是中国妇幼卫生体系的核心。

一　妇幼保健机构发展历程

（一）量变期：起步于 20 世纪 50 年代

妇幼保健工作的第一个高潮出现在 20 世纪 50 年代。建国之始，百废待兴，妇幼卫生状况差，接生方法落后，孕产妇死亡率高达 1500/10 万，婴儿死亡率高达 200‰，而新生儿破伤风是婴儿死亡的首位原因。

新中国成立后，就成立了中华人民共和国卫生部，当时即设有妇幼卫生局。1950 年 8 月，卫生部召开了第一次全国卫生会议，确定了"面向工农兵、预防为主、团结中西医"及 1952 年底增加的"卫生工作与群众运动相结合"的卫生工作方针。第一次全国卫生工作会议后，卫生部于 1950 年 8 月 20 日召开了第一次全国妇幼卫生座谈会，贯彻执行全国卫生会议方针，根据当时产妇和婴儿死亡率高、新生儿破伤风发病率高的实际情况，依据建国前妇幼卫生的经验，确定当时的基本任务是推广新法接生，团结、改造旧产婆，培训新法接生员，减少产褥热和新生儿破伤风的发病和死亡。

妇幼卫生工作座谈会后，全国各地相继成立"妇幼卫生工作队"，轰轰烈烈地开展妇幼卫生工作，有效地控制了新生儿破伤风，使产妇和婴儿的死亡率迅速下降。同时，卫生部在北京建立中央妇幼保健实验院、妇幼卫生人员训练所和试验托儿所，开展了儿童健康检查、新法育儿、儿童卫生系统管理、孕产妇系统管理以及建立三级妇幼保健网等试验科研工作，从而带动了各地工作的开展。许多城市和部分省、自治区的妇幼保健专业机构日趋健全，妇幼保健网在部分地区基本形成，妇幼卫生工作进展顺利，效果显著。

1953 年，卫生部制定了《1953—1957 年妇幼卫生第一个五年计划草案》，1955 年，卫生部又制定了《妇幼保健所组织试行简则》和《妇幼保健组织试行简则》等，明确了妇幼保健院、妇幼保健所（站）等 7 种专业机构的试行简则，对这些机构的任务、组织机构、人员编制等都作了明文规定。1957 年，北京、上海、天津等地相继成立了首批 16 个儿童保健所，研究城市儿童保健组织的形式和内容。

总之，建国初期的这几年，是我国妇幼卫生工作发展较快的几年。1958 年，全国有妇幼保健院 230 个，床位 8507 张，县区及工矿企业共设妇幼保健所（站）4599 个。这是历史上妇幼保健机构设置数量最多的时期。虽然这一时期妇幼保健机构的功能较为单一，服务模式为"一张嘴、两条腿"，但是通过新法接生、预防接种、妇幼卫生机构的成立等措施，极大地改变了儿童高死亡率和营养不良状况。在当时的历史条件下，妇幼保健机构发挥了重要作用。

（二）转型期：20 世纪 80 年代改革开放之后

妇幼保健工作的第二个高潮出现在 80 年代改革开放以后，妇幼保健机构和队伍得到了恢复和发展。全国多所重点医学院校相继成立妇幼保健专业，培养了大批高层次的妇幼保健专业人员，促进了妇幼保健学术水平的提高和妇幼保健工作的发展，并且涌现出一大批中青年技术人才和新一代学科带头人。国际交流与合作也得以开展，特别是建立和发展了与联合国儿童基金会（UNICEF）、世界卫生组织（WHO）、世界银行等国际组织的合作，开展了一系列的妇幼保健技术协作和学术交流活动，对中国妇幼卫生事业的良好发展起到了帮助作用。

在这一时期，妇幼保健服务内容不断扩大，妇幼保健机构建设继续加强，妇幼卫生工作逐步规范。1980 年，卫生部制定颁布了《妇幼卫生工作条例（试行草案）》，1982 年，制定了《县妇幼卫生机构的建设与管理方案》，对妇幼卫生机构的职责范围、业务技术要求、服务方向、基本工作方法、组织机构、人员编制、房屋建设及各种规章制度都做了具体规定。1986 年，卫生部正式颁发了《妇幼卫生工作条例》，对妇幼卫生工作的任务、组织机构、人员编制以及有关政策等，进一步做了明确的规定，并确立了"以保健为中心，指导基层为重点，保健和临床相结合"的妇幼卫生工作方针。之后，全国各地妇幼保健专业机构和床位有了长足发展，服务内容也不断拓展，学术、技术服务和科研水平明显提高，到 1999 年，全国已有妇幼保健院 550 所，妇幼保健所、站 2630 个，省、地（市）、县三级妇幼保健人员共 16.3 万人。

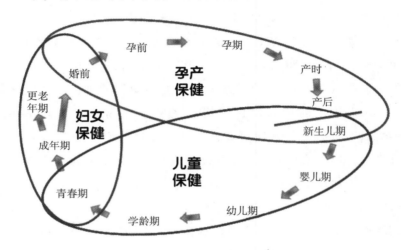

图 5 -1 妇幼保健业务范围图

这一时期，妇幼保健机构逐渐由以妇幼保健所、站为主转型为以妇幼保健院为主，如 1958 年全国的妇幼保健机构中，妇幼保健院仅有 230 个，占 5%，其余 4599 个均为妇幼保健所（站）。而到了 2011 年，全国 3036 个妇幼保健机构中，妇幼保健院约占 60% 的比例。同时，这一时期，妇幼保健机构发展模式呈现差异化：部分妇幼保健机构以临床为主，强调临床技术能力，将主要的精力放在接诊大量的病人和处理疑难病例上，其结果是冲淡了公共卫生职能，淡化了一切为妇女儿童健康服务的宗旨，也偏离了面向群体、以保健为中心的本质，发展为专科医院，在客观上失去了妇幼保健机构的网络组织协调功能和辐射作用；还有部分妇幼保健机构放弃基本医疗服务，只开展母婴保健业务工作，运行轨迹趋于行政化，逐渐脱离了它本身的技术指导和专业服务机构的特征，妇幼保健的质量也难以提高；还有部分妇幼保健机构内部设置中临床是临床，保健是保健，保健特色不突出。这与照搬医院的科室设置、组织管理和服务模式进行管理、盲目向医院发展，与医院比拼医疗设备、技术、资源，以及将保健与临床人为割裂的认识有一定关系。

表 5 -1　　　　　　　全国妇幼保健专业机构、床位变迁情况

年份	妇幼保健院		妇幼保健所、站	
	机构数（个）	床位（张）	机构数（个）	床位（张）
1949	80	1762	9	
1957	96	6794	4599	
1965	115	9233	2795	
1975	103	8307	2025	1406
1985	272	24443	2724	10110
1990	328	32304	2820	14263
1995	347	29703	2832	21618
2000	565	39930	2598	31223
2005	1580	79339	1434	14650
2010	1811	121982	1210	12332
2011	1826	132215	1205	13531
2012	1862	148406	1178	13040
2016	1981	193959	1057	12224

注：表格统计不包括生殖保健中心。

（三）第三阶段：2011—2015 年——探索改革期

2012 年 3 月，卫生部召开全国妇幼卫生工作会议，要求各地围绕《贯彻 2011—2020 年中国妇女儿童发展纲要实施方案》的总目标和具体指标，扎实开展各项工作，如期实现两纲提出的目标任务。同时，要求加强妇幼卫生服务体系建设，制定妇幼保健机构建设规划及标准，完善妇幼保健机构管理和运行机制。此次会议之后，围绕如何按照"两纲"要求抓好妇幼保健机构建设、标准是什么、建成什么样、用什么样的路径实现目标等问题，启动了以妇幼保健机构功能定位为突破口的系列工作。

一是开展妇幼保健机构功能定位研究，建立理论基础。

妇幼保健机构的发展理念应是根据现代医学模式、防治结合理念和三级预防理论，树立三级妇幼保健服务的"大保健"概念，即妇幼保健机构应面向妇女儿童提供孕产保健、儿童保健和妇女保健服务，包括病因预防的一级保健，"三早"预防的二级保健和临床预防的三级保健。在"大保健"的概念下，明确妇幼保健机构的功能定位，围绕孕产保健、儿童保健和妇女健康需求开展三级保健服务项目，融合保健与临床，以保健为中心，预防为主，防线前移，保护、促进和提高妇女儿童健康水平服务。

二是开展学科建设研究，探讨实现形式。

从生命起点开始，围绕妇女儿童全生命周期，同时基于学科体系，整理并完善妇幼保健业务的业务范围和业务树形结构，包括妇女保健、围产医学和儿童保健，加强妇幼保健行业规范化建设方法研究，促进行业稳健发展。

妇女保健部、围产保健部和儿童保健部的学科建设树形图如下：

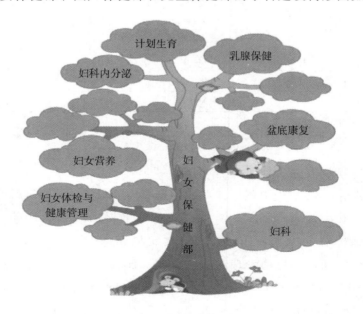

图 5－2　妇女保健部学科建设树形图

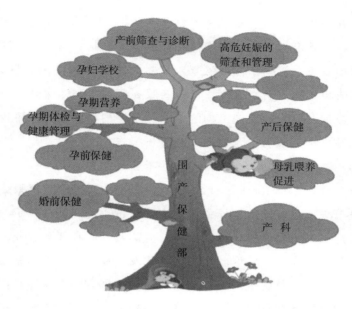

图 5-3　围产保健部学科建设树形图

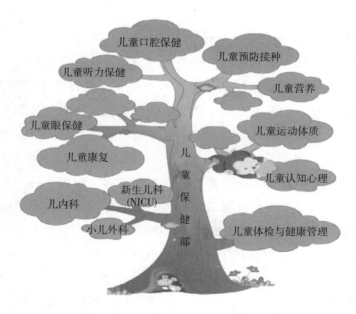

图 5-4　儿童保健部学科建设树形图

三是开展机构运营监测，获得数据支持。

为了解妇幼保健机构发展规模和提供服务现状，为全面监测妇幼保健机构各项服务、管理指标提供基础资料，2005 年起，通过网络直报，每年定期收集机构人员、床位、设备、服务运营、群体保健、科研管理等方面的数据，对妇幼保健机构的发展进行评估与监测，并每年形成全国妇幼保健机构资源与运营情况调查分析报告。

（四）第四阶段：2015 年底以来——跨越发展期

2015 年 12 月，国家卫生计生委印发了《关于妇幼健康服务机构标准化建设与规范化管理的指导意见》（国卫妇幼发〔2015〕54 号），明确了新形势下妇幼保健机构功能定位、应落实的职责任务、业务部门设置等内容，并探索了妇幼保健机构规范化发展模式。文件回答了长期存在的历史争论，以及各级妇幼保健机构对于发展方向的困惑，同时明确各级妇幼健康服务机构应当坚持"以保健为中心、以保障生殖健康为目的，保健与临床相结合，面向群体、面向基层和预防为主"的妇幼卫生工作方针。

1. 妇幼保健机构的功能定位

各级妇幼健康服务机构是具有公共卫生性质、不以营利为目的的公益性事业单位，包括各级妇幼保健机构和妇幼保健计划生育服务机构。保健与临床相结合的服务模式是我国妇幼健康服务机构在长期实践中形成的防治结合的有效模式。妇幼健康服务机构按照全生命周期和三级预防的理念，以一级和二级预防为重点，为妇女儿童提供从出生到老年、内容涵盖生理和心理的主动、连续的服务与管理。应当加强内部业务规划，规范科室设置，强化公共卫生责任，以适应妇女儿童的实际健康需求。同时，妇幼健康服务机构的主要功能任务，除了提供妇幼健康服务，还受卫生计生行政部门委托，承担辖区妇幼健康工作业务管理，实行上下联动、分级管理，并与辖区内基层医疗卫生机构建立稳定的业务指导和双向转诊关系，与其他医疗机构和相关科研教学机构建立技术协作机制。

2. 妇幼保健机构的规划设置

省、市、县三级原则上均应当设置 1 所政府举办、标准化的妇幼健康服务机构，各级妇幼健康服务机构应当根据辖区常住人口数、妇女儿童健康需求、功能定位、职责任务和区域卫生规划、医疗机构设置规划进行合理设置，建设规模适度，不得向综合医院模式发展。

3. 妇幼保健机构的职责任务

（1）妇幼健康服务。妇幼健康服务机构以妇女儿童不同特殊时期的健康需求（儿童保健、孕产保健、妇女保健、计划生育技术服务）为中心，以必要的临床诊疗技术为支撑，提供妇幼健康服务。其中，儿童保健的主要职能包括新生儿保健、儿童生长发育、营养、心理卫生、儿童五官保健、儿童康复、儿童常见病诊治和中医儿童保健；孕产保健的主要职能包括婚前保健、孕前保健、孕期保健、分娩期保健和产褥期保健；妇女保健的主要职能包括青春期保健、更年期保健、老年期保健、妇女心理卫生、营养、妇女常见病诊治、生殖保健和中医妇女保健。

（2）辖区业务管理。妇幼健康服务机构需掌握本辖区妇女儿童健康状况及影响因素，组织对辖区内技术指导、业务培训、监督考核等，重点加强对基层医疗卫生机构的指导和考核。组织开展辖区妇幼卫生健康教育、适宜保健技术开发和推广。负责辖区托幼机构卫生保健工作业务指导。

4. 妇幼保健机构业务部门设置

妇幼保健机构包括管理部门、业务部门、保障部门。要以"大保健"的思维，以"妇女儿童健康为中心"的理念，通过推进妇幼健康服务机构内部业务部门改革重组，打通保健部和临床部分别设置的部门格局，规范设置孕产保健部、儿童保健部、妇女保健部和计划生育技术服务部四大业务部门，以真正实现保健和临床实质融合、群体保健和个体保健有机融合、公共卫生和临床医疗人才交流融合。

合理配置人员、床位和设备，主要依据为当地社会需求、区域卫生规划和承担的功能任务，强调尤其要加强人才队伍建设，卫生技术人员比例不低于总人数的 80%。

5. 妇幼保健机构的制度建设

明确妇幼保健机构应建立健全公共卫生管理制度、人才培养制度、绩效考核制度、信息管理制度、质量安全管理制度和监督管理制度。其中，绩效考核制度的核心包括公共卫生职能履行、妇幼健康服务质量及安全、服务数量和群众满意度。

6. 各级妇幼健康服务机构业务部门设置指南

作为《关于妇幼健康服务机构标准化建设与规范化管理的指导意见》的附件，明确了省级、市级和县级妇幼机构业务部门设置指南，各级指南分别包括业务部门设置原则、业务部门设置内容和各部门主要职能任务。

业务部门设置原则应与各级妇幼健康服务机构职能、任务、规模相适应，保证落实工作职责，提高工作效率，应充分体现妇女儿童健康为中心、保健与临床相结合，在整体发展基础上，加强保健专科建设，突出保健优势。省、市级可结合功能任务、群众需求和机构业务发展需要增设相应科室，对于业务部门设置指南中明确的科室设置，要求省级妇幼保健机构设置齐全，市级妇幼保健机构设置 80% 及以上的科室，县级妇幼保健机构可参照上级妇幼机构设置科室。

二　我国妇幼卫生工作取得的积极进展

（一）妇女儿童健康水平显著提高

2017 年，全国孕产妇死亡率下降到 19.6/10 万，婴儿死亡率和 5 岁以下儿童死亡率下降到 2017 年的 6.8‰ 和 9.1‰。中国住院分娩率已经达到 99% 以上，并于 2012 年成功消除新生儿破伤风。妇女儿童常见病、多发病得到有效防治，预防艾滋病母婴传播取得明显成效，孕产妇中重度贫血患病率、低出生体重发生率、儿童营养不良患病率等指标持续改善。妇女平均期望寿命达到 75.2 岁，妇幼卫生主要指标与发达国家的差距逐步缩小，受到国际社会的广泛关注和高度评价。2014 年，世界卫生组织根据 144 个中低收入国家 20 年的卫生数据，评选出在降低孕产妇和婴幼儿死亡率方面的 10 个高绩效国家，中国是其中之一。

（二）妇幼健康公平性和可及性不断改善

2015 年，国务院新闻办公室发布《中国性别平等与妇女发展》白

（/10万）

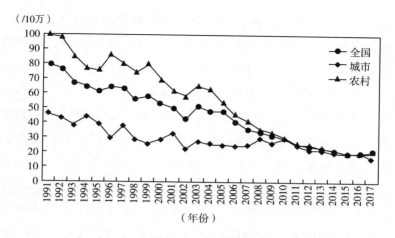

（年份）

图 5 - 5　1991—2017 年全国孕产妇死亡率（1/10 万）

资料来源：全国妇幼卫生监测结果报告。

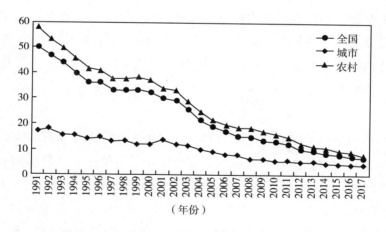

（年份）

图 5 - 6　1991—2017 年全国婴儿死亡率（1/1000）

资料来源：全国妇幼卫生监测结果报告。

皮书。白皮书显示，我国把妇女健康指标纳入国家国民经济社会发展总体规划和专项规划，把妇幼保健作为国家基本公共服务的重点内容，把乳腺癌、宫颈癌医治纳入重大疾病医疗保障和医疗救助体系，提高妇幼卫生服务的公平性和可及性，妇女健康状况得到显著改善。通过实施农村孕产妇住院分娩补助重大项目、农村妇女"宫颈癌、乳腺癌"免费检查项目、预防艾滋病、梅毒和乙肝母婴阻断等基本公共卫生服务项目和妇幼重大公共卫生服务项目，提高孕产妇系统管理率，规范服务行为，改善服务质量，促进妇幼健康服务均等化。

（三）妇女儿童重大健康问题不断得到解决

自 2000 年来，国家实施了系列妇幼保健项目，2009 年又启动实施了国家基本公共卫生服务项目和针对妇女儿童的重大公共卫生服务项目，依托这些项目，进一步加大政府对妇幼卫生的投入，着力解决影响妇女儿童健康的主要问题。2009—2016 年，共补助农村孕产妇约 7400 万人。我国住院分娩率逐步提高，农村地区尤为明显，切实保障了母婴安全。2009—2016 年，共完成 6000 多万农村适龄妇女宫颈癌检查，900 余万名农村妇女乳腺癌检查，患病妇女得到了早诊早治。2009—2016 年，为全国农村地区 7800 余万名育龄妇女免费增补叶酸，神经管缺陷发生率明显下降，农村尤为明显。预防艾滋病、梅毒、乙肝母婴传播干预效果显著，孕产妇艾滋病、梅毒和乙肝检测率均接近 100%，艾滋病母婴传播率由干预前的 34.8% 下降至 2017 年底的 4.9%，先天梅毒年报告病例数明显减少。

（四）妇幼卫生法律法规逐步完善

我国以保护妇女、儿童的健康权益为基本原则，建立较为完善的妇幼健康法律政策体系，使妇幼健康逐步实现了有法可依、依法管理、规范服务，包括《中国人民共和国母婴保健法》（1994）及实施办法（2001）、《中国妇女发展纲要》（1995—2000、2001—2010、2011—2020）、《中国儿童发展纲要》（1991—2000、2001—2010、2011—2020）等，并先后制定了《婚前保健工作规范》（2002 年修订）、《孕前保健工作规范》（2007 年）、《孕产期保健工作管理办法》《孕产期保健工作规范》（2011 年）、《产前诊断技术管理办法》（2002 年）、《人类辅助生殖技术配置规划指导原则》（2015 年）、《全国儿童保健工作规范》（2002 年）、《新生儿疾病筛查管理办法》（2009 年）、《新生儿疾病筛查技术规范》（2010 年）、《预防艾滋病、梅毒和乙肝母婴传播工作实施方案》（2011，2015）等配套规章和规范性文件，使母婴保健服务在行政管理、监督检查和技术规范等各个环节，实现了有法可依。

（五）妇幼健康服务体系不断健全

妇幼卫生服务体系以妇幼保健专业机构为核心，以城乡基层医疗卫生机构为基础，以大中型综合医疗机构和相关科研教学机构为技术支撑，具有中国特色的妇幼健康服务网络，具有遍布城乡、分层负责、各有侧重、根在基层的特点。截至 2014 年底，全国共有妇幼保健机构 3098 个，儿童医院 99 个、妇产医院 622 个。全国设有妇产科或儿科床位的医疗机构共 18310 所（不含乡镇卫生院），占全国医疗机构总数的 70.80%。全国妇幼健康服务从业人员 45 万人，成为保障妇女儿童健康的重要力量。

同时，我国自 20 世纪 80 年代建立了妇幼卫生信息系统，常规监测、统计和报告妇幼健康相关信息，包括出生缺陷、孕产妇死亡和 5 岁以下儿童死亡等情况，为促进妇幼健康事业发展提供了重要的信息支撑。

三　新时期妇幼健康服务的目标和任务

（一）新时期主要目标

1. 两纲指标

《中国妇女发展纲要》（2011—2020 年）和《中国儿童发展纲要》（2011—2020 年）已于 2011 年 7 月 31 日正式发布，妇女与健康、儿童与健康均被列为首要内容。其中，妇女与健康包括 8 个主要目标和 11 项主要策略措施，儿童与健康包括 14 个主要目标和 13 项主要策略措施。

《中国妇女发展纲要》8 个主要目标和 11 项主要策略措施为：

（1）妇女在整个生命周期享有良好的基本医疗卫生服务，妇女的人均预期寿命延长。

（2）孕产妇死亡率控制在 20/10 万以下。逐步缩小城乡区域差距，降低流动人口孕产妇死亡率。

（3）妇女常见病定期筛查率达到 80% 以上。提高宫颈癌和乳腺癌的早诊早治率，降低死亡率。

（4）妇女艾滋病感染率和性病感染率得到控制。

（5）降低孕产妇中重度贫血患病率。

（6）提高妇女心理健康知识和精神疾病预防知识知晓率。

（7）保障妇女享有避孕节育知情选择权，减少非意愿妊娠，降低人工流产率。

（8）提高妇女经常参加体育锻炼的人数比例。

《中国儿童发展纲要》14 个主要目标和 13 项主要策略措施为：

（1）严重多发致残的出生缺陷发生率逐步下降，减少出生缺陷所致残疾。

（2）婴儿和 5 岁以下儿童死亡率分别控制在 10‰和 13‰以下。降低流动人口中婴儿和 5 岁以下儿童死亡率。

（3）减少儿童伤害所致死亡和残疾。18 岁以下儿童伤害死亡率以 2010 年为基数下降 1/6。

（4）控制儿童常见疾病和艾滋病、梅毒、结核病、乙肝等重大传染性疾病。

（5）纳入国家免疫规划的疫苗接种率以乡（镇）为单位达到 95%以上。

（6）新生儿破伤风发病率以县为单位降低到 1‰以下。

（7）低出生体重发生率控制在 4% 以下。

（8）0—6 个月婴儿纯母乳喂养率达到 50% 以上。

（9）5 岁以下儿童贫血患病率控制在 12% 以下，中小学生贫血患病率以 2010 年为基数下降 1/3。

（10）5 岁以下儿童生长迟缓率控制在 7% 以下，低体重率降低到 5% 以下。

（11）提高中小学生《国家学生体质健康标准》达标率。控制中小学生视力不良、龋齿、超重/肥胖、营养不良发生率。

（12）降低儿童心理行为问题发生率和儿童精神疾病患病率

（13）提高适龄儿童性与生殖健康知识普及率。

（14）减少环境污染对儿童的伤害。

2. "十三五"卫生与健康规划目标

国务院于 2016 年 12 月印发并实施《"十三五"卫生与健康规划》，此纲要是为推进健康中国建设，根据《中华人民共和国国民经济和社会发展第十三个五年规划纲要》和《"健康中国 2030"规划纲要》而编制。纲要提出，到 2020 年，我国孕产妇死亡率下降到 18/10 万，婴儿死亡率下降到 7.5‰，5 岁以下儿童死亡率下降到 9.5‰，主要健康指标居于中高收入国家前列。

（二）新时期主要任务

1. 切实保障母婴安全，减少出生缺陷，促进协调发展

一方面，仍需要进一步关注住院分娩率仍然偏低和妇女儿童健康状况较差地区，提高孕产妇和儿童系统管理率，并加强孕产妇、新生儿急救能力建设，做好孕产妇和儿童死亡监测网络建设。探索整合现有政策和项目，向孕产妇提供生育全过程的基本医疗保健服务。另一方面，加强出生缺陷综合防治，提高出生人口素质。继续做好增补叶酸预防神经管缺陷、孕前优生健康检查项目，扩大地贫防控项目和贫困地区新生儿疾病筛查项目覆盖面，并加强产前筛查、产前诊断和新生儿疾病筛查专业队伍建设，提高出生缺陷综合防治能力，与婚前、孕前、产前和新生儿保健相结合，探索完善婚前、孕前、孕期、新生儿综合防治模式，实现防治"一条龙"服务，努力减少严重多发致残出生缺陷的发生。

2. 大力推进妇女儿童疾病防治行动计划，促进可持续发展

继续稳步推进农村妇女乳腺癌、宫颈癌检查项目；落实《国家贫困地区儿童发展规划》，实施中西部地区儿童营养改善项目，改善贫困地区儿童营养状况；推动预防艾滋病、梅毒和乙肝母婴传播项目全国全覆盖，进一步降低母婴传播率，力争率先在儿童身上基本实现"零艾滋"目标；将流动人口纳入公共卫生服务覆盖范围，加强流动妇女儿童健康服务；联合教育部门加强对青少年的生殖健康教育。

3. 切实加强妇幼健康管理，提供优质妇幼健康服务，促进创新发展

一是加强母婴保健技术服务的日常监督管理，重点加强助产技术、产前诊断、人类辅助生殖技术、计划生育技术等专项技术管理。二是强

化妇幼保健机构监督管理与评价，建立健全妇幼保健机构评估和监督考核制度，建立社会民主监督制度，定期收集社会各界的意见和建议，并将服务对象的满意度作为考核妇幼保健机构和从业人员业绩的评定标准之一。三是推进妇幼健康优质服务示范区县创建工作。2014 年起，国家卫生计生委在全国启动实施妇幼健康优质服务示范工程，各省（区、市）将示范工程建设作为推进妇幼健康工作的重要抓手，按照整体推进、分类指导、梯次创建的原则，鼓励辖区所有县（市、区）参与示范工程建设，为做好妇幼健康工作创造了良好的支持环境。四是运用互联网 + 妇幼健康、云计算、大数据等，创新妇幼健康管理和服务模式。2016 年 10 月，原国家卫生计生委与国家发展改革委、教育部、财政部和人力资源社会保障部联合印发的《关于加强生育全程基本医疗保健服务的若干意见》中，提出要积极推行"互联网 + 妇幼健康"服务模式，切实改善群众就诊体验。随着新形势下社会经济水平的发展和科技能力的进步，亟需充分借助互联网这一保健服务重要平台，积极探索利用互联网技术规范工作流程、提高服务效率，提高妇幼健康服务能力。

四　新时期妇幼保健机构发展策略

随着医学模式的转变，新时期妇幼保健的发展理念是要围绕妇女儿童对健康的需求，以保健为中心，预防为主，防线前移。同时，在 2030 年可持续发展议程中，更加关注从生命安全向生命质量发展。因此，新时期妇幼保健机构的发展策略应包括：

（一）强化妇幼健康服务体系建设

应通过实施妇幼健康服务能力建设项目，保障生育政策顺利实施：加强妇幼健康服务资源配置，支持基础设施建设，配备必要设备和专业人员；通过"加大投入、优化结构、提升能力、创新机制"等措施强化体系建设，满足新增妇幼健康服务需求，更好地为妇女儿童提供优质、便捷、温馨的妇幼健康服务；重点支持省、市、县三级设置 1 所政府举办、标准化的妇幼保健机构；此外，加强国际交流与合作，向非洲等发展中国家推广妇幼健康有效经验，积极参与援外 100 个妇幼健康工程实施。结合"妇幼健康工程"的实施，向其他发展中国家推广中国妇幼健康的成功经验，为全球实现可持续发展作出积极贡献。

（二）加强妇幼保健机构标准化建设

妇幼保健机构评审作为一项基本工作制度，在加强医疗保健服务监管、提高服务质量、保障患者安全方面发挥了重要作用，已成为卫生计生行政部门实施有效监管的重要手段。卫生部 1995 年印发了《妇幼保健机构评审标准》，于 1996 年印发了《妇幼保健机构评审实施规范》和《三级妇幼保健机构等级评审细则》，并组织开展了第一周期妇幼保健机构评审。此后，全国 20 多个省（区、市）探索开展了妇幼保健机构评审工作。

2009 年以来，结合深化医改工作，更加关注以病人为中心、强调质量管理和内涵建设，同时也为加快建成功能健全、服务完善、管理规范、运行高效的妇幼健康服务体系，完善妇幼保健机构评审评价体系，促进妇幼保健机构加强自身建设和管理，国家卫生和计划生育委员会于 2016 年 8 月印发了《妇幼保健院评审标准（2016 版）》及实施细则，并组织开展第二周期评审。第二周期的评审标准以妇幼健康服务机构标准化建设与规范化管理要求为核心，以前期妇幼保健机构评审和日常管理经验为基础，同时借鉴美国 JCI、日本、台湾、香港等国家和地区医院评价经验，并参考《三级综合医院评审标准（2011 版）》、《三级妇产医院评审标准（2011 版）》和《三级儿童医院评审标准（2011 版）》而制定，旨在围绕质量、安全、服务、管理、绩效，建立"标准化、透明化、信息化、全面化"的评审制度。

因此，当前，各级妇幼保健机构应根据新周期评审标准，改进管理模式，加强标准化建设，及时发现问题并持续改进，不断提高妇幼保健机构管理和服务水平，更好地履行妇幼公共卫生职能，提高妇幼保健机构整体服务水平与服务能力，满足人民群众多层次的医疗保健服务需求。

（三）采取多种方式加强人员队伍建设

随着全面两孩政策实施，母婴健康服务需求进一步释放，承担妇幼公共卫生主体职能的各级妇幼保健机构面临严峻挑战。2009 年，卫生部在《关于加强卫生人才队伍建设的意见》中提出，要加强妇幼保健人才队伍建设，妇幼保健人员编制按《各级妇幼保健机构编制标准》落实，卫生技术人员占总人数的 75%—80%。然而，《各级妇幼保健机构编制标准》是原卫生部在 1986 年颁布的，此编制标准已远远滞后于妇幼保健事业的发展现状。

2016 年，国家卫生计生委下发了《关于加强儿童医疗卫生服务改革与发展的意见》，要求各地要通过推进高等院校儿科医学人才培养、扩大儿科专业住院医师规范化培训规模、开展儿科医师转岗培训等措施，加强儿科医务人员培养和队伍建设。同年，国家卫生计生委下发了《关于加强生育全程基本医疗保健服务的若干意见》，提出要优化妇幼健康服务资源配置，着力提升孕产妇和新生儿危急重症救治能力，全面加强紧缺专业人才培养使用，包括产科医师、助产士人才培养等。同时，要求在基层卫生人员培训中加强妇幼健康服务知识技能培训，如高危孕产妇、高危儿童管理培训、"两癌"筛查技术人员培训等，补齐区域妇幼健康服务短缺人才。同时，要求完善医疗卫生机构绩效评价和人才激励机制，在绩效工资内部分配等方面对产科医师、助产士、护士等给予倾斜，改善医护人员待遇，增加岗位吸引力。

在国家相关政策的要求下，各级妇幼保健机构应多措并举，着力加强妇幼保健人才队伍建设，使其服务提供与妇幼健康服务需求及承担的公共卫生职责相适应。

（四）坚持公共卫生与临床医疗相结合的复合型服务模式

十八届五中全会作出推进健康中国建设的决策部署。2016 年 8 月，党中央、国务院隆重召开新世纪第一次全国卫生与健康大会，明确了建设健康中国的大政方针；同年 10 月，发布实施《"健康中国 2030"规划纲要》，明确了行动纲领。党的十九大将"实施健康中国战略"提升到国家整体战略层面统筹谋划。

在健康中国政策下，卫生服务的发展模式将由以治疗为中心转变为以促进健康为中心，站在大健康、大卫生的高度，努力为人民群众提供全方位、全生命周期的卫生与健康服务，实现更高水平的全民健康。近几年，国家陆续出台了《关于做好新形势下妇幼健康服务工作的指导意见》《关于妇幼健康服务机构标准化建设与规范化管理的指导意见》《各级妇幼健康服务机构业务部门设置指南》《三级妇幼保健院评审标准（2016 年版）》等系列文件，因此，各级妇幼保健机构应以三大健康人群为中心，以全生命周期和三级预防理论为依据，以保健为中心，保健与临床相结合，面向妇女儿童提供防治结合的健康管理服务。同时，鼓励推进以妇幼保健机构为主体，与公立妇产医院、儿童医院有机结合，完善网络，发挥合力，建立区域内防治结合的妇女儿童健康综合服务模式，为妇女儿童提供全面、系统、连续的妇幼保健服务。

（中国疾病预防控制中心妇幼保健中心　杨　丽）

第六章 中国卫生监督管理体系
分析与改革趋势

监督管理制度建设是我国医药卫生体制改革的重要组成部分。综合监管制度与分级诊疗制度、现代医院管理制度、全民医保制度、药品供应保障制度共同构成五项基本医疗卫生制度，是习近平总书记在健康中国国家战略推进背景下重点强调的基本医疗卫生制度建设之一，其建设关系到全面小康社会的实现。

本章对中国卫生监督管理体系的发展历程做了梳理和回顾，进一步厘清卫生监督、监管以及综合监管的概念内涵，并分析了卫生监督管理体系各方面存在的问题，结合我国卫生与健康事业的发展，对卫生监督管理体系的未来发展进行了展望。

一 中国卫生监督管理体系相关概念内涵

（一）监督和监管

监督是指监督、察看并加以管理，即对现场或某一特定环节、过程进行监视、督促和管理，使其结果能达到预定的目标。与监控、监视一样，监督起源于社会生产和分配中的记事和契约等活动，后引用于公共治理诸领域，以致苏格拉底看中了监督在社会公共生活中的意义，断定"一个缺乏监督的生活毫无价值"。经历近现代市场经济的形成和民主政治发展，监督已从原来的督军和自上而下的检查督促，更多地转向了社会公共事务管理中的控制和国家权力运作中的监控，转向了权利的维护与反腐败。因此，各种监督关系有的是一种法律关系，有的是一种社会关系或政治关系。

"监管"又称"政府规制"（government regulation），从经济学角度，是政府、被管制企业和消费者的策略博弈，主要是指行政机构通过法律授权，制定并执行直接干预市场配置机制或间接改变企业和消费者供需决策的一般规则或特殊行为。

（二）卫生监督和卫生监督制度、体系建设

卫生监督（health supervision）一般指国家授权卫生行政部门对所辖区内的企业、事业单位贯彻执行国家卫生领域的法律法规情况，以及卫生行政部门为了保障公共卫生的安全、维护医疗服务秩序、实现人民群众对健康权及其相关权益的最终诉求，进而针对特定公民、法人、组织所采取的卫生行政执法行为。这一行为能直接产生法律效果，将会对触犯卫生领域法律法规并造成公共卫生安全损害的行为，进行严肃处理。根据卫生监督对象的不同可以将卫生监督区分为公共卫生监督和医疗卫生监督等两种类型。前者的主要责任范围包括对于公共场所卫生、职业性工作卫生、涉及放射性工作卫生、化妆品卫生、学校卫生、传染性疾病防控、生活饮用水卫生以及涉水产品卫生所实施的监管；后者的主要责任范围包括，根据有关法律法规有效的监督以及干预医疗卫生服务以及采供血机构的日常工作，监督以及管理相关执业人员所进行一系列的执业活动，完善以及规范医疗服务的市场，对于非法行医及采供血的情况进行严厉的打击。

具体的卫生监督内容包括：医疗机构监督，卫生技术人员的管理与监督，传染病防治监督，血液及血液制品监督，国境卫生检疫，职业卫生监督，放射卫生监督，食品安全监督，药品监督管理，健康相关产品卫生监督，学校与幼托机构卫生监督，公共场所卫生监督，生活饮用水及涉水产品卫生监督。各级政府根据实际需要设立卫生监督机构，对特定对象行使预防性或经常性监督。

　　原卫生部在《关于卫生监督体系建设的若干规定》规定了卫生监管的职责是依法监管食品、化妆品、消毒产品、生活饮用水及涉及饮用水卫生安全产品；依法监管公共场所、职业、放射、学校卫生等工作；依法监管传染病防治工作；依法监管医疗机构和采供血机构及其执业人员的执业活动，整顿和规范医疗服务市场，打击非法行医和非法采供血行为；承担法律法规规定的其他职责，并依据卫生行政的委托行使监督执法权，查处上述被监管行业的卫生违法行为。

　　根据原卫生部《关于卫生监督体制改革的意见》、《关于卫生监督体制改革实施的若干意见》及《关于卫生监督体系建设的若干规定》中的规定，卫生监督的主体是卫生行政部门，卫生行政部门设立卫生监管机构和监管人员，行使卫生监督管理职责；卫生监督是依据国家卫生法律、法规和规章的规定，对牵涉公众健康的各种行为或活动所进行的卫生行政执法行为；卫生监督的相对一方是特定的公民、法人或者其他组织，即在卫生法律、法规和规章的执行过程中作为被监管的当事人。卫生监督的目的是行使国家卫生职能，实现国家对社会卫生事务的行政管理，保护人民的健康，维护国家卫生法制的统一和尊严。卫生监督属于国家监督，是国家行政监督的一部分，同时也是国家卫生行政管理的重要环节；是国家卫生行政机构或行政性组织依据卫生律法对社会卫生事项实施监督管理的一种行政行为，是国家行政权力的重要组成部分；也是国家管理社会卫生事物的主要方式和手段，是卫生行政活动中的基本法律制度。

　　（三）卫生监督制度和卫生监督体系

　　在我国，随着法制建设和社会经济的发展，卫生监督作为一种行政执法行为已成为一种制度。卫生监督制度是国家基本管理制度之一。实行卫生监督是国家公共卫生监管职能的体现、是国家意志的反映，代表的是国家的权力，并依靠国家强制力来保障实施的。正是由于现代社会离不开卫生监督，国家才把卫生监督制度作为国家的基本法律制度，并设立了各种专门的与本国国情相适应的卫生监督机构行使监督权。如食品药品监督管理局，专门负责食品、药品等的监督管理。从而在机制和制度上发挥国家在保护人类健康中的作用。

卫生监督体系的概念最早出现于 20 世纪初期我国出台的《中共中央、国务院关于卫生改革与发展的决定》文件中。卫生监管体系是卫生行政部门委托下设的卫生监管机构执行国家授权卫生行政部门卫生行政的执法权力，以卫生法律、法规、规章、卫生标准、卫生技术规范为依据，并由卫生监管技术支持机构提供相关技术支持，开展以社会公共卫生、与健康有关产品、卫生组织和专业人员的监督管理为主要内容的卫生法律执行体系。卫生监管体系是维系人民群众健康权益，促进经济社会和谐发展。依照国家卫生法律规定，对社会公共卫生秩序进行监管，是"依法治国"国家基本战略的具体表现，也是推动"依法行政"的重要内容。

1997 年，《中共中央、国务院关于卫生改革与发展的决定》指出了建立"卫生服务、医疗保障、卫生执法监督"三大卫生体系的概念。2003 年 7 月，中共中央政治局会议在研究部署进一步做好经济工作和公共卫生建设工作时强调"进一步加强疾病预防控制体系建设、卫生执法监督体系建设和医疗救治体系建设"，确立了"疾病预防控制体系、医疗救治体系和卫生执法监督体系"为卫生体系的主要内容。党的十六届三中全会通过的《中共中央关于完善社会主义市场经济体制若干问题的决定》提出"深化公共卫生体制改革，健全卫生监管体系，保证群众的食品、药品和医疗安全"的要求。2005 年国家发展和改革委员会在《关于 2004 年国民经济和社会发展计划执行情况与 2005 年国民经济和社会发展计划草案的报告》中，对公共卫生和公共卫生体系有如下解释："公共卫生由政府主导，社会共同参与，通过改善环境卫生条件，提供基本医疗卫生服务，倡导良好卫生习惯和文明生活方式等措施，预防和控制传染病及其他疾病流行，促进和保障人群健康的社会公益事业。我国的公共卫生体系包括疾病预防控制体系、突发公共卫生事件医疗救治体系、农村卫生体系、城市基本医疗服务体系、环境卫生体系、卫生执法监督体系等。"从广义来讲，公共卫生涵盖了"大卫生"的整个范畴，与百姓的健康和生命息息相关，关乎到社会的协调发展。

相关研究认为卫生监督体系建设主要包括以下的内容：建立健全卫生监督的分支机构和与之相匹配的执法队伍；使卫生监督的具体任务和相关责任分配得到明晰；卫生监督的运行机制需要在实际工作中得到完美的体现；对卫生监督工作做到保障措施完善。为了实施具有健全的保障措施的卫生监督工作，卫生部根据现状和历史情况提出具体而详实的的工作实施的相关建议，即发布的《关于卫生监督体系建设的实施意见》。建议主要包括七个方面的内容：用法律法规规范卫生监督机构的设置、对卫生监督人员的编制进行规范、进一步加强对卫生监督人员的管理、提供保障从而落实卫生监督经费、对卫生监督技术支持方面的能力建设进行加权以及对农村卫生监督网络建设及保障措施进行完善和改进。

（四）综合监督和综合监管

在卫生监督和计生监督执法整合的背景下，综合监督它不同于卫生和计划生育的具体监管，而是对卫生和计划生育管理的综合性监督。2013 年底，原国家卫生计生委印发了《国家卫生计生委关于切实加强综合监督执法工作的指导意见》，明确指出了卫生计生综合监督机构的职责主要是承担公共卫生、医疗卫生、计划生育综合监督，按照职责分工承担职业卫生、放射卫生、环境卫生、学校卫生和计划生育的监督管理，组织开展公共场所、饮用水安全、传染病防治监督检查，整顿和规范医疗服务市场，组织查处违法行为，督办重大医疗卫生违法案件，指导规范综合监督执法行为。

2018 年 8 月，国务院发布《关于改革完善医疗卫生行业综合监管制度的指导意见》，指出医疗卫生行业综合监管是政府和社会各方依法采取多种形式，全面加强医疗卫生行业管理和执法，规范医疗卫生服务提供，维护人民群众健康权益的治理方式。建立严格规范的医疗卫生行业综合监管制度，是全面建立中国特色基本医疗卫生制度的重要内容，是提高全民健康水平、促进医疗卫生事业持续健康发展的重要手段，是推进医疗卫生行业治理体系和治理能力现代化的重要标志。

二　我国卫生监督管理体系现状

（一）我国卫生监督管理模式和运行现状

1. 卫生监督管理模式由"分治"走向"综合"

随着党的十八大以来医药卫生体制和行政管理体制的不断深化改革，卫生监督和计生执法工作得到整合，整合后的卫生和计生综合监督不同于卫生和计划生育的具体监管，它是对卫生和计划生育管理的监督，是具有全局性、综合性的特点①。卫生和计划生育综合监督是国家管理卫生计生事务的重要形式，卫生计生综合监督执法的主要任务是依法对公共卫生、医疗卫生、计划生育实施监督，监督检查卫生计生法律法规的落实情况，查处违法行为②。

2. 卫生监督管理机构设置情况

在深化行政管理体制改革和创新监管机制的背景下，目前我国各地开展卫生计生综合监督执法改革的模式主要有组建与卫生计生行政部门相独立的综合监督执法机构，成立一支队伍综合执法，或是在卫生行政部门内设综合监督执法机构，实行一支队伍综合执法的情况，还有维持原状卫生监督和计生监督各自执法。在不同的组织模式下，省级卫生监督机构有的叫卫生执法监督总队，有的叫卫生计生综合监督局，有的叫卫生计生委综合监督执法局；市级卫生监督机构有的叫卫生执法监督支队，有的叫卫生监督局，有的叫卫生执法监督所，还有的叫卫生计生综合监督执法局等；县（区）级卫生监督机构有的叫卫生执法监督大队，有的叫卫生执法监督所，有的叫卫生计生综合监督执法局等。还存在有的机构戴"卫计委"帽子而有的不带的情况。总体来看，全国实现职能整合和机构改革的卫生计生综合监督不足一半。

---

① 陶思羽、乐虹、方鹏骞：《新形式下卫生计生综合监督制度建设的对策研究》，《中国医院管理》2018 年第 4 期。

② 《国家卫生计生委关于切实加强综合监督执法工作的指导意见》国卫监督发〔2013〕40 号。

3. 卫生监督管理机构配置情况

据 2015 年我国卫生和计划生育事业发展统计公报数据显示，截止 2015 年末，全国已建立卫生监督机构 2986 个，其中：省级 31 个、市（地）级 387 个、县（区、县级市）级 2505 个，3268 个人口计生法制机构，另有 6 个疾病预防控制中心承担卫生监督职责①。

通过以 2015 年湖北省部分市区调研发现，各地区卫生监督机构的配置数据来看，各地区在机构设置、人力资源配备、硬件设施等方面有差距，卫生技术综合监督发展速度不一。监督机构数量方面，武汉市综合监督机构数量最多（18 个）；监督人员方面，武汉市数量最多（305 名），最少的是宜昌市（181 名）；被监督单位方面，数量最多的是武汉市（191.06 百户），最少的是十堰市（36.48 百户）；房屋总面积最大的是武汉市（17974 平米），最少的是咸宁市（7323 平米）；万元以上设备数量最多的是武汉市（215 个），最少的是咸宁（20 个）；现场监测设备最多的是宜昌市（426 台），最少的是咸宁市（36 台）。可以看出，武汉市和宜昌市的卫生监督硬件条件较优，咸宁市和襄阳市在设备配备方面较为落后。具体数据见表 6 - 1。

表 6 - 1　　　　　　　　　调研地区机构设置情况对比

地区	监督人员（名）	被监督单位（百户）	房屋面积（平米）			万元以上设备（个）	现场监测设备（台）
			总面积	自有	租用		
武汉市	305	191.06	17974	14927	3047	215	323
十堰市	190	36.48	12923	12130	793	79	155
咸宁市	227	37.08	7323	6153	1170	20	36
宜昌市	181	99.42	16804	15159	1645	157	426
襄阳市	209	87.05	12117	11367	750	75	95

（二）卫生监督管理人力资源配置情况

1. 卫生监督管理人员数量配备情况

据 2015 年我国卫生和计划生育事业发展统计公报数据显示，截止

①《2015 年我国卫生和计划生育事业发展统计公报》，http：//www.nhfpc.gov.cn/guihuaxxs/s10748/201607/da7575d64fa04670b5f375c87b6229b0.shtml。

到 2015 年末，共有卫生监督员约 72395 人，卫生监督协管员 17 万余人，以及兼任计生管理服务和监督职能的计生专干 120 万人，形成了从中央到省、市、县（区）各自相对独立的卫生计生监督网络。

关于地区卫生综合监督执法机构人员编制数量，国家卫生委制定的标准是每万名常住人口配备不低于 1 至 1.5 名卫生监督员。目前，湖北省卫生监督执法人员配比整体远未达到此要求，且低于全国平均值（0.44 名/万人）。从调研地区数据（截止至 2015 年底）来看，武汉市作为省会城市卫生监督执法人员配备严重不足，每百户被监督单位配备监督人员数量和每万人口配置监督人员均最低；相对而言人员配备最充足的是咸宁市，每万人口配备 0.92 名监督人员，接近国家卫生委提出的标准。具体情况如表 6 - 2 所示。

表 6 - 2　　　　　　　调研地区卫生监督执法人员数量配备情况

地区	监督人员 （名）	被监督单位 （百户）	每百户被监督单位 配备监督人员（名）	每万人口配置 监督人员（名）
全省	2421	900.01	2.69	0.42
武汉市	305	191.06	1.6	0.31
十堰市	190	36.48	2.19	0.56
咸宁市	227	37.08	6.12	0.92
宜昌市	181	99.42	1.82	0.44
襄阳市	209	87.05	2.4	0.37

2. 卫生监督管理人员结构配备情况

2015 年卫生和计划生育统计年鉴数据显示，全国卫生监督人员平均年龄 40.5 岁；大专学历和本科学历较多，各约占三分之一，中专及以下学历占 22.8%，研究生学历仅占 2%；具有中级和助理/师级职称的较多，各约占三分之一，高级职称较少，仅占 6.3%。

卫生监督人员进机构时所学专业分布情况是：医学类专业占 53.42%，管理学专业占 7.39%，法律类专业占 4.43%，有近三分之一的人员都不具备专业的学历背景。而最后学位/学历专业的分布则是：医学类专业占 52.57%，管理学专业和法律类专业占比分别上升至 8.4% 和

8.47%。对比发现，卫生监督人员进机构后通过第二学历教育、在职教育等途径具备多（双）学历的卫监人员占卫生监督人才队伍总量的14.26%。

卫生监督人员从事专业活动的情况为：从事卫生专业执法工作的人员占57.16%，综合业务人员占25.47%，行政后勤人员占17.37%。在专业执法活动中，除开综合监督、卫生许可、食品安全、医疗执法等业务执法行为外，从事法规稽查业务的占2.73%，业务管理占2.24%，信息统计占0.76%，宣传教育占0.47%。卫生监督人员所学专业和工作岗位的一致率为31.05%。

对湖北省五个地市州的市级卫生监督机构及其下辖县（区）的县（区）级卫生监督机构进行了调研并数据分析。研究发现，在岗位设置方面，以卫生监督员为主，其他依次为管理人员、工勤技术人员和其他技术人员，仅十堰市和咸宁市市级卫生监督机构未配备管理人员；职称分布方面，宜昌市综合监督执法局高级职称人员占比最高，达18.92%，武汉江夏区和保康市无人员获评高级职称；学历分布方面，本科及以上学历卫生监督执法人员占比最高的是宜昌市综合监督执法局，达89.19%，其次为武汉市（84.51%），最低的是襄阳市（十堰市数据缺失），仅38.3%。对比市、县（区）两级卫生监督执法人员结构还可发现，高级职称人员比例和高学历人员比例随着机构级别的降低而降低，市级普遍高于县（区）级。具体情况如表6-3、表6-4、图6-1所示。

表6-3　　　　　　　　调研地区市级卫生监督机构人员结构

地级市	武汉	十堰	咸宁	宜昌	襄阳
卫生监督执法人员总数（人）	142	53	27	37	47
其中：卫生监督员	71	49	25	24	43
其他技术人员	0	0	0	0	0
管理人员	68	0	0	13	4
工勤技术人员	3	4	2	0	0
高级职称（人）	5	—	—	7	—

续表

地级市	武汉	十堰	咸宁	宜昌	襄阳
高级职称人员占比（%）	7.04	—	—	18.92	—
本科及以上学历（人）	60	—	11	33	18
本科及以上学历人员占比（%）	84.51	—	40.74	89.19	38.30

表 6 – 4　　　　　　调研地区县（区）级卫生监督机构人员结构

县级市（区）	江夏区	丹江口市	赤壁市	五峰县	保康市
卫生监督执法人员总数（人）	30	17	42	7	25
其中：卫生监督员	19	6	20	7	14
其他技术人员	3	0	12		0
管理人员	8	10	8		10
工勤技术人员	0	1	2		1
高级职称（人）	0	—	1		0
高级职称人员占比（%）	0.00	—	2.38		0.00
本科及以上学历（人）	10	—	3		8
本科及以上学历人员占比（%）	33.33	—	7.14		32.00

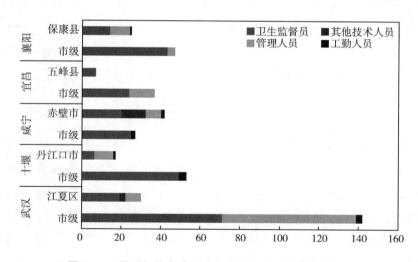

图 6 – 1　调研机构各类卫生监督执法人员配备数量（人）

3. 卫生监督管理人员数量变化趋势分析

表 6 – 5 显示了调研机构 2011 年与 2016 年卫生监督执法人员数量

配置情况。五年来，五个市级监督机构人员数量均有所减少，数量下降最快的是宜昌市，减少了 31.48%，十堰市数量变化最慢，减少了 3.64%。县（区）级监督机构方面，监督人员流失严重的有丹江口市、赤壁市、宜昌市，五年内分别减少了 45.16%、31.15%、22.22%；武汉市江夏区和保康市卫生监督执法人员数量得到了一定补充，分别增加了 11.11% 和 56.25%（表 6 - 6）。

表 6 - 5　　　　　调研地区市级卫生监督机构人员数量变化情况　　　　单位：人

年份	武汉市	十堰	咸宁	宜昌	襄阳
2011	76	55	30	54	58
2016	71	53	27	37	47
变化率（%）	- 6.58	- 3.64	- 10.00	- 31.48	- 18.97

表 6 - 6　　　　调研地区县（区）级卫生监督机构人员数量变化情况　　　　单位：人

年份	江夏区	丹江口市	赤壁市	五峰县	保康市
2011	27	31	61	9	16
2016	30	17	42	7	25
变化率（%）	11.11	- 45.16	- 31.15	- 22.22	56.25

三　我国卫生监督管理体系问题

（一）卫生监督机构设置不规范，职能定位不清

按照《国家卫生计生委关于切实加强综合监督执法工作的指导意见》的要求，"地方各级卫生计生行政部门应当整合下设的监督执法机构和人员，组建卫生计生委综合监督执法局，作为卫生计生行政部门集中行使公共卫生、医疗卫生和计划生育等综合监督执法职权的执行机构"。但当前我国三级卫生监督机构的级别、名称均不统一，卫生监督管理工作的开展受到影响。

同时，还存在卫生监督管理机构单位性质上不统一的情况。以湖北省为例，全省 114 个卫生监督机构中，公务员管理单位 0 个，参照公务员管理的事业单位 38 个，全额拨款事业单位 68 个，差额拨款事业单位

8个。省、市、县三级卫生监督机构单位性质尚未统一，各地卫生监督机构属于参公还是事业单位不一致。根据《行政强制法》第十七条："行政强制措施权不得委托……行政强制措施应当由行政机关具备资格的行政执法人员实施，其他人员不得实施"的规定，目前作为公益一类事业单位的机构，其原有的来源于法律授权的权利被取消，即使卫生行政部门授权，也不能实施行政强制措施。即本来是行政管理的职能，现在却以事业单位的面目出现，而作为事业单位的卫生监督机构按照法律规定已经不能实施行政强制措施，这种身份不明的现象，导致其受委托所得的执法范围、权限和力度不灵活，不能以自己名义执法，具有一定局限性，这不仅影响了目前卫生正常执法工作的开展，也将影响未来计生执法任务的承接。另一方面，卫生监督执法工作人员待遇、身份、福利、保障不一致，影响其工作积极性。

（二）卫生监督管理队伍力量薄弱

监督执法队伍的人力数量不足、素质整体不高、队伍建设不稳定等影响着执法服务能力的建设和发挥。首先，卫生计生监督机构的队伍人员总量不足，现0.54人/万人口的配置水平与原卫生部《关于进一步落实监督职责，进一步加强食品安全与卫生监督工作的意见》中人口每万人应配备卫生监督员1—1.5人的标准有一定差距，导致卫生计生监督执法工作履职不完全，常以重大公共卫生、医疗卫生事件和各类专项整治工作为监督执法的重心，个别卫生监督职责如学校卫生、放射卫生等监督工作存在履职不到位的情况。有些地区甚至存在"一人多岗、一岗多职"的现象。

同时，监督执法队伍素质整体不高，研究生学历仅有2%，大专以上学历仅占77.2%，不符合国家对监督员大专学历以上的要求；高级技术职称仅占6.3%，缺乏高层次人才；从专业结构来看，现有监督执法人员的专业结构相对单一，法律基础知识和行政执法意识较弱，难以满足综合监督执法的要求。以湖北省为例，卫生监督人员法学专业占比仅为8.76%，临床医学专业占比仅为28.4%。现有执法队伍中有法学和临床专业知识背景的人员非常少，卫生监督执法人员的专业性有待提高。

（三）监管主体内部存在监管功能缺位、越位问题

卫生行政部门内部尚未形成分工明确的运行机制，卫生行政部门与卫生监督机构分工不明，致使卫生监督系统内部存在缺位、越位问题。监督执法机构主要监管法律法规要求达到的程度，检查是否违法；医政医管部门负责控制医疗质量达到的水平，检查医疗服务是否规范。但现实中职责分工比较模糊，职责重叠主要在技术质量管理。由于医政部门人员配备有限，往往委托卫生监督机构开展相关检查，加重了卫生监督机构的工作负担。比如小诊所的规范化管理，属于医政部门的职责，但由于人手问题被分配给了监督大队。但由于监督人员专业在法律法规，对医疗专业并不熟悉，对诊疗行为规范的判断能力有限，使得处理方式难以规范统一。

行政审批部门与监管对象之间存在矛盾。如行政备案服务方面，《湖北省医疗机构设置审批等级校验管理规定》（鄂卫规〔2011〕4号）（以下称规定）中规定，要求对整形手术、技术分级实行备案制，医疗机构合法执业必须走审批流程，省级备案流程是请行业组织做鉴定，再到省卫计委信息平台登记。

《规定》指出，二级医院、三级医院不需要备案。大部分民营医院为小医院，需要进行备案，但由于卫生行政部门内部运作不畅通、备案审批程序繁琐，民营医院备案周期较长。此外，审批部门对医疗机构合法执业具有审查责任，出现医疗事故会被追责，审批工作的进程便更加减缓。审批周期过长，部分民营医院在没有获得备案的情况下仍然在执业，卫生综合监管体系内出现功能缺位情况。

四　我国卫生监督管理体系发展趋势展望

（一）建立综合监管基本卫生制度

"健康中国"国家战略和全面建成小康社会的任务目标等都对健康提出了新的要求。随着经济社会的发展，政府对卫生监督执法工作提出

了更高的要求。但目前我国卫生监督执法工作与经济社会及人民群众的需求相比还存在很大差距，卫生监督体系建设必须随着我国社会、经济、及医疗卫生事业发展水平同步发展。因此，要进一步完善卫生监督管理顶层设计，建立健全综合监管基本卫生制度。

加强卫生监督体系建设，加大卫生监督执法力度，充分利用法律的武器，保障好人民群众的身体健康和生命安全。在《基本医疗和健康促进法》意见征集中，建议"国家实行医疗卫生综合监督管理制度，建立与经济社会及医疗卫生事业发展水平相适应的卫生监管体制，对医疗服务、公共卫生及其相关活动实施全行业、属地化监督管理"。卫生监督体系是国家卫生体系的重要组成部分，国家应当建立医疗卫生监督管理制度，执行国家卫生法律法规，维护公共卫生秩序和医疗服务秩序，实现保护人民群众健康的目标。

（二）加大财政对卫生综合监管的投入，明确卫生监督机构定位

要加大各级财政对卫生综合监管的投入，切实保障监督执法经费。保障卫生监督执法经费，首先要保障好工作人员的工资待遇，这是引进人才、留住人才的重要前提；其次是把卫生监督工作中的抽样检测等政府购买的服务经费以及综合执法、案件办理、卫生法制宣传、执法制装等经费列入财政年度预算，进一步保障工作效率和执法力度。此外，通过经费保障与疾控部门的合作，变被动服务为主动服务，提高综合监管的服务力、公信力。

其次，要明确卫生监督机构定位，即：行政执法、监督专业化。医疗卫生行业综合监管需要发挥卫计委各个业务科室的职能，卫生监督机构应该是卫计委下设的执法机构，卫计委应该积极发挥行政执法职能，拓宽覆盖面，固定五大卫生职能，实现管办分离。

第三，尽快确定单位的性质，进行参公管理，完善各方面的保障，确保日常人才招聘、人员待遇等受到基本保障。理顺各部门间的关系和各自职能，减少工作面的重叠、提高监管效率，形成多方合力进行综合监管。

（三）加强卫生监管执法队伍建设，提升执法专业性

第一，在卫生监督机构内部，要加强卫生监督执法人员执法专业

性，走专业执法道路，而不是职责不分地进行综合执法。进一步加强对医疗市场监管，事前监管还需更加专业化，确保严格的医疗行业准入机制；事中事后监管同样要加强，行业监管不能丢。

第二，在卫生监督执法人员自身素质方面，不断进行继续教育，提高执法人员素质加强卫生监督执法队伍建设。随着社会发展以及社会管理的精细化，事中、事后的管理越来越重要，因此执法队伍需按照人口比例来配置执法人员，确保监管工作到位。此外，卫生监督执法队伍作为专业执法队伍，需要重点培养年轻一代监督员在实际工作中的执法能力、实践能力，确保卫生监督机构的可持续发展。

第三，要进一步加强卫生监督执法机构的能力建设。首先，加强卫生监督人才的培养和引进，培育首席卫生监督员、专业骨干等，引进高学历、医学类、法学类专业人才；其次，以卫生监督执法实际工作为导向，加强对各种现场快速检测仪器的操作技能培训，提高卫生监督执法能力和水平；最后，要特别重视对基层协管员的培训和指导，畅通与基层协管员的沟通，确保执法的时效性。

（四）理顺各监管主体部门职能，提高监管效率

要进一步加强卫生综合监督执法体系建设，理顺各部门间的关系和各自职能，减少工作面的重叠、提高监管效率，形成多方合力进行综合监管。卫生监督体系各部门要严格按照法律法规划分职责，提高监管效率。此外，对于涉及多部门联合执法的问题，应由政府负责牵头，成立专门的监管委员会，构建合理的联动执法机制。表 6 - 7 显示了疾病控制机构、卫生监督机构、医政医管机构各自的职能划分，三者分工较为明确。

表 6 - 7　　　　　　　　　各机构职能划分

	机构职能
疾病及 控制预防机构	疾病预防与控制
	突发公共卫生事件应急处置
	疫情报告及健康相关因素信息管理
	健康危害因素监测与干预

续表

	机构职能
疾病及 控制预防机构	实验室检测分析与评价
	健康教育与健康促进
	技术管理与应用研究指导
卫生监督机构	依法监督管理食品、化妆品、消毒产品、生活饮用水及 涉及饮用水卫生安全产品
	依法监督管理公共场所、职业、放射、学校卫生等工作
	依法监督传染病防治工作
	依法监督医疗机构和采供血机构及其执业人员的执业活动， 整顿和规范医疗服务市场，打击非法行医和非法采供血行为
医政医管处 （科）室	承担法律法规规定的其他职责
	拟订医疗机构、血站和医务人员管理的有关法律、法规、规章、 政策并组织实施；拟订医疗技术应用管理的法规、规章、政策 并实施医疗技术应用准入管理
	拟订医疗质量和医疗服务管理的规章、标准、规范、 政策并指导实施，建立医疗质量管理控制体制和体系；
	拟订血液安全管理的规章、政策并组织实施；推动无偿献血工作
	拟订护理管理的法规、规章、标准、政策并指导实施；
	拟订临床重点专科建设的规划、标准、政策并指导实施
	拟订医疗机构药事管理、药品和医疗器械临床应用管理的 规章、规范、政策并指导实施；
	参与拟订药物、医疗器械临床试验管理的法规、规章、政策并指导实施
	拟订医院感染控制、医疗急救体系建设、临床实验室管理的法规、规章、 规范、政策并指导实施；组织拟订医疗康复的规章、规范、政策并指导实施
	拟订医疗机构、血站和医务人员管理的有关法律、法规、规章、政策并组织实 施；拟订医疗技术应用管理的法规、规章、政策并实施医疗技术应用准入管理

资料来源：《关于卫生监督体系建设的若干规定》、《关于职业卫生监管部门职责分工的通知》。

（华中科技大学　陶思羽）

第七章 中国慢性非传染性疾病防控现状、问题与展望

2018 年世界卫生统计数据显示，2016 年全球约有 5700 万人死亡，其中 4100 万人（占 71%）因慢性非传染性疾病而死亡，主要包括心血管疾病（占 44%）、癌症（占 22%）、慢性呼吸道疾病（占 9%）和糖尿病（占 4%）[①]。慢性非传染性疾病（简称慢性病，NCDs）已经成为全球健康的头号威胁。预防和控制慢性病刻不容缓，是我国实现全民小康、打造健康中国的重要内容。

本章就中国慢性非传染性疾病防控现状，从慢性病流行现状、相关危险因素流行现状、防控现状三个方面进行了描述，分析了目前我国慢性非传染性疾病预防与控制过程中存在的问题，结合现行政策的实施效果，对慢性病防控的未来发展进行了展望。

一 我国慢性非传染性疾病防控现状

（一）慢性病流行现状

1. 慢性病总体死亡情况

根据 Global Health Data Exchange 数据库中统计数据显示，2010 年——

---

① Organization W H. World health statistics 2018：Monitoring health for the SDGs Sustainable Development Goals.

2016 年，中国居民慢性病总体死亡人数、死亡率及占比情况逐年增加，其中男性因慢性病死亡人数、死亡率及占比逐年递增，女性因慢性病死亡人数、死亡率波动增加，死亡占比逐年递增（表 7 - 1）。

表 7 - 1　　　　　　2010—2016 年中国慢性病总体死亡情况

年份	死亡人数（人）			死亡百分比（%）			死亡率（/10 万）		
	总	男性	女性	总	男性	女性	总	男性	女性
2010	7996008	4678465	3317542	86.31	84.70	88.69	598.52	681.00	511.21
2011	7998442	4708623	3289820	86.75	85.17	89.12	595.92	682.11	504.64
2012	8068336	4764739	3303597	87.23	85.69	89.56	598.61	687.24	504.72
2013	8177442	4865776	3311667	87.60	86.16	89.80	604.46	699.10	504.18
2014	8396434	5015059	3381375	88.02	86.65	90.13	618.43	717.87	513.03
2015	8444825	5071659	3373166	88.27	86.93	90.37	619.69	723.20	509.96
2016	8558792	5168742	3390050	88.54	87.24	90.61	626.09	734.64	510.97

资料来源：Global Health Data Exchange 数据库。

2016 年，中国居民慢性病总体死亡人数 8558792 人，慢性病死亡率 626.09/10 万，占全部死亡 88.54%。其中，男性因慢性病死亡人数为 5168742 人，死亡率为 734.64/10 万，占全部死亡的 87.24%；女性因慢性病死亡人数为 3390050 人，死亡率为 509.96/10 万，占全部死亡的 90.61%（表 7 - 1）。可以发现，男性因慢性病死亡人数及死亡率均高于女性，而因慢性病死亡占全部死亡百分比女性明显高于男性。

2. 慢性病总体患病情况

根据 Global Health Data Exchange 数据库中统计数据显示，2010 年—2016 年，中国居民慢性病总体患病人数、患病率逐年增加，其中男性及女性患慢性疾病人数、患病率均逐年递增。

2016 年，中国居民慢性病总体患病人数 1222708176 人，慢性病患病率 93.62%。其中，男性慢性病患病人数为 606201932 人，患病率为 91.37%；女性慢性病患病人数为 616506244 人，患病率为 95.94%。可以发现，女性慢性疾病患病人数及患病率均高于男性（表 7 - 2）。

表 7 - 2　　　　　　　　　　2010—2016 年中国慢性病总体患病情况

年份	患病人数（人）			患病率（%）		
	总	男性	女性	总	男性	女性
2010	1186030150	586946997	599083153	93.15	90.84	95.53
2011	1192624528	590328601	602295927	93.22	90.92	95.60
2012	1198892671	593550453	605342219	93.29	90.99	95.67
2013	1204728271	596618686	608109585	93.37	91.08	95.73
2014	1210589357	599709180	610880177	93.45	91.17	95.80
2015	1216833301	603010247	613823054	93.53	91.26	95.87
2016	1222708176	606201932	616506244	93.62	91.37	95.94

资料来源：Global Health Data Exchange 数据库。

　　虽然中国居民慢性病患病人数逐年增加，但是图 7 - 1 可见慢性病患病人数的增长趋势呈现波动下降的趋势。总体患病人数同比增长率由 2011 年的 0.556% 降至 2016 年的 0.483%，减少了 0.073 个百分点。其中男性患病人数同比增长率由 2011 年的 0.576% 降至 2016 年的 0.529%，减少了 0.047 个百分点；女性患病人数同比增长率由 2011 年的 0.536% 降至 2016 年的 0.437%，减少了 0.099 个百分点。由此可见，男性慢性病患病人数同比增长率高于女性，女性同比增长率下降多于男性。

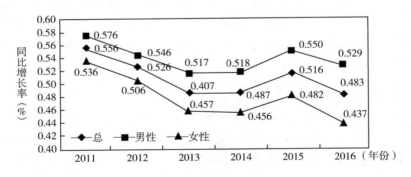

图 7 - 1　中国慢性病患病人数增长情况

3. 慢性病总体疾病负担

　　伤残调整寿命年（DALYs）是指从发病到死亡所损失的全部健康寿命年，包括因早逝所致的寿命损失年（years of life lost，YLL）和疾病所致伤残（失能）引起的健康寿命损失年（years lived disability，YLD），是生命数量和生活质量以时间为单位的综合性指标。在世界卫生组织（WHO）1993 年开展的关于全球疾病负担（Global Burden of Disease，GBD）问题的研究中，应用"伤残调整生命年"（Disability Adjusted of Life Years，DALYs）作为衡量疾病负担的单位。因此，本专题选取 DALYs 作为疾病负担的衡量标准。

根据 The Global Burden of Disease study 2016（GBD2016）研究数据显示，中国由慢性病所引起的疾病负担自 2010 年至 2016 年呈现缓慢波动增长趋势，即由 2010 年的 20720.19/10 万增长至 2016 年的 21019.92/10 万，增长了 299.73/10 万。

由慢性病所引起的疾病负担占总疾病负担的比例，自 2010 年至 2016 年呈现逐年增长趋势，由 2010 年的 79.49% 增长至 2016 年 82.64%，增长了 3.15 个百分点。由此可见，由慢性疾病所带来的疾病负担逐年增重，如不进行合理的控制和有效的干预，慢性病日趋加重的疾病负担将成为我国社会经济可持续发展、全民健康目标实现的重大障碍。

4. 重点慢性病流行情况

2016 年由慢性病引起的居民死亡中，主要由心脑血管疾病、肿瘤、慢性病呼吸系统疾病、糖尿病而造成。因此，本专题报告选取这四种慢性疾病作为重点关注的慢性病病种。

根据 Global Health Data Exchange 数据库中统计数据显示，2010 年—2016 年，中国居民心血管疾病、肿瘤、慢性呼吸系统疾病、糖尿病患病率逐年递增，心血管疾病、肿瘤、糖尿病死亡率波动上升，慢性呼吸系统疾病死亡率波动降低（表 7 - 3）。

表 7 - 3　　　　2010—2016 年中国 4 类慢性病死亡及患病情况　　　　/10 万

年份	心血管疾病		肿瘤		慢性呼吸系统疾病		糖尿病	
	患病率	死亡率	患病率	死亡率	患病率	死亡率	患病率	死亡率
2010	5779.48	275.84	454.28	164.31	6504.94	72.33	6361.00	9.69
2011	5931.00	275.64	475.41	164.18	6546.77	69.55	6393.65	9.68
2012	6095.49	278.01	498.32	165.19	6594.45	67.83	6427.45	9.78

年份	心血管疾病		肿瘤		慢性呼吸系统疾病		糖尿病	
	患病率	死亡率	患病率	死亡率	患病率	死亡率	患病率	死亡率
2013	6268.92	281.40	524.96	167.25	6647.88	66.65	6462.42	9.94
2014	6454.23	288.84	554.24	171.10	6709.06	67.12	6498.86	10.29
2015	6653.67	288.51	581.66	172.43	6776.40	66.32	6535.94	10.30
2016	6862.20	290.77	611.51	173.99	6850.99	67.02	6567.76	10.30

资料来源：Global Health Data Exchange 数据库。

心血管疾病、肿瘤、慢性呼吸系统疾病、糖尿病 4 类慢性病中，心血管疾病、慢性呼吸系统疾病、糖尿病患病率远高于肿瘤患病率，2016年心血管疾病患病率最高，慢性呼吸系统疾病、糖尿病次之，肿瘤患病率最低（图 7 - 2）；心血管疾病死亡率最高，肿瘤、慢性呼吸系统疾病次之，糖尿病死亡率最低（图 7 - 3）。

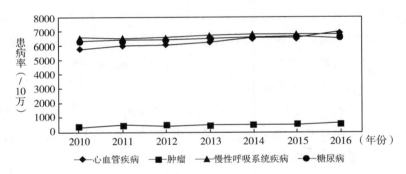

图 7 - 2　中国 4 类慢性病患病情况

资料来源：Global Health Data Exchange 数据库。

（二）慢性病危险因素流行现状

慢性病的发生是人的一生各类风险因素不断积累的过程。按照慢性病的发病进程，其致病因素大致可分为 3 类：社会环境因素（社会决定因素）、一般危险因素和中间（生物）危险因素①。其中，慢性病的发

① 秦江梅：《中国慢性病及相关危险因素流行趋势、面临问题及对策》，《中国公共卫生》2014 年第 1 期。

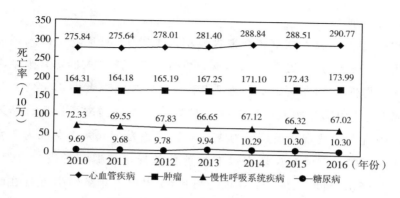

图 7 - 3　中国 4 类慢性病死亡情况

资料来源：Global Health Data Exchange 数据库。

生发展与不良生活方式与行为因素之间的关系更为密切，因此本专题从不合理膳食、烟草使用、酒精摄入、身体活动四个因素分析慢性病危险因素。

1. 不合理膳食

（1）烹调盐摄入量过多

2012 年我国 18 岁及以上居民平均烹调盐摄入量为 10.5g，低于 1992 年的 12.9g 和 2002 年的 12.0g，虽然城市居民和农村居民平均烹调盐摄入量均在逐步减少，但是居民烹调盐摄入水平依然过高。《中国居民膳食指南（2016）》中提到"成人每天食盐不超过 6g"，比较而言，2012 年 18 岁及以上居民平均食盐摄入量仍然大幅度超过推荐量，烹调盐摄入量过多的问题依然存在。

（2）脂肪供能比超过上限

2012 年中国居民膳食脂肪提供的能量比例为 32.9%，其中城市为 36.1%、农村为 29.7%。与 1992 年、2002 年相比较，无论是城市还是农村，脂肪供能比均呈现逐步上升的趋势。并且与《中国居民膳食指南（2007 年）》推荐的 30.0% 上限相比，全国总体水平及城市水平均高于推荐值，农村水平接近推荐值上限，脂肪供能比超过上限的问题需要引起注意。

2. 烟草使用

2015 年中国成人烟草调查报告显示，中国 15 岁及以上成人现在吸烟率为 27.7%，其中男性为 52.1%、女性为 2.7%。人群每日吸烟率为 23.7%，男性为 44.8%、女性为 2.0%，且现在吸烟者中 85.4% 为每日吸烟者[①]。使用第六次人口普查数据对两次调查数据进行标化，结果显示，2010 年的标化现在吸烟率为 27.4%，男性为 51.6%、女性为 2.5%，2010 年与 2015 年现在吸烟率没有显著性差异。根据年龄进行分组后，2010—2015 五年间，15—24 岁年龄组和 65 岁以上年龄组男性现在吸烟率有所上升，25—44 岁年龄组和 45—64 岁年龄组现在吸烟率有所下降，但以上变化均没有显著性；女性现在吸烟率除 15—24 岁年龄组有所下降外，其余年龄组稍有上升，但均维持在较低水平（图 7 - 4）。综上，与既往数据比较，2015 年人群现在吸烟水平与 2010 年相比基本持平，且男性吸烟仍然维持在较高水平。

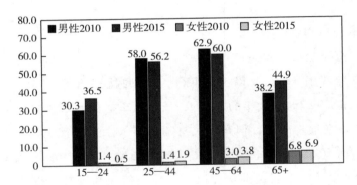

图 7 - 4　2010 年和 2015 现在吸烟率分性别和年龄组的对比

资料来源：2015 年中国成人烟草调查报告。

除此之外，中国慢性病及其危险因素监测报告显示，2010 年的标化戒烟率仅为 13.8%，吸烟者成功戒烟率仅为 11.1%。开始吸烟年龄也明显降低，男性开始吸烟的平均年龄从 20 世纪 80 年代的 22 岁提前

———————

① 中国疾病预防控制中心：《2015 中国成人烟草调查报告》，中国疾病预防控制中心 2016 年版，第 10 页。

到 18 岁，女性由 25 岁提前到 20 岁[①]。由此可见，目前我国戒烟率尚处于较低水平、控烟效果不明显，并且，开始吸烟平均年龄的普遍提前，反映出来吸烟低龄化的状态，对烟草使用的防控未发挥作用。

3. 酒精摄入

（1）酒精摄入量

2012 年中国 18 岁及以上居民人均酒精摄入量（折合为纯酒精体积）为 3L。其中，男性 5.6L，女性 0.3L，男性显著高于女性；农村高于城市；年龄分组 50—59 岁组的酒精摄入量最高，为 4.2L[②]。

（2）有害饮酒率

2012 年中国 18 岁及以上居民饮酒者中有害饮酒率为 9.3%。男性、女性分别为 11.1% 和 2.0%。城市和农村居民饮酒者中有害饮酒率分别为 7.5% 和 10.2%，农村高于城市。有害饮酒率最高的年龄组为 45—59 岁组（13.1%），其次为 60 岁及以上组（11.4%）[③]。由此可见，中国居民饮酒者有害饮酒问题不容忽视，并且需要针对不同群体采取不同的措施，争取有效控制饮酒者的有害饮酒率。

4. 身体活动

根据国家体育总局数据，2013 年 20—69 岁居民经常锻炼率为 18.7%，其中男、女性分别为 18.6% 和 18.9%，城市为 22.2%，农村为 14.3%。可以发现，中国经常参与锻炼的比例仍处于较低水平，男性与女性经常锻炼比例相差不大，女性略高于男性，城市居民经常锻炼率远高于农村居民，相差 7.9%，相较而言，农村居民更缺乏经常锻炼。

（三）慢性病防控现状

1. 政策环境

我国慢性病防控工作开始于 20 世纪 50 年代，自此展开了近 70 年的对慢性病的预防和控制不断探索与发展的过程。从针对特定慢性病病

---

① 张良、白雅敏、马吉祥：《慢性病危险因素控制现状与对策》，《中国卫生政策研究》2013 年第 10 期。

② 国家卫生计生委疾病预防控制局：《中国居民营养与慢性病状况报告（2015 年）》，人民卫生出版社 2015 年版，第 60 页。

③ 同上书，第 60—61 页。

种的防控试点的地方性措施到针对多种慢性病的可在全国范围内推广的防控政策，从单一病种的管理到慢性病的综合管理，我国逐步为慢性病防控工作的发展奠定了政策基础。

2009年新医改以来，国家新发布了一系列有利于慢性病防控的公共政策，如《全民健身条例》《中国食物与营养发展纲要（2014—2020年）》《全民健身计划（2011—2015年）》《农村义务教育学生营养改善计划》《关于加强老龄工作的决定》《开展全国亿万学生阳光体育运动》《促进健康服务业发展的若干意见》《促进健康服务业发展的若干意见》《中国烟草控制规划（2012—2015年）》《全国慢性病预防控制工作规范》和《营养工作规范》等①②。其中，2012年原卫生部等15个部委联合下发了慢性病防控工作的首个国家级规划《中国慢性病防治工作规划（2012—2015年）》，规划提出了构建"政府主导、多部门合作"的跨部门协调机制，"将健康融入各项公共政策"的发展战略，该规划的出台对我国慢病防控具有里程碑式意义。另外，2016年发布的《国家慢性病综合防控示范区建设管理办法》和2017年发布的《中国防治慢性病中长期规划（2017—2025年）》（2017年发布）两大政策对当前慢病管理防控作出了重要部署。健康中国"2030"规划纲要中提出要求"加强慢性病的健康指导和综合干预"。中共中央十九大报告提出"坚持预防为主，深入开展爱国卫生运动，倡导健康文明生活方式"。

2. 组织基础

1980年以前，我国疾病预防的主要部门是各级卫生防疫站；1980至1995年间，国家先后成立癌症、心、脑血管病防治研究领导小组和预防医学中心，1994年防疫司更名为疾病控制司并设立慢病处，我国慢性病防治有了更为专业的职能部门；1996至2009年为慢病防控的探

---

① 张勇、姜庆五、杨功焕等：《发展慢性病防控政策打造健康中国》，《中国慢性病预防与控制》2016年第8期。

② 白雅敏、刘敏、陈波等：《1984—2014年我国慢性病防控相关重要政策的回顾分析》，《中国慢性病预防与控制》2016年第8期。

索和体系完善阶段，社区卫生服务中心于 1998 年开始参与到慢性病综合防治的工作，2002 年国家成立疾病预防控制中心慢性病中心，标志着国家、省、地、县 4 级疾病预防控制体系的初步形成，2009 年成立国家癌症中心和心血管病中心，至此，全国建成了由中国 CDC、国家癌症中心、国家心血管病中心、全国脑血管病防治研究办公室、各省级及以下 CDC、专病防治研究办公室、二级以上医院、基层医疗卫生机构组成的慢性病防治网络①；新医改至今，我国慢病防控进入规范阶段，国家于 2011 年在全国建立综合防治示范区，与此同时，教育部、农业部、财政部、发改委也相应参与到慢性病防治工作中，通过食物与营养发展规划、经费投入，慢性病防治基础条件得到有效改善。当前，以疾病预防控制中心为主导，基层社区卫生服务中心为基础，教育部、农业部、财政部、发改委等多部门联动的局面形成，防治体系建立并处于不断完善过程中②。

3. 基本公共卫生项目推进慢病防控

2009 年 7 月，为落实国务院关于深化医药卫生体制改革，我国启动 9 大基本公共卫生服务项目，将以高血压、糖尿病为主要内容的慢病管理工作列为其重要内容，基本公共卫生服务项目经费由政府承担，每人平均 15 元。之后，国家先后多次下达文件，基本公共卫生服务项目数量由 9 项增加至 13 项，政府补助由每人每年 15 元增加至 45 元。国家对慢病管理在内的基本公共卫生服务项目提出明确考核指标，中央财政对各地给予经费补助以保证该项目顺利推进。基本公共卫生服务项目的开展为慢性病患者管理工作提供了着陆点和保障③。

4. 慢病监测系统的构建

慢性非传染性疾病相关监测包括长期、连续、系统地收集慢性病发病、患病、死亡及其危险因素信息，经过分析、解释，为制定公共卫生

---

① 施小明：《我国慢性病防治体系的演变、问题及建议》，《中华预防医学杂志》2012 年第 6 期。

② 马晨、刘晓迪、修璟威：《我国慢性病防治体系的发展与现状》，《职业与健康》2018 年第 8 期。

③ 陈玲：《我国慢性非传染性疾病流行及防控现状》，《职业与健康》2014 年第 20 期。

策略、评价干预效果提供依据，为公众健康教育提供科学数据①。1980年，我国建立了综合疾病监测系统，开始开展以传染病为主并逐渐增加慢性病内容的监测工作。2004 年，中国疾病预防控制中心慢性非传染性疾病预防控制中心创立了中国慢性病及其危险因素监测。

中国慢性病及其危险因素监测，在监测范围上，由 2004 年的 79 个监测点扩大到 2013 年的 302 个，并建立了省级代表性监测系统，使监测样本的全国代表性进一步提高；在监测方法上，由 2004 年的问卷调查、身体测量扩展到现在的生化指标检测，更好地覆盖了 WHO 阶梯式监测三阶段的全部内容等②，均从一定程度上反映出中国慢性病及危险因素监测技术日趋完善。

5. 实施重点慢性病筛查

近些年来，国家财政不断加大慢性病筛查经费投入，陆续支持了多项大规模慢性病筛查项目，涉及癌症筛查、高血压筛查、糖尿病筛查、心血管疾病及其他慢性病筛查，开展项目如：农村癌症早诊早治项目（2005 年始）、淮河流域癌症早诊早治项目（2007 年始）、农村妇女"两癌"检查项目（2009 年始）及城市癌症早诊早治项目（2012 年始）③、辽宁等 4 省心血管疾病高危人群早期筛查和综合干预项目（2014 年）、家庭医生签约服务内容中的糖尿病、高血压等疾病筛查等。

《中国防治慢性病中长期规划（2017—2025 年）》对我国当前及下一阶段慢性病筛查工作提出了明确的策略与措施——"促进慢性病早期发现。全面实施 35 岁以上人群首诊测血压，发现高血压患者和高危人群，及时提供干预指导。社区卫生服务中心和乡镇卫生院逐步提供血糖血脂检测、口腔预防保健、简易肺功能测定和大便隐血检测等服务。逐步将临床可诊断、治疗有手段、群众可接受、国家能负担的疾病筛检技术列为公共卫生措施。在高发地区和高危人群中逐步开展上消化道

①　王丽敏、邓茜、王黎君：《我国慢性病综合监测回顾与展望》，《中国医学前沿杂志》（电子版）2014 年第 3 期。
②　同上。
③　石菊芳、代敏：《中国癌症筛查的卫生经济学评价》，《中华预防医学杂志》2017 年第 2 期。

癌、宫颈癌等有成熟筛查技术的癌症早诊早治工作。加强健康体检规范化管理，健全学生健康体检制度，推广老年人健康体检，推动癌症、脑卒中、冠心病等慢性病的机会性筛查。将口腔健康检查纳入常规体检内容，将肺功能检查和骨密度检测项目纳入 40 岁以上人群常规体检内容。"

6. 推动全民健康生活方式行动项目

2007 年，国家卫生计生委（原）、疾病预防控制局、全国爱国卫生运动委员会办公室、中国疾病预防控制中心共同发起全国范围内的"全民健康生活方式行动"（以下简称行动），旨在倡导健康生活方式的全民行动。行动以合理膳食和适量运动为切入点，倡导和传播健康生活方式理念，创造健康的支持性环境，推广技术措施和支持工具，提高全民健康意识和健康行为能力[1]。近几年来，多地区如湖北省[2]、辽宁省[3]、广西省[4]、南宁市[5]、北京朝阳区[6]等地也对行动开展效果作了调研和评估，总体上认为，行动实施取得了一定效果，对提高居民健康知识水平、促进健康行为养成有一定推动作用，但仍需进一步深入开展健康宣教工作，促使居民改变不良生活方式，有效防控慢性病。

7. 创建慢性病综合防控示范区

我国于 2010 年启动慢性病综合防控示范区（以下简称示范区）创建工作，国家卫生计生委（原）分别于 2011 年、2016 年先后出台《慢性非传染性疾病综合防控示范区管理办法》、《国家慢性病综合防控示

---

[1]　李园、王静雷、张晓畅等：《全民健康生活方式行动（2007—2015 年）历程回顾与展望》，《中国健康教育》2016 年第 12 期。

[2]　任世成、张庆军：《湖北省全民健康生活方式行动效果评价》，《中国社会医学杂志》2017 年第 5 期。

[3]　李爽、张蕊、礼彦侠等：《辽宁省城乡居民全民健康生活方式行动效果评估》，《中国公共卫生》2017 年第 12 期。

[4]　罗水英、杨虹、孟军等：《广西慢性病综合防控示范区全民健康生活方式行动效果评价》，《中国慢性病预防与控制》2017 年第 2 期。

[5]　黄建双、吕忠其、周吉等：《南宁市全民健康生活方式行动实施效果评价》，《职业与健康》2016 年第 1 期。

[6]　张索磊、王熙：《北京市朝阳区全民健康生活方式行动效果评估》，《中国健康教育》2017 年第 2 期。

范区建设管理办法》，为示范区建设提出和完善了具体指标体系。当前指标体系涉及 7 类（保障措施、健康教育和健康促进、全民健康生活方式行动、高危人群发现和干预、监测、患者管理、社区诊断）23 项活动指标，为促进慢病的综合防控提供评估标准和依据。示范区建设使得各地慢性病防控工作更加系统化和规范化，成为各区/县开展慢性病防控的平台和抓手。截至 2017 年，全国共计 265 个区/县被评为示范区。有调查研究表明，我国示范区创建各项工作总体实施情况良好，23 项活动总体得分结果为东部地区得分高于中部和西部地区，中部和西部地区得分基本一致①。

二　我国慢性病防控工作问题

（一）"重治疗，轻预防"慢病防控模式未得到有效转变

"预防为主"是我国多年来的卫生工作基本方针，但在卫生保健制度体系建设中并未得到真正贯彻与落实，"重治疗、轻预防"仍然是慢性病防控工作的主要模式，并未得到有效转变。在"重治疗、轻预防"的工作理念之下，我国目前的慢性病防控工作主要是针对慢性病病人患病后为其提供各种医疗卫生服务，以治疗作为首要目的，防控工作重心落在控制与管理而忽视了能够带来更大成本效益的预防工作。

缺少对慢性病的发病规律与特点的足够重视，缺乏对致病危险因素控制的指导与预防保健服务，一方面导致了我国慢性病患病率不断攀升、慢性病死亡人数和死亡率逐年增加、慢性病疾病经济负担居高不下；另一方面，导致我国慢性病危险因素持续增加，主要包括不合理的膳食、烟草使用、过量有害的酒精摄入、不充足的身体活动等因素，多种危险因素相互作用之下，促使我国居民慢性病患病风险更高。这都会造成在严重影响居民健康的同时，很大程度上阻碍了我国社会经济事业的发展。

---

① 李娟娟、李晋磊、张娟等：《国家慢性病综合防控示范区建设总体实施现状研究》，《中华流行病学杂志》2018 年第 4 期。

（二）慢性病防控政策支持不够完善，缺乏相关法律保障

在全国范围内形成慢性病防控的政策性支持环境是开展慢性病防控工作的最佳条件。但是，目前我国在慢性病领域并未出台涉及慢性病防治的相关法律法规，所开展的慢性病防治工作无法做到有法可依、有章可循，缺乏持久性保障。另外，国家层面虽已经出台了一系列慢性病防控政策，包括规划（纲要）、防治指南、实施方案等等，但一定程度上来说还不足够，防治政策远不能满足居民的实际需求、慢性病防控经费投入不足、政策落实程度较差等诸多问题，都在提示慢性病防控工作的重视程度仍然需要进一步提高。

（三）慢性病防控能力建设较弱，无法充分满足慢性病防控需求

在慢性病防控工作中，一级预防实际上是最具有成本效益，但是目前我国承担一级预防主要任务的基层医疗卫生机构，由于基础设备设施的缺乏、基层医务人员服务能力的短缺、药品配备的不齐全等多种原因，尚未承担起慢病防治的"守门人"职责、难以发挥其"守门人"作用。同时，随着我国慢性病患病、发病情况的愈发严重，尤其是恶性肿瘤、糖尿病、高血压等重点慢性病的高流行，我国慢性病患病人数规模巨大，而人力、物力、财力的缺乏，都导致了我国防控能力建设远不能满足实际需求。

（四）多部门合作尚未有效落实，缺乏统一规划的多部门协调机制

目前我国慢性病防控工作的开展是在政府主导之下进行的，其中承担主力责任的一直以来都是卫生部门，其他相关职能部门配合力度不够，导致政策的目标制定与具体落实之间尚存在较大的差距，难以达成理想的防控效果。并且，根据我国"政府主导、多部门分工协作"的综合防控格局的要求，国务院与其他多部门也就慢性病防控编制了一系列文件，但是由于部门间与卫生系统内部尚未形成分工合作的有效工作机制、缺乏统一规划的多部门协调机制的问题存在，慢性病防控工作的开展往往会造成政出多门、多头管理与领导的尴尬局面。

（五）慢病防控发展不平衡

受经济、社会、文化、政策、卫生资源等因素影响，我国慢性病防

控发展不均衡问题较明显。北京、上海、广州等大城市及东部地区慢性病防控工作开展情况优于中、西部地区；城、乡慢性病防控情况也存在较大差距；基层医疗卫生机构与大医院慢性病防控资源与能力相差悬殊，而大医院慢病患者流量较大。我国慢病防控中西部地区之间、城乡之间、不同层级医疗机构之间的差异，使得不同区域、不同群体的居民对慢病防治资源的可及性和利用效率不一，卫生服务利用不公平性问题显著。

（六）慢病监测信息系统尚不完善

当前，国家对慢性病监测的资金投入力度不断加大，慢性病监测内容不断得到丰富，监测质量不断在提升。但我国慢性病监测信息系统依旧存在一些问题。一方面，慢性病患病率高，其监测覆盖面和监测频率都影响着监测效果和其反应出的情况的真实性。而我国慢性病相关监测信息系统覆盖率不够高、监控间隔时间较长，使得监测信息具有一定的偏差和滞后。另一方面，我国尚未实现慢性病监测信息一体化，多项慢性病调查和监测工作由疾控、医疗机构等不同机构承担，调查方式方法不同，内容存在交叉重叠，造成一定程度的资源浪费，不能形成国家权威的慢性病数据库[1][2]。此外，慢性病监测工作虽以项目形式予以经费支持，但尚没有相关条例约束，缺乏政策制约，难以对监测质量提出更高的要求。

（七）医疗保障体系不健全

现行的医疗保障体系不够健全，慢性病的保障水平亟待提高。一方面，慢性病具有患病率高、病程长的特点，患者需要长期用药治疗，慢性病患者经济负担大，但我国现行的医保体系以保障住院患者的疾病治疗为主，缺乏对慢性病的需求测算。另一方面，当前医疗保障主要是针对慢性病患者的诊疗服务利用，并未将慢性病管理纳入报销范围。而事实上，在慢性病防控中，需要将预防端口前移，加强疾病预防是成本效

---

① 张瑞：《基于慢性病轨迹的我国慢性病干预研究》，硕士学位论文，南京大学，2017 年。

② 王丽敏、邓茜、王黎君：《我国慢性病综合监测回顾与展望》，《中国医学前沿杂志》（电子版）2014 年第 3 期。

益优化的策略措施。

（八）社会动员不足，健康教育效果不理想

尽管开展健康教育和健康促进是政策导向，但目前的健康教育效果并不理想。我国居民对慢性病防治的认知度不高，居民健康保健知识相对贫乏，不合理的饮食等不健康行为依旧是我国慢性病高发的重要原因。慢性病是一个连续动态的过程，需要进行全过程管控，多方参与显得尤为重要，当前我国慢性病防控尤其是健康教育与健康促进工作中，社会动员不足，仅靠政府层面主导，发挥作用甚微。一是未积极有效发挥企业、学校、社区等的作用，进行现场宣传，提高大家对健康管理的重视和慢性病的防范。二是在发动媒体进行环境保护、健康保护、控烟等方面的宣传力度不够。三是个人自我健康管理意识未广泛树立，更未站在人力资本投资高度积极投资自己的健康①。

三　我国慢性病防控工作的趋势展望

（一）实现慢性病防控模式转变，防治结合，加强慢性病防治体系建设

要做好慢性病的预防控制工作、切实降低居民疾病负担，必须要实现从"重治疗、轻预防"到"预防为主、防治结合"慢性病防控模式的转变，将慢性病防控工作的关口前移，真正意义上做好一级预防工作，才能有效降低慢性病的患病率、死亡率等，提高居民健康水平。这就需要在国家层面上，在卫生政策制定的过程中，进一步强调"预防为主"的工作方针，切忌只是"喊口号""假大空"，而是需要通过各种手段与措施将其落到实处，突出预防的主导地位，发挥其重要作用。

除了强调预防的重要性之外，由于慢性病的不可逆性的疾病特征，针对慢性疾病的控制与治疗同样重要。对于已经患病的群体，建立慢性疾病健康管理档案、加强慢性病人的随访与医学干预，均能有效降低慢性病死亡率和致残率。因此，"预防为主""防""治"结合，加

---

① 汤凌平、于海艳：《浅析我国慢性病防控——基于人力资本投资视角》，《现代医学与健康研究电子杂志》2018年第10期。

强慢性病防治体系建设，在顶层设计上为慢性病的防控工作的开展奠定基础。

（二）建立慢性病防控的政策性支持环境

成熟且系统的法律和政策环境是有效保障慢性病防控工作持续开展的关键[①]。实现政府的主导作用，加快推进慢性病防控方面的相关法律、法规的颁布与实施，从根本上保障慢性病防控工作的开展，做到有法可依、执法必严。同时，将慢性病预防控制工作提升到国家战略高度、列入"健康中国"发展的优先领域，将健康融入所有政策，通过慢性病防控工作的地位优势来推动相关政策的有效开展与深入落实，促进有利于慢性病防治的社会、经济、文化大环境的形成。除此之外，进一步加大慢性病防控工作的财政投入，建立用于慢性病防控的专项资金项目，充分保证相关工作开展所需的经费，从根本上解决慢性病防控工作开展的后顾之忧。

（三）加强慢性病防控能力建设，健全慢性病防治机构网络建设

加强慢性病防治队伍人员建设，通过多种形式开展知识讲座、技能培训，不断提高慢性病防治人员的素质，使其能够符合慢性病预防与治疗的双重需求，尤其是基层医疗机构医务人员，作为慢性病防控工作中的"先头部队"，必须通过规范化培训、继续教育等多种手段，提升专业技术水平、卫生服务能力，使其能够充分发挥在一级预防中的"守门人"作用。加强慢性病防控工作中的财力、物力的投入，能够保障医疗卫生机构进行标准化建设，基础的设备设施以及满足居民患病就诊需求的药品种类能够得到保障。通过人、财、物三方面的重视与投入，加强我国慢性病防控能力建设。同时，明确各级各类医疗机构在慢性病防控中的职责，健全慢性病防治机构网络建设。通过慢性病防治能力的整体提升，促进我国慢性病防控工作的顺畅开展。

（四）完善多部门协作机制，建立统一有效的多部门协调机制

探索完善多部门合作的工作模式，实现多部门之间的共同协作，建

---

① 张勇、白雅敏、邵月琴等：《新千年发展目标框架下的全球慢性病防控政策的回顾与建议》，《中国慢性病预防与控制》2016年第8期。

立促进慢性病预防、控制、管理的多方参与、多元合作的支持性社会环境，是有效实施慢性病预防控制的关键所在。同时，以我国《中国防治慢性病中长期规划（2017—2025 年）》为指导，明确各级主体、政府各部门的职责范围，如卫生行政部门可以调整卫生政策，调整卫生资源分配额度、切断服务收入和个人收入的联系、改进初级卫生保健系统、将慢病防控纳入爱国卫生运动、慢病防控纳入健康城市建设等；财政部门可对烟酒汽车等征收不健康税、提高烟酒，食用油和软饮料价格、健康产品营销、补贴健康食品生产、取消对不利健康的产品如烟叶和烟草产品等的补贴等；宣传部门可利用大众媒体宣传慢病防控知识、创造有利于慢病防控的文化氛围、营造有利于健康生活方式的舆论环境等①。另外，加强多部门协作过程中的协调与动态的监控，对政策的实施落实根据具体实际情况进行及时的调整，避免出现多头领导管理的窘境，形成多部门参与、多层次协作的慢性病防控机制。

（五）加大慢性病防控资源投入，注重资源配置公平性

考虑到当前慢性病防控中的区域、城乡及不同层级医疗机构的发展不均衡现状，我国应重点加强对中西部地区、农村地区及基层医疗卫生机构的慢病防控卫生资源投入、组织管理和技术指导，注重卫生资源配置的公平性。

（六）加强整合，打造共享信息系统

针对我国慢病监测信息系统存在的监控主体各自为政形成信息孤岛，以及监测覆盖面和频率不高等问题，我国急须克服困难，加强整合，打造共享信息系统。一方面，整合原有慢性病监测系统，在全国逐步构建一个包括慢性病行为危险因素、发病、死亡等在内的慢病监测信息系统，实现慢性病监测信息系统的一体化和动态共享②。另一方面，利用慢性病监测信息系统，进一步扩大慢性病监测范围，缩短监测间隔时长，动态监测、评估慢性病实施方案和实施效果，利用大数据为科学

---

① 刘晓娜、张华、赵根明等：《我国慢性病预防与控制发展历程》，《公共卫生与预防医学》2015 年第 2 期。

② 陈玲：《我国慢性非传染性疾病流行及防控现状》，《职业与健康》2014 年第 20 期。

决策提供支撑，实现精准防控[①]。

（七）完善机制，强化慢性病保障

针对慢性病经济负担问题，应完善医疗和医药保障政策，切实减轻群众就医负担。可通过完善医保在不同级别医疗机构的差异化支付，推动分级诊疗，强化防治结合。进一步完善基本药物目录，加强基层医疗卫生机构与二三级医院的用药衔接。积极探索以多种方式满足患者用药需求，保障药品供应，提高药物的可及性，如老年慢性病患者可由家庭签约医生开具慢性病长期药物处方、发挥社会药店在药品供应保障中的作用等。同时，对符合条件的患慢性病的城乡低保对象、特困人员实施医疗救助。鼓励基金会等公益慈善组织将优质资源向贫困地区和农村延伸，开展对特殊人群的医疗扶助。针对当前医疗保障重治疗而轻预防的问题，应当逐步探索落实将慢病管理纳入医保报销范围。部分发达国家已逐步将国家的医疗保险模式由纯粹的疾病经济保障型转型为全面的健康管理型，将预防医疗等项目纳入了医疗保险的支付范畴。

（八）进一步加强健康教育与健康促进

通过多途径，加强多方联动，加强健康教育与健康促进工作，动员社会力量改变居民不良生活方式和行为，控制慢病危险因素，是慢性病防控端口前移的重要策略措施。我国应借鉴国外优秀经验，结合自身国情，在健康教育制度建设、人才培养、社会动员、效果评价等方面积极改进，如加强健康教育的组织机构建设和法律保障机制；加大健康教育经费筹集；继续开展如"全民健康生活方式行动"的全国范围内的健康教育与健康促进项目；发挥青、工、妇、爱卫会，以及学会、企业等组织宣传作用；编写科普读物，利用大众传媒，广泛宣传慢性病防治知识等。

（南京医科大学　钱东福　赵盼盼　王　烨）

---

① 汤凌平、于海艳：《浅析我国慢性病防控——基于人力资本投资视角》，《现代医学与健康研究电子杂志》2018 年第 10 期。

第八章　中国传染性疾病防控
现状、问题与展望

新中国建立以来，在传染性疾病防控领域，一个从中央到县域的疾病预防控制体系发挥了积极的作用。2003 年 SARS 事件之后，我国政府进一步加强了传染病预防控制体系的建设，明确了功能、编制、经费和工作机制，疾控体系的硬件建设得到了明显的改善、运行经费得到了切实的保障，成功地应对了禽流感、手足口病等重大疫情。在取得巨大成绩的同时，由于疾病预防控制体系所面临的主要任务、外部环境发生了巨大的变化，疾控工作面临巨大挑战，具体表现在人员流失严重、平战结合较差、医防融合不佳、基层咬合不力等等。如何适应新时代的要求，兼顾中国国情特色，更好地加强传染性疾病预防控制工作，是一个亟需回答的问题。

一　时代要求

（一）从风险高发转向风险偶发，任务减少，直系队伍必须减

自新中国成立以来，我国政府十分重视公共卫生事业的发展，坚持以预防为主的基本方针使得我国传染病预防控制工作取得了显著成效，全国法定报告传染病发病率由建国初期的 3000/10 万①下降至

---

① 胡光宇、李蔚东：《新健康革命》，清华大学出版社 2006 年版。

2017 年的 509.54/10 万[1]，死亡率从 4.44/10 万[2]下降到 1.43/10 万，消灭了天花，控制了鼠疫、霍乱、疟疾、黑热病在内的多种传染病，人均期望寿命由 43.83 岁[3]上升到 76.7 岁[4]。特别是 2009 年我国传染病防治重大专项实施之后，我国有 20 种传染病的发病显著下降，包括丝虫病、副伤寒、甲肝、狂犬病、流行性脑炎、钩端螺旋体病、阿米巴痢疾等。其中，麻疹下降幅度达 99.63%，并以平均每 5 年 46.25% 的速率下降。虽然艾滋病近年来发生率逐年攀升，从 2010 年的 2.56/10 万上升至 2016 年 3.97/10 万；结核病发病率近年来也有波动；莱姆病、空肠弯曲菌腹泻、肾型出血热、犬链球菌感染、军团菌感染等新型传染病不断登场。凡此种种，均提示我们，虽然大部分传染病已经得到控制，传染病不再是威胁人民健康的主要疾病，疾病预防控制体系的工作重点转向传染病和慢性病防控并重，但不能放松对传染病控制工作的要求。

由于慢性病防控的主要力量在社区、在医院，传染病的工作任务决定了所需人力的多少。面对着传染病经常性控制任务的日益减少，这支队伍日益表现出"臃肿"，人员冗余、效率较低。

（二）从供给短缺转向供给充分，助力增加，合同队伍必须增

随着我国公共服务体系和制度建设的不断推进，公共服务提供主体和提供方式逐步多样化。表现在公共卫生服务领域，医疗机构、社会办机构、社会组织等力量已经成为公共卫生服务供给主体的重要组成部分：截止 2017 年底，每千人口执业（助理）医师数已达 2.31 人[5]，较

---

[1]　疾病预防控制局：《2017 年全国法定传染病疫情概况》，http：//www.nhfpc.gov.cn/jkj/s3578/201802/de926bdb046749abb7b0a8e23d929104.shtml，2018。

[2]　甄雪燕：《近百年中国传染病流行的主要社会因素研究》，博士学位论文，华中科技大学，2011 年。

[3]　UNITED NATIONS DESA/POPULATION DIVISION. Data Query.

[4]　中华人民共和国中央人民政府：《2017 年我国居民人均预期寿命达 76.7 岁》，http：//www.gov.cn/xinwen/2018-06/13/content_5298463.htm，2018。

[5]　张学清、吕艳、沙磊等：《中国疾病预防控制机构人力资源现状分析》，《中国公共卫生管理》2015 年第 3 期。

建国初期的0.84人[①]翻了两番；全国医疗机构数，从最初的2600家[②]到如今仅社会办医疗机构就达18759家[③]，独立诊断实验室从2004年的10所到如今的356所，并呈现爆发式的生长趋势，占领市场份额[④]。从职能来看，全国基层医疗卫生机构均将公共卫生纳入六位一体重要职责[⑤]，综合性医院亦强化了预防保健科、传染科等科室能力，助力防控工作。服务供给侧的快速发展，提供了传染病预防控制工作落实的另一条可行途径，那就是服务购买。计划经济时代，专业化的传染病预防控制机构服务供给极度短缺，只能通过建设机构来提供服务。但在市场经济的今天，自行建设机构来提供服务的成本越来越高，直接购买服务的成本越来越低，公务用车就是典型案例，在传染病预防控制领域也是如此。应当扩大传染病预防控制服务的购买份额，通过政府购买的方式扩大传染病预防控制机构的合作伙伴，进而保留完整的传染病预防控制网络。

（三）从资金匮乏转向资金充足，财力增加，服务购买应当增

政府财政收入或支出的实力状况，在很大程度上决定了其为社会提供公共服务及物品的范围和数量。建国初期，全国财政收入总规模仅有62.17亿元，很难有余力向社会力量购买服务。然而，60年后的今天，全国财政收入就翻了近400倍，达到2.42万亿美元，约占GDP的22.32%，位居世界第二；据财政部发布财政收支数据显示，2017年1至12月累计，全国一般公共预算收入172567亿元；一般公共预算支出为203330亿元，其中，医疗卫生与计划生育支出14600亿元[⑥]。因此，在财力允许的情况下，通过引入市场合作和竞争机制，鼓励更多具有综

①　朱高林、郭学勤：《1949—1956年中国城乡居民消费水平总体考察》，《当代中国史研究》2011年第1期。

②　佚名：《从全球最大医院门诊创纪录说开去》，http：//www.360doc.com/content/18/0308/18/15509478_735447766.shtml，2018。

③　王慧勇：《现代化综合性传染病专科医院临床检验建设发展的战略选择》，《世界最新医学信息文摘》2015年第61期。

④　中国产业信息网：《2017年中国基层检验市场发展趋势分析》2017年。http：//m.chyxx.com/view/516685.html，2017。

⑤　基层卫生司：《国家基本公共卫生服务规范》（第三版）。

⑥　中华人民共和国财政部：《2017年财政收支情况》。

合知识、综合实力的复合性专业机构和人才为传染病预防控制机构提供专业服务，以更为高效的运行管理机制，着手探索出一条可使公共财政效力增加和公共卫生服务优化的新途径，是一种可行的思路。

（四）从信息小道转向信息高铁，效率增加，机构层级应当减

最初，传染病疫情信息报告管理工作是通过人工手动的"逐级统计汇总报表和电报"方式得以实现的，由于人群"管理幅度"的存在，疾控体系的"国家—省—市—县"四级网络基底为该项工作的顺利推进奠定了基础，被认为是一种效率较高的组织形式。然而，时代发展，现代网络信息技术水平助力疾控疫情信息报告模式发生转变，开始经历从"逐级收集个案"上报，到如今，各级可通过国家疾病报告管理信息系统软件"越级"进行"网络个案直报"，建立了统一、高效、快速、准确的传染病疫情报告管理类系统。这给疾控多层级化的组织形式带来了挑战。挑战一来自于传递效率。由于组织层级较多，信息在层层传递过程中极易误报、漏报和错报，从而耽误传染病疫情控制的最佳时机；挑战之二是传递速度。整个体系的快速感应能力和适应能力是决定传染病控制工作效果的核心因素，这恰恰是管理层次众多的层级结构所缺乏的。因此，可借助计算机强大的信息处理、传递和共享能力，实现信息在组织内部无障碍流转，探索尝试减少疾控核心体系的层级数量，实施组织结构扁平化，增进组织活力，促进管理质变。

（五）从技术独占转向技术普及，优势削弱，技术能力必须增

从专业而言，相对于其他机构，无论是从技术、人才还是设备上，传染病预防控制机构理应有着压倒性的优势地位。然而，从 2015 年的数据来看，各项优势均已出现下滑迹象。就人才而言，疾控队伍人员的学历情况堪忧。本科及其以上学历的人员比例仅约三成，中专及其以下的学历人员较全国卫生技术人员多了近 6 个百分点[1][2]，表明体制难以

[1]　中国政府网规划与信息司：《2015 年我国卫生健康事业发展统计公报》，http：//www.nhfpc.gov.cn/guihuaxxs/s10748/201607/da7575d64fa04670b5f375c87b6229b0.shtml，2016。
[2]　张学清、吕艳、沙磊等：《中国疾病预防控制机构人力资源现状分析》，《中国公共卫生管理》2015 年第 3 期。

吸引或留住高学历的专业技术人才。再加上，体系内人员多为预防医学专业的本科毕业生，不具有处方权[1]，无法接触临床工作使其业务水平较临床医生差距甚远；设备上，由于疾控人员应对的疾病谱较窄，业务单纯，因此有些机构的设备配置缺口较大[2]，尤其是对不明化学物定性检测方面，制约了其工作的开展；技术上，全国省级疾控中心平均基本检验能力仅达到国家标准的 75.19%[3]。随着公立医院经营状况的显著改善和政府重点投入，以及社会资本对各类检验检测机构的投资，传染病预防控制机构的技术能力，无论是设备还是人力，优势都在削弱当中，需要采取有力措施予以纠正。

二　中国特色

（一）强调体系，中央集权，自上而下垂直网络，执行力强，只能加强不能削弱

传染病预防控制体系的高执行力和强反应性是开展传染病防控工作的两大关键性要素。从我国对抗 SARS 的经验来看，要使一个庞大复杂的组织具有高度的执行力和强大的动员与聚合社会资源的功能，就必须依靠中央集权，实行"自上而下"的有效调控才可。具体而言，执行从国家到地方的自上而下的垂直管理模式，可有效突破地区界限，不但有利于人财物的全国性调配与共享，同时，其具备的网络体系层层架构，组织结构严密，可实现责任到级、责任到人、各司其职。加之，我国国情特殊，人口众多，疫情复杂，且东中西区域之间人群疾病模式差异巨大，建设具有中国特色的、具有威权式的疾病防控体系，重要且必要。可认为，无论传染病防控体系如何改革，坚持中央和地方网络，始

---

[1]　中华人民共和国国家卫生健康委员会医政司：《中华人民共和国卫生部令（第53号）——处方管理办法》，http://www.moh.gov.cn/mohyzs/s3572/200804/29279.shtml，2006。

[2]　王慧勇：《现代化综合性传染病专科医院临床检验建设发展的战略选择》，《世界最新医学信息文摘》2015年第61期。

[3]　中国疾病预防控制中心公共卫生监测与信息服务中心：《2016年全国疾病预防控制基本信息统计分析报告》，2017年。

终是我国传染病预防控制工作区别于其他国家的鲜明优势，也是传染病预防控制工作得以顺利有效进行的根本组织保证和制度保障，只能加强不能削弱。

（二）强调协作，群众运动，一方有事各方支援，时效性强，只能加强不能削弱

群众运动是具有中国特色社会主义色彩的的公共卫生事件活动的特征之一，表现为一方有事，各方支援。仍以 SARS 举例，在抗击非典之时，亿万民众紧紧地凝聚在一起，同舟共济、患难与共，大批志愿者，社会力量均以不同的方式投身到抗击非典的斗争中，从而获得了最终的胜利。在此之后，大家形成的共识是传染病预防控制工作需要全社会全国民的共同参与，协作是核心。再从平时来看，我们亦要将社会经济发展与疾病控制相结合，强化政府职责，促进医院、法律、教育、环境等部门与企业、组织等社会力量共同参与传染病预防控制工作，加强群众防病意识的普及程度，让传染病预防工作能够真正落到实处。因此，为保障战时执行的时效性，和维护平时群众的安全性，传染病防控体系的协作机制，只能加强不能削弱。

三　防控困境

（一）事有钱，人没钱，人才流失严重

人才队伍是核心。笔者在调研某省疾病预防控制中心时，相关人员介绍说，仅艾防实验室，在 2016 年就流失人员 3 人，其中正高级 1 人，副高级 1 人。与此同时，招聘也是难题，去年中心拟签约招聘 23 人，最后真正前来的却只有 6 人。留不住，招不来，成为传染病防控机构人力资源建设的一大难题。这样的结果源于以下几点，一是未形成完善的人才激励机制。事有钱，人却没钱。具体而言，传染病防控机构提供的是公共产品，是国家全额投入单位，财政拨款分为两类，其一是项目经费，体现为提供设备仪器等；其二是人员经费，由于单位性质隶属公益一类补偿机制，所拨款项仅可维持人员的基本职工工资，收入显著低于

同级医疗卫生单位；二是分配制度上存在平均主义，也就是俗称的大锅饭现象。无绩效考评，或者说绩效与工资脱钩，未有良好的制度和环境可促进优秀人才的脱颖而出；三是传染病防控体系人才社会地位不高。由于政府乃至社会仍存在重医轻防的思想，与医生地位相比，公共卫生人才获得感较低，成就感较弱，从而无法充分调动起工作的积极性与创造性。

（二）各独立，少交流，医防融合不佳

由于传染病的突发性特点，我国传染病防控机构在无疫情时会长时间处于一种"待命"状态。这种"待命"状态下，人员得不到充分的锻炼，技能容易滑坡。相对于传染病防控机构，医院则经常性高负荷工作，人员技能反复锤炼，人员素质保持持续提高。如果有着人员从医院向传染病防控机构流动的激励机制，传染病防控机构将有足够高素质的人力储备，以在关键时刻指导医院的疫情控制工作。然而，在实际工作中，医院和传染病防控机构是相对独立的，正常的人员交流互动机制缺乏，而且由于医院薪酬普遍高于传染病防控机构，人员正在反向流动，从传染病防控机构流向医院。更深层次的原因，是人才培养。我国医学院校大多实行的是定向培养制度，也就是说，传染病防控人才与临床医师人才的培养相分离。一方面，传染病防控与临床形成了两种话语体系，传染病防控人员与医院内人员交流困难，传染病防控机构与医疗机构间相对隔离；另一方面，传染病防控机构内的各专业自身专业性较强，壁垒较多，亦互相独立。如此状态，医防融合不佳，传染病预防控制工作的远期前景堪忧。

（三）高在上，疏指导，基层咬合不力

根据《关于疾病预防控制体系建设的若干规定》文件，疾控中心（传染病防控机构）作为政府公益一类保障的事业单位，权责包括指导辖区内医疗卫生机构、城市社区卫生组织和农村乡（镇）卫生院开展卫生防病工作、负责考核和评价。然而，基层医疗卫生机构重临床、重实践、重结果。要指导基层，即要具备指导基层的能力，这就要求传染病防控队伍是一支懂预防、懂治疗、可预防、可治疗、能应急、能常态的复合型人才队伍。然而，从目前调研来看，普遍反映，现有队伍能力难以指导基层，指导多流于形式。而疏指导的结果，是与基层咬合不力，关系隔离。其原因在于，一是队伍自身整体素质不高，据 2017 年的卫统年鉴数据显示，副高级以上的卫生技术人员仅占全体人员的 10.7%，与执业（助理）医生队伍的 17.4% 相比差距较大；二是队伍人员实践过少。由于我国传染病防控机构人员多持公共卫生执业医师执照，法律规定不能从事诊断、治疗活动，长期不能接触临床，致使人员得不到充分的锻炼，专业技能滑坡严重。而与之相对应的是医疗机构，由于直接面对患者，面对疾病，经常性的实践和锻炼使人员的技能和素质持续提高，专业能力不断增强。

四　美国经验

（一）精简的直系队伍

截止 2017 年底，全美疾病预防控制中心人员数量为 15000 余名[1]，仅占美国人口的 15/10 万。然而，由于 CDC 工作内容有着广泛性的需求，人员较少的美国 CDC 直系队伍却有着专业覆盖面广、素质高的特点。具体而言，其人员专业覆盖种类达 192 个，除大多数为流行病学家，微生物学家，临床医师以外，还有毒物学家，化学家，统计学家，环境工程师，工业卫生学家等，甚至社会学家。这些专家名声在外，多为美国乃至国际有名的领域先锋。在他们下面，配备了一大批技术熟练的技术人员，及管理人员，学历要求均至少为大学本科毕业。另外，队伍中每年至少有超过 2000 人在全国 50 个州和海外 50 多个国家和地区工作[2]，多为常驻，承担了美国乃至全世界的公共卫生安全和疾病预防工作。

（二）动员社会力量

由于政府直系队伍人员较少，美国 CDC 历来均通过动员社会力量

[1]　美国 CDC 官网：https：//www.cdc.gov/fellowships/index.html。
[2]　美国 CDC 基金：《什么是公共卫生》，https：//www.cdcfoundation.org/what-public-health。

开展相关工作。就拿美国疾病预防控制监测检验工作举例。1988年，美国启动疾控临床实验室改进修正计划①，试图将全美境内所有的拥有疾病监控和检测能力的相关机构纳入进统一的平台，并执行同一套标准体系。截止2018年8月，共有261282家实验室曾被纳入进该计划，并被授予CLIA实验室编号②，目前在正在运行的有69067家。其中囊括了，规模较大的机构，如医院、大学、医疗中心内实验室，小到医生办公室、药店的实验室，体系执行严格的分级分类。在此框架下，该体系成功实现可提供关于各类疾病与伤害的诊断、预防与治疗信息。尽管纳入的实验室或机构质量参差不齐，良莠参半，真正合规、安全、检测准确率较高的实验室可能不到总量的50%③，但美国利用这套体系，广泛动员了社会力量，以较低的成本构建了一个及时、迅速、高效的疾病预防控制监测和检验体系。

（三）扩大服务购买

据统计，美国CDC每年均有接近110亿美元的经费预算，用于投入购买各种公共卫生管理、疾病预防及健康管理相关的服务。以2017年为例，美国CDC的经费支出大约有45%花在了服务购买上④。其中，投入最大的是医院预防计划（HPP，Hospital Preparedness Program）。该计划主要指，CDC集结州层面的各类组织，通过向组织成员购买服务，提供资源，协调设备等手段，提高区域内现有的医疗体系服务能力和疾病预防控制水平，尤其是应急事件的及时处理。举例而言，2012年初，一场大型龙卷风摧毁了肯塔基医院，当地患者无医可治，由CDC投入的HPP组织及时响应，协调医院所需的发电机、拖车和便携式氧气发生器，在短时期内就恢复了医院的急诊，并实施了后续的撤离和重建计

---

① 《公共卫生和福利》，https：//www.gpo.gov/fdsys/pkg/USCODE-2011-title42/pdf/USCODE-2011-title42-chap6A-subchapII-partF-subpart2-sec263a.pdf。

② 美国CDC官网：https：//wwwn.cdc.gov/CLIA/Resources/LabSearch.aspx#SearchResultsTop。

③ http：//archive.jsonline.com/watchdog/watchdogreports/common-medical-tests-escape-scrutiny-but-often-fall-short-1-b99570945z1-338990781.html。

④ 美国CDC官网：https：//www.cdc.gov/funding/documents/fy2017/fy-2017-ofr-annual-report-508.pdf。

划①；又如，2015 年，弗吉尼亚州发生大规模季节性的流感，HPP 组织及时调配人员，短时间内协调了包括流感疫苗，POD 流动拖车和其他材料在内的各类医疗物资，成功在 2.5 小时内接种 515 人②。在此基础上，CDC 还资助各类演习和教育训练活动，例如超级碗期间的部署医疗特派部队训练③，学校的紧急情况下开展医疗活动的训练④等。以上计划，扩大了单一购买疾控服务的内涵，通过盘活现有资源，成果提高了地方对紧急事件的应急响应能力和区域内的医疗合作。

（四）扁平机构层级

美国的疾病预防控制体系由联邦、州和地方三级构成。最高层次为美国卫生和人类服务部⑤（DHHS，Department of Health and Human Services），下设美国疾病预防控制中心，全国独一个，代表政府，总体指导、协调与实施全国公共卫生职能。在州和地方层面，并未设置 CDC 直属机构，而是采用与各州卫生署建立合作关系的方式，向各州派员，以顾问身份开展工作，通过技术支持和经费支持协调各州的疾病预防控制工作⑥，并作为重点专注的五个战略领域之一。在此基础上，通过卫生署联合各级各类医疗机构（尤其是社区医疗服务机构），将公共卫生服务落到实地，并延伸至最基层，已在全美形成了覆盖面广、基础扎实的网络化公共卫生体系。可以说，社区组织、医院才是开展疾病预防控制的中坚力量。另外，CDC 的机构设置常随着防病的实际问题而调整。

（五）强化技术能力

美国 CDC 除了一般的科研资助外⑦，另设有专项商业化资助资金，

---

① 美国卫生与公众服务部：《肯塔基州医疗保健联盟应对复苏》。

② 美国卫生与公众服务部：《弗吉尼亚州的流感疫苗接种》，https：//www.phe.gov/Preparedness/planning/hpp/events/Pages/drive-thru-fluvac.aspx.2016。

③ 美国卫生与公众服务部：《HPP 影响：超级碗和大学橄榄球全国冠军》，https：//www.phe.gov/Preparedness/planning/hpp/events/Pages/football.aspx.2016。

④ 美国卫生与公众服务部：《为准备而锻炼——儿科安全和计划》，https：//www.phe.gov/Preparedness/planning/hpp/events/Pages/kid-safety.aspx.2016。

⑤ 美国 CDC 官网：https：//www.cdc.gov/about/organization/cio.htm。

⑥ 张顺祥：《美国 CDC 情况简介》，《中国公共卫生管理》2002 年第 6 期。

⑦ 美国 CDC 官网：https：//www.cdc.gov/funding/index.html。

旨在通过有效的方式促进社会各类研究机构将科学创新和研究结果转化
为产品，应用至实践当中。该工作专门设立了科学副主任办公室（OADS）
来管理。具体而言，基金分类众多，如有促进小公司、小企业的创新研
究计划（SBIR）[①]，有与非盈利机构合作的小企业技术转让计划（STTR），
还有美国国家科学资金（NSF）专项的公私合作的商业化培训计划[②]，
该计划主要助力教授受助者和研究人员将研究成果转化为产品。从结果
来看，OADS 每年会在官网公布 CDC 纳入的各项技术[③]，范围涵盖有疫
苗接种、诊断、治疗、环境与农业、职业安全与健康、软件设备、研究
工具和特色技术等。其中，有最新的应对 H7N9 病毒的单克隆体[④]，也
含有抓蚊子的陷阱工具[⑤]。该专项资金和助力企业科研转化工作的执
行，使得各机构自主研究的项目得以应用于实践，不单单改善了当地的
公共卫生水平，提高了全美公共卫生系统的技术能力，也使得社会科研
机构拥有了产品转化的能力，从而激励其研制更优的技术，形成了良好
的"产—学—研"循环模式。

（六）培养人才队伍

美国 CDC 之所以发展迅速，长盛不衰，依赖于其拥有的一支人才
济济、供需契合、技术专业、建设优良的人才队伍。一方面，源于公共
卫生人力的培养和发展制定模式。美国 CDC 同时兼顾人才数量和能力
的培养，在制定具体培养计划之前，会优先摸清社区对公共卫生服务的
需要、国家所需的公共卫生服务类别、所需的具体职位及其相关需求
等，继而制定。同时会将具体的培养方案制定权力放给各州，以让各州
可根据具体情况，制定适宜的公共卫生培养计划。在此基础上，为了发
展公共卫生人力建立有关的合作伙伴，吸引更多的投资，美国 CDC 亦
致力于在不同种族和文化背景的人群中培养公共卫生人力。根据能力的
要求通过如远程教育在内的多种形式培养和培训改良目前队伍的专业、

[①]　SBIR：https：//www.sbir.gov/.
[②]　国自然基金：《NSF 创新团（I‐Corps™）》。
[③]　美国 CDC 官网：《可用的技术授权和协作》。
[④]　美国国立卫生研究院：《新型抗流感病毒神经氨酸酶单克隆抗体》。
[⑤]　美国国立卫生研究院：《CDC 蚊虫捕捉器用于控制和监视蚊子》。

年龄、种族的结构，从而增强人才队伍整体水平；二是源于医学教育体制本身。美国实行精英医学培养模式，无论从事临床还是公卫，均需通过八年大学和医学院的学习，在拿到医学博士学位（M. D.）之后才能决定从业方向；再加上，美国已形成了制度化的培训制度。每年，美国CDC会开办疫情情报服务（EIS）培训班，至少涉及学员3000余人，均为从事公共卫生或临床的专业人员，教学内容囊括流行病学、卫生统计学、协作交流技巧、管理知识和技能、监测检测技术、方法学和教学技能、项目管理及督导评估等公卫专业技能。

五 建设建议

传染病问题涉及国家安全，处理不当，动摇国本。安全、优质、高效的传染病综合防控网络体系，反映了一个国家的综合能力，更是维持人群健康、经济发展和社会稳定的一项重要基石。笔者针对我国目前传染病防控困境，考虑新时代特征和中国特色要求，结合美国经验，提出以下建设建议。

1. 在观念上我们要明确，传染病防控体系的建设和完善与国家的稳定和发展相联系，并非一朝一夕可以完成，需要我们长期且全身心的投入。各级政府应通力合作，将疾控机构的建设纳入当地经济社会发展的总体规划，在每一环节切实承担起相应的工作职能，尤其是在日常工作中切实加强疾控体系建设，而不是采用应急的方式来达成提高效率、改善服务、促进社会发展的目标。

2. 由于我国地域广阔、发展不平衡、疾控要求各地不一，需要因地制宜探索适合当地经济、财政、疾病形势的传染病防控体系。鉴于东中部地区比较好的经济和财政状态、比较稠密的交通网络，建议在东中部地区建设新型医防融合的传染病防控网络。如图8-1所示。

（一）体制

1. 适当缩减层级。配合政府改革，减少传染病防控体系的行政层级设置，探索实行中央、省、市三级网络体系。如图8-2所示。中央、

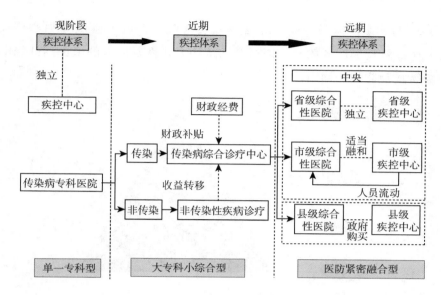

图 8-1　医防融合的传染病防控网络构建图示

省、市级城市设立传染病收治定点医院，连同当地疾病预防控制中心传染病防控部门，共同形成覆盖全国的传染病防控网络。传染病防控网络中的定点医院平时按照市场机制运行，同时进行传染病防治能力的训练准备。一旦出现大规模疫情，在政府部门统筹下转换为应急机构开展工作。

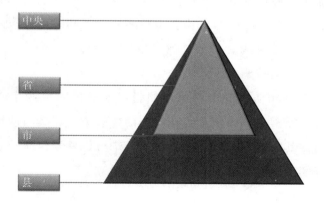

图 8-2　在东、中部地区建设的三级疾病预防控制体系

2. 落实政府购买。加强对县级基层医院、社区卫生服务中心、社会办医疗机构的服务购买，通过合同签约方式恢复原有的中央到县级的四级疾病预防控制网络。如图 8 - 3 所示。

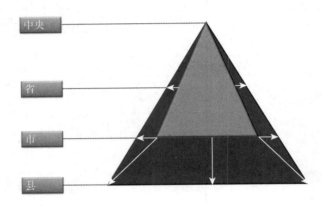

图 8 - 3　通过县级层面加强服务购买的方式重塑四级疾病预防控制体系

（二）机制

1. 省级疾病预防控制中心与医院保持独立关系，重点发展科研、实验室检验检测和流行病学调查工作。坚持人才战略，着力提高队伍素质。医疗预防业务上和传染病防治网络医院实行人员双聘。疾病预防控制中心执业医师经批准后，到医院执业，有处方权。这批执业医师编制在疾控中心，按照一类公益机构获得薪酬待遇，同时可在医院从事相关专业（慢性病、传染病）诊疗工作，接受医院绩效考核，按服务量和服务质量获得增量薪酬。

2. 市级疾病预防控制中心可参照省级疾病预防控制中心的医防结合模式，也可探索与同级定点医院融合的发展方式，其行政职能交还卫生行政部门；其实验室职能部分市场化，部分转移至医院；其消灭和流行病学调查职能转移至医院。

（三）经费

分国家和省两个层次进行建设。国家级传染病防控网络由各省的省级传染病收治定点医院、省级疾病预防控制中心传染病防控部门组成，由国家卫生健康委员会统一规划，统一建设，统一投入，统一进行业务管理。省级传染病防控网络由特定省级行政区划内的市级传染病收治定点医院、市级疾病预防控制中心传染病防控部门组成，由省级卫生健康委员会统一规划，统一建设，统一投入，统一进行业务管理。

（复旦大学　罗　力　张天天）

第九章 中国公害病防控现状、问题与展望

生态环境与人类健康密不可分，由于环境污染而对人类造成健康损害的相关疾病，在某些国家被定义为"公害病"。经过三十多年的快速发展，我国经济建设取得了历史性成就，同时也积累了不少生态环境问题，其中不少环境问题甚至严重影响群众健康。重点解决损害群众健康的突出环境问题是习近平新时代推进生态文明建设的基本原则，开展环境污染健康损害相关疾病的防治有利于推进健康中国建设。

公害病具有法律意义，我国法律目前在公害病认定方面还处于空白状态，阻碍了我国公害病的认定与防控。本章从公害病的认定及防控等方面对国内外现状进行了综述，分析我国公害病防控上的不足，并结合他国经验，对我国公害病的认定防控提出建议与展望。

一 公害与公害病

（一）公害

1. 公害的定义

在英美法系国家，"公害"与"私害"相对应，如果某种行为影响到 3 人以上，妨碍他人可行使或可享受的权益，就称为公害。类似大气污染、水体污染、噪声污染等侵害的是大众权益，因此被称为公害。

1967 年，日本在《公害对策基本法》中，对"公害"下了明确的定义：由于事业活动和人类其他活动产生的相当范围内的大气污染、水质污染（包括水的状态以及江河湖海及其他水域的底质情况的恶化）、土壤污染、噪声、振动、地面沉降（采掘矿物所造成的下陷除外）以及恶臭，对人体健康和生活环境带来的损害。后来，妨碍日照、通风等，也被法律规定为公害①。

我国《环境卫生学》②一书中认为，根据环境卫生学理论，人类在开发和利用自然环境资源，创建新的生存环境的同时，又将生产、生活活动中产生的废物排入环境，当排入环境中的废弃物数量或浓度超过了环境的自净能力，造成环境质量下降和恶化，影响到人体健康，即是环境污染，也称公害。

公害有如下几个特点：（1）公害不包括地震、火山爆发、台风等自然灾害，是由人类活动所引起的；（2）公害区别于私害，妨碍对象是群体而非某一特定对象，不论年龄大小，甚至胎儿、后代均可受到影响；（3）公害区别于公益，是损害他人权益的行为或现象。

2. 公害的来源

根据世界卫生组织关于环境卫生和健康的实况报道，大致可以将常见的公害来源分为以下几类：空气污染（包括室外大气污染和室内空气污染）、水质土壤污染、食品污染、气候变化及核辐射等。

（1）空气污染

2016 年，空气污染估计导致全世界 420 万人过早死亡，原因是由于工业、交通、能源等方面的废物排放，导致人群暴露于直径 2.5 微米或更小的颗粒物质（PM2.5），这些颗粒物的主要成分是硫酸盐、硝酸盐、氨、氯化钠、黑碳、矿物粉尘和水。它包括悬浮在空气中的有机和无机物的固体和液体复杂混合物，能导致心血管和呼吸道疾病以及癌症。除了颗粒物之外空气污染源还包括臭氧、二氧化氮、二氧化硫等有害气体。

---

① 王旭双：《论我国公害病赔偿制度的构建》，硕士学位论文，山西财经大学，2010 年。
② 杨克敌：《环境卫生学》第 6 版，人民卫生出版社 2007 年版，第 41 页。

（2）水质土壤污染。水质污染包括饮用水污染、河流海洋污染导致有害物质富集以及灌溉水污染间接导致土壤污染等方面。受污染的水和卫生条件差与各种疾病传播相联，例如霍乱、腹泻、痢疾、甲肝、伤寒、脊髓灰质炎。同时水体中铅、砷、汞等化学物质污染通过食物链富集或者通过土壤污染农作物也会进一步导致人类健康损害。

（3）食品污染。食品生产链中缺乏严格控制导致某些有毒物质，引起较大轰动的事件如：二恶英污染事件中的二恶英、日本米糠油事件中的多氯联苯等都是通过食品链对大面积群众造成健康损害。

（4）气候变化。气候变化会综合影响健康问题的社会和环境决定因素，包括：空气、饮用水、食物和住所等。据世界卫生组织预测气候变化将在 2030 年至 2050 年间，每年多造成约 25 万人死于营养不良、疟疾、腹泻和气温过高。

（5）核辐射。人类使用核能的同时可能会意外造成核泄漏对周围环境及生物带来核辐射。如前苏联共和国的乌克兰在切尔诺贝利核能发电站爆炸，日本福岛第一核电站核泄漏等，辐射区域内的人群癌症、白血病患病率及死亡率都会大大增加。

（二）公害病

1. 公害病的形成

公害病的形成可以是一个漫长的积累过程，也可以是一过性的爆发，这取决于疾病的病原体和传播途径。受环境污染影响后，人群的健康损害可出现不同的结局，依次是：生理负荷增加——生理生化功能改变——亚临床状态——临床疾病——死亡（如图 9－1 所示）并非所有的环境污染都能造成公害病的发生，只有人群的健康损害程度到疾病以上才能被称为"公害病"。而且公害病具有法律意义，必须经过严格的法律认定才能被确认为公害病。

2. 公害病的定义

结合公害的特点及公害病的形成，本书对公害病定义如下：由人类生产生活等行为活动，对人群生活环境造成破坏，并损害人群的健康状态，出现临床疾病甚至死亡结局，经严格的法律认定后可定义为公害病。

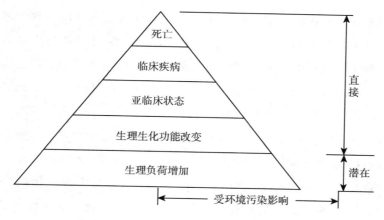

图9-1　环境污染损害人类健康金字塔

　　我国目前并未出台法律对公害病的认定、防治和赔偿等进行规范，因此我国并无真正意义上的"公害病"。对于可能造成群体健康问题的环境污染，官方文件称之为"环境健康风险源"[1]，与其相关的群体健康问题，称为"环境健康风险"或"环境污染健康损害"[2] 等。因此，本文在对我国环境污染造成群体健康损害事件描述时，采用"环境污染健康损害"或"疑似公害病"来表述。

二　国内外环境污染健康损害现状

（一）全球环境污染现状及公害事件回顾

1. 全球环境污染对人类健康的影响

　　世界卫生组织统计结果显示，全球疾病负担的 24% 和全部死亡的 23% 可以归因于环境因素，涉及每年 1300 万例的死亡[3]。可见环境污染在人类健康损害中占有不可忽视的地位。其中空气污染和水污染是造成人类健康损害的两大重要因素。全世界约 92% 的人口生活在空气质量较差的区域。也就是说每十个人就有九个人呼吸着污染的空气。环境相关疾病中42%的慢性阻塞性肺病及20%的下呼吸道感染与空气污染有关，且空气污染每年可导致700万人的死亡。全世界有半数以上人口生活在水污染区域，每年94%的腹泻和42%的疟疾可以归因于此，并且这种原因每年导致的可预防死亡人数超过80万①。

环境污染的健康损害在地域和风险人群的分布中也存在差异。由于发展的不均衡，很多发展中国家的人口仍然无法享受到基本的环境服务，导致环境污染相关健康损害在发展中国家更为突出。例如90%的空气污染相关死亡发生在低收入和中等收入国家，近2/3在世卫组织东南亚区域和西太平洋区域。发展中地区全部死亡的25%可以归因于环境因素，而发达国家进展17%。全球环境性疾病负担区域分布见图9-2。就人群分布来说，脆弱的人群如妇女、儿童和老人更容易受到环境污染的侵害。在0—14岁的儿童中，高达36%的死亡由于环境污染造成。气候的变化加大了疾病风险，尤其是发展中国家的儿童。

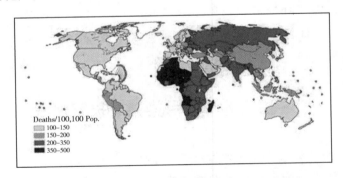

图9-2　全球环境性疾病负担区域分布

图片来源：世界卫生组织《通过健康环境预防疾病》2006版。

2. 全球公害病现状回顾

随着工业社会的发展，工业生产、交通运输、能源消耗等领域的"三废"排放不断增加，超出了环境的自净能力，造成严重环境污染的

---

① 世界卫生组织：《世卫组织卫生、环境与气候变化全球战略》（草案），2018年。

同时给人类健康带来了极大地损害。20 世纪 30 年代至 60 年代，在工业相对领先的发达国家相继出现了 8 起震惊世界的"公害事件"，造成上万人患病甚至死亡。这使得人类再次尝试到环境污染带来的严重后果，也给健康保障系统造成了巨大的冲击。表 9－1 对"世界八大公害事件"进行了回顾，从表中可以看出，这几次大的公害病事件危害面积十分广泛，每次都有成百上千的群众受到健康损害甚至死亡，人类为此付出了惨痛的代价。

表 9－1　　　　　　　　　　　"世界八大公害事件"

时间	地点	污染类型	后果
1930 年 12 月 马斯河谷事件	比利时马斯河谷 工业区	大气污染 （工业废气）	几千人发生呼吸道 疾病，63 人死亡
1948 年 10 月 多诺拉事件	美国宾夕法尼亚州 多诺拉镇	大气污染 （二氧化硫及氧化产物）	6000 多人患病， 17 人死亡
20 世纪 40 年代至 50 年代光化学烟雾事件	美国洛杉矶	光化学烟雾 （燃油废气）	800 多名老年人死亡， 75% 以上居民患 "红眼症"
1952 年 12 月 伦敦烟雾事件	英国伦敦市	光化学烟雾 （煤燃烧废气）	10000 多人相继死亡
1953 年—1956 年 水俣病事件	日本熊本县 水俣市	水体污染 （含汞废水）	283 人汞中毒患 "水俣病"，其中 60 人死亡
1955 年—1972 年 痛痛病事件	日本富山县	水体污染 （含镉废水）	200 多人患"痛痛病"， 100 多人死亡
1961 年 四日市气喘病事件	日本四日市	空气污染 （硫酸烟雾）	10 多人死亡， 800 多人患哮喘病
1968 年 3 月 米糠油事件	日本九洲市	食品污染 （混入米糠油）	受害者约 13000 人， 16 人死亡

（二）我国环境污染及健康损害现状

　　20 世纪 50 年代后我国的疾病谱开始由传染性疾病向慢性非传染性疾病转移，环境污染也随之成为影响健康甚至死亡的四大因素之一。我国的环境与健康调查工作起步于 20 世纪 70 年代，调查工作的重点由单纯的环境污染逐步转型为环境污染对人群健康的调查。自"六五"计划后，国家环保总局先后组织多项环境污染健康损害相关调查，初步认定了国内有些地区环境污染对居民健康已经产生了一定的影响。目前我国主要的环境健康风险源主要来自于空气污染、水体土壤污染等方面。

1. 我国主要环境风险源现状

（1）空气污染。尽管我国在自 2017 年打响"蓝天保卫战"以来，空气污染治理成果显著，在 2017 年全国 338 个地级城市空气质量普查中，可吸入颗粒物（PM10）平均浓度较 2013 年下降 22.7%。然而我国大部分城市的空气质量依然不容乐观。此次调查中，70% 以上的地级市空气质量超标。其中发生重度污染 2311 天次，严重污染 802 天次，以 PM2.5 为主要污染物的天数占 74.2%[1]。国内外多项研究表明大气污染已经成为我国第四大致死风险因素，与缺血性心脏病、脑卒中、慢性阻塞性肺病、肺癌及儿童下呼吸道感染等多种疾病的患病、入院及死亡率有关。我国有研究指出大气中 PM2.5 浓度每增加 5μg/m³，儿童哮喘及肺炎住院风险将增加 20.3%—38.4%[2]。根据中国环境规划院估算，我国城市地区由于大气颗粒物暴露导致的过早死亡高达 35 万—50 万人[3]。由此可见，大气污染已经成为我国人群环境健康风险源的首要因素。

（2）水体土壤污染。2017 年原国土资源部对全国 31 个省、自治区、直辖市（不含港、澳、台）的地下水水质进行检测，结果显示较差级和极差级约占 66%。在饮用水方面，我国居民饮用水水质状态较好，其中地表水检测全年均达标的站点占 93.7%，地下水监测达标率为 85.1%。在海洋渔业水域，铅、镉、汞和砷等重金属或有毒物质的平均浓度均高于评价标准。

由于工业废水的排放、农田灌溉等原因水体污染与土壤污染密不可分。2014 年我国首次土壤污染状况调查公报指出，全国土壤状况不容乐观，部分地区污染较重。污染类型以无机型为主，有机型次之。主要污染物分别为镉、镍、砷、汞等无机物及六六六、滴滴涕、多环芳烃等

---

① 中华人民共和国生态环境部：《2017 年中国生态环境状况公报》，2018 年。

② 潘小川：《关注中国大气灰霾 PM2.5 对人群健康影响的新常态》，《北京大学学报》（医学版）2015 年第 47 期。

③ 雷宇、薛文博、张衍燊等：《国家〈大气污染防治行动计划〉健康效益评估》，《中国环境管理》2015 年第 7 期。

有机物①。

原国家环保总局研究的成果证明，我国饮用水源污染引起了人群癌症发病率与死亡率的增加。而镉、镍、砷、汞等重金属超标也会给人体血液系统、骨系统甚至癌症等多种疾病。近年来我国也相继出现多起由于水土污染造成的"疑似公害病"事件。2006年甘肃省报道两起血铅超标事件，原国家卫生部确认62名儿童铅中毒；2009年湖南镉污染事件中，2800多人尿镉超标；2013年一份由公益人士制作的"中国癌症村地图"在互联网上被广泛关注，这些村庄大多数与当地污染工厂毗邻或位于污染河流岸边。由此可见，我国水体土壤污染造成的人群健康损害同样不容忽视。

2. 我国人群环境污染暴露的特点

环境污染对人群造成健康损害是多种因素综合作用的结果，除了与环境中污染物的浓度、毒性相关外，还与人群在环境中的暴露方式及暴露时长有关。因此在进行人群环境污染损害的防控时，既要结合污染源的特点，又要明确人群暴露特点。人群的环境暴露行为模式包括四个方面：一是人体生理特征，如身高、体重、呼吸量等；二是人接触空气、水等环境介质中污染物的时间、频率、途径和方式；三是人居环境中污染源分布情况；四是人对暴露风险的防范行为。

2014年原环境保护部发布了《中国人群环境暴露行为模式研究成果》，指出我国居民环境暴露行为有以下四个特点。第一，我国居民与国外居民存在较大差异。我国人群的生活环境、生活方式都与外国人群有差异。例如我国居民人均每天白水饮用量为31ml，美国为13ml，而我国人均洗澡时长为7min，美国则为17min。由此可见在水暴露这一行为中，我国居民经口暴露健康风险是美国的2.4倍，而经皮肤暴露仅为美国的40%。这就提示我们在对环境风险进行评价时，应当优先采用我国居民暴露参数，避免数据偏差。第二，我国居民暴露行为水平地区、城乡、性别和年龄差异明显。例如由于工作方式的不同，同等程度

---

① 中华人民共和国环境保护部：《全国土壤污染状况调查公报》，2014年。

大气污染状态下，城市居民的大气污染健康风险仅为农村居民 70%。第三，我国现代型和传统型环境风险并存，传统型仍占主导地位。现代型环境健康风险是指工业化、城镇化发展过程中带来的污染导致的健康风险。由于我国规划和产业布局的原因，有 1.1 亿居民住宅周边 1 公里内有重点关注排污企业。因此我们应该加强高风险地区的环境检测、风险评估并给予干预措施。传统型环境健康问题指由经济发展水平和不良基础设施所致的污染带来的健康问题。截止到 2012 年，我国仍有 5.9 亿居民直接使用固体燃料做饭，4.7 亿居民在室内直接使用固体燃料取暖，2.8 亿人使用不安全的饮用水。这就提示我们要优化城市规划布局，改善居民基础设施，控制传统型环境健康风险问题。第四，具有环境暴露防护意识并采取防护行为的人数比例偏低。这就提示我们应当加强健康教育宣传，加强人民群众的自我防护意识，远离环境健康风险暴露。

三　我国环境污染健康损害防控现状

（一）组织领导

我国从"六五计划"期间的全国性调研中认识到某些地区的环境污染已经对居民的健康产生了一定的影响，便开始组织针对环境污染健康损害的监测、研究和防控。该项任务最初由原国家环保总局组织开展，然而这项任务是一个涉及多部门、多学科的综合性任务，因此2005 年 1 月原国家环保总局在科技标准司下设了环境健康与监测处多方统筹环境污染健康损害相关工作。后原国家卫生部、国土资源部、农业部、最高法院等机构相继开展环境污染健康损害的认定、评估、治理及法规制定等工作。2007 年 18 部委联合印发《国家环境与健康行动计划（2007 年—2015 年）》（以下简称《行动计划》），指明了我国环境损害健康防控的工作思路和开展方向。根据《行动计划》要求，2008 年18 部委联合成立了国家环境与健康工作领导小组，负责国家环境与健康工作的宏观指导，工作方针、政策的制定以及重大工作问题的协调。

2016 年中共中央、国务院印发《"健康中国 2030"规划纲要》,明确了我国"大卫生、大健康"的工作理念,对环境损害健康工作做出了进一步的指导。2017 年《国家环境保护"十三五"环境与健康工作规划》及 2018 年《国家环境保护环境与健康工作办法》的出台,进一步细化了环境健康损害防控工作的目标和方法,为相关工作的开展提供了政策指南。党的十九大报告明确指出,建设生态文明是中华民族永续发展的千年大计。

（二）监测与调查

环境损害健康防控工作的基础是环境健康监测与调查。环境检测是指对环境健康风险源、环境污染因子暴露水平等与健康密切相关的因素开展持续、系统的监测。环境调查是指根据当地实际情况、投诉建议与监测结果的评估,对污染源、环境质量、污染暴露及群众健康状况进行调查。

目前,全国 338 个的地级以上城市全部设有空气质量监测站,实时对空气质量进行监测,每周、每月进行空气质量分析。并根据区域分布,着重监测 169 个城市空气质量。国家生态环境部定期公布城市空气环境日报及月报。全国地表水系共设置 1940 个国控评价、考核、排名断面及 195 个入海河流监测断面。每周对全国主要水系 148 个水质自动监测分析,每月对所有监测点进行数据汇总。国家生态环境部定期公布地表水自动监测周报及水质月报。

自"六五计划"开始,我国先后组织了针对粮食农药残留、土壤背景、工业污染源、镉污染、汞污染、生活垃圾、水源地有机污染等调查。2004 年,还深入淮河流域"癌症村"进行环境监测和健康调研。为规范调查技术,完善环境与健康相关标准,原国家环境保护部相继出台《环境污染物人群暴露评估技术指南》、《儿童土壤摄入量调查技术规范》、《暴露参数调查技术规范》及《环境与健康横断面调查数据统计分析指南》指导环境调查和评估工作的开展。

（三）科研与技术

为开展环境污染健康损害人群暴露、风险评价、健康防控等研究,我国先后成立多项环境健康研究实验室。20 世纪 80 年代,原环保部、卫生部及核工业集团公司在太原、北京、武汉分别建立了三个共管环境医学研究所。2002 年原环保局批准了华中科技大学等三家单位建立"国家环境保护与健康重点研究室"，重点研究环境影响人群健康机制，开展水污染、大气及室内空气污染的健康危害及其防治、健康损害判定及其相关技术的研究，建立环境与健康监测网及数据库等技术工作。2004 年中国环境科学研究院成立了环境污染与健康实验室，主要研究方向涉及暴露评价、环境毒理、环境流行病学等。2006 年中国环境科学会成立环境与健康专业委员会，从事环境损害健康工作研究。近两年，华南环境科学研究所、解放军三〇六医院又分别成立了国家环境保护环境污染健康风险评价重点实验室和国家环境保护环境感官应激与健康重点实验室。2018 年生态环境部科技标准司在浙江省丽水市云和县组织开展了环境健康风险管理试点工作，旨在逐步建立环境健康风险管理体系提供示范，总结出可复制、可借鉴、可推广的经验。

　　为交流研究成果、寻求环境与健康工作建议，原国家环保总局、国家卫生部和世界卫生组织联合组办了首届国家环境与健康论坛及环境污染与健康国际研讨会。经研究探索，国家环保总局与卫生部共同发布了《环境镉污染所致慢性镉中毒症的诊断标准》《环境砷污染所致慢性砷中毒症的诊断标准》《环境氟污染所致慢性氟中毒症的诊断标准》《室内空气质量》标准等，起草了《公害病认定与赔偿办法》《急性环境污染事故健康危害应急办法》。"十二五"期间开展中国人群环境暴露行为模式研究，并于 2011—2012 年完成了对 18 岁及以上人群的研究，编制了《中国人群环境暴露行为模式研究报告（成人卷）》和《中国人群暴露参数手册（成人卷）》。2018 年，为推动环境与健康信息标准化工作，促进信息共享与互联互通，生态环境部组织制定了《环境与健康数据字典（第一版）》。

四　我国环境污染健康损害防控存在的问题

（一）环境污染治理中存在的问题

党中央及国务院对环境健康问题非常重视，然而部分地方政府及企业对环境健康认识不足。近年来，在环境问题上，我国一直保持"绿水青山就是金山银山"的观念，然而环境健康问题依然屡见不鲜。一些地方政府和企业为了切身利益，不愿承认环境污染的存在即对人体健康的危害。2018 年 10 月，《人民日报》报道个别政府在环境治理过程中应付环保督查组，采取反复"一刀切"关停，然后再违规恢复生产的模式。类似的报道还有很多，可见某些地方政府在处理重大环境问题时还在采取"瞒报"。地方主管部门的认识不足及相关企业的社会责任感缺失，是我国环境治理中不可忽视的问题。另外，我国环境问题复杂，虽然环境监测点遍布全国各地，但依然对部分地区环境污染现状底数不清。很多地方依然在走"先污染，后治理"的老路。大多数环境健康问题是在当地居民出现健康损害后向有关部门举报才得到重视。还有些是污染达到一定程度才被广泛关注，从而在治理方面花费巨大代价。部分企业为了追求自身利益，不顾环境污染和周边群众的健康损害，在净化和排污设备、安全质量核查等方面偷工减料，导致事故一旦发生很难及时控制，损害面广。而企业在被查处后，惩罚力度不足，或短暂停工整治，或接受罚款，导致其抱有侥幸心理，不重视环境健康问题。而且企业接受的罚款与环境带来的损害相比几乎微乎其微，造成的环境后果让社会为其买单。

（二）环境健康损害事件认定中存在的问题

首先，我国缺乏环境健康损害的认定机构，导致环境污染健康损害事件鉴定困难，影响环境司法鉴定的科学性与权威性。当环境污染健康损害事件发生时，主动发现或接到群众上报的污染物后，应当由专业的鉴定机构深入污染现场对环境、周边生物、健康效应等进行调查，得出环境污染、生物暴露和医学证据。在确定暴露效应及暴露反应关系后，由专家组举行会诊，做出环境健康损害的判断。这个判断应当是具有严肃性、权威性的，可以作为调解处理事故、裁决污染纠纷的科学依据[①]。2016 年 10 月，司法部与环保部共同制定《环境损害司法鉴定机

---

① 陈建伟、石云、王友洁等：《环境侵权投诉中健康损害判定程序研究》，《中国社会医学杂志》2006 年第 4 期。

构登记评审办法》和《环境损害司法鉴定机构登记评审专家库管理办法》，这两个办法有利于我国环境损害司法鉴定机构的形成，但是环境污染健康损害的鉴定机构还需进一步完善。第二，在认定环境损害健康后，受害人的救助和赔偿得不到保障。环保部门在处理环境损害健康事件纠纷时，通常采取先调节，不成功再处罚的工作模式。即使根据《环境保护法》认定造成环境污染危害的行为人，有责任排除危害，并对直接接收到损害的单位或个人赔偿损失时，我国环境行政准管部门所做出的有关损害赔偿的行政处理不具有强制执行效力，导致受害人无法顺利得到赔偿①。另外，我国目前尚未建立环境损害健康的救济制度，使得受害人不能得到及时、迅速的治疗和救济，也给受害人的健康恢复带来了一定的损害。

（三）相关法律法规不健全

我国从"九五"计划开始对环境污染健康损害政策法规进行研究，相继起草了《公害病认定与赔偿办法》《急性环境污染事故健康危害应急办法》《环境镉污染所致慢性镉中毒症的诊断标准》《环境砷污染所致慢性砷中毒症的诊断标准》《环境氟污染所致慢性氟中毒症的诊断标准》等征求意见稿。然而有的已经付诸实践，有的却最终并未成形。除几部基本法外，目前我国环境健康工作主要在《环境保护法》《大气污染防治法》《关于贯彻实施国家主体功能区环境政策的若干意见》等相关法律的指导下进行。政府部门相继出台了《大气污染防治行动计划》（俗称"大气十条"）、《水污染防治行动计划》（"水十条"）、《土壤污染防治行动计划》（"土十条"）、《国家环境保护环境与健康工作办法》等政策文件均对开展环境健康风险评估提出明确要求。2014 年，新修订的《环境保护法》专门增设条款，提出"国家建立、健全环境与健康监测、调查和风险评估制度"等要求。目前《环境保护法》已经对环保部门在环境与健康管理工作上进行了法律授权，但尚未进行行政授权。由于我国环境健康工作起步较晚，环境与健康管理法制建设还

① 罗丽：《日本公害健康被害救济制度及其对我国的启示》，《中国环境法治》2009 年第 1 期。

处于起步探索阶段，目前还未出台针对环境健康工作的法律。"十三五"期间，国家政府部门正在围绕环境与健康检测、调查和风险评估制度进行立法前期研究，希望颁布《环境与健康法》。

（四）民众环境健康观念缺乏

保护生态环境，降低健康损害不能仅依靠政府部门，还是全民参与的过程。然而，我国民众目前普遍环境健康观念缺乏，主要体现在以下几个方面。第一，对环境健康损害缺乏认识。许多民众的环境健康意识还不强，忽视了空气、水土、噪声及辐射等污染带来的健康损害。但是也有一些人表现出"谈核色变"的状态，忽视了国家制定的安全标准，充分体现出我国居民对污染带来健康损害的不理解。再者许多民众对于常见标识，如辐射、有毒物品等缺乏识别能力，导致其不经意间接触了污染源导致健康损害。第二，缺乏自我防护意识。在已经受污染的环境中，较强的防护意识极其重要。例如依然有民众在雾霾严重的环境中进行体育锻炼、出门不佩戴口罩等。在饮用水方面，部分地区还在饮用未经处理的井水、河水等，还存在厕所污染水源的情况。特别是一些特殊工作人员，暴露在污染的工作环境中缺乏职业防护，甚至将有毒有害物质带回到家庭。第三，我国民众在环境保护中的参与度不高。首先体现在自身环境保护意识上，如我国的垃圾分类、废旧电池回收等还不尽完善，导致部分垃圾或者有害物质残留在土壤河流中，形成污染源。其次，我国民众环境监督参与度不够。部分居民对环境污染事件的关注度不高，大多数污染举报是发生在严重的环境或健康损害之后的。不了解举报途径或对举报措施信心不够，也是影响民众举报环境污染的因素。最后，我国部分民众环境损害维权意识不强。大多数情况下放弃对污染责任人或单位追究责任或者并不知道可以索取受害赔偿，甚至不知道自己处于有害环境中。

五　建议与展望

（一）明确管理体制，加大监测调研力度

要解决环境污染健康损害问题，首先是要加强政府部门组织领导明确各部门协调管理体制，从组织层面提高对环境保护及健康促进的认识。环境监管部门，特别是地方政府的环境监管部门，首先应当与党中央、国务院以及生态环境部门保持步伐一致，严格按照顶层设计开展环境与健康相关工作。杜绝"欺上瞒下""浮于表面"的工作模式。环境健康工作是一个涉及多学科、多部门的综合性工作，环保部门应当严格按照《国家环境与健康工作领导小组协调工作机制》，积极主动建立与卫生计生等相关部门间的协调工作机制，共同防范环境与健康问题。2018年8月，生态环境部在浙江省丽水市云和县开展环境健康风险管理试点工作。这一试点是顶层设计在基层管理的实践，通过这次试点，有望探索出基层环境与健康工作的组织管理、污染监测、风险控制、人才科研提升等方面的新理念、新思路。

在污染监测方面，我国目前已经具备较完善的污染监测体系，但是环境污染健康损害监测还需进一步加强。首先是对污染严重地区、存在污染风险的行业进行环境检测与健康调查。我国开展的大气、水资源与土壤全国性调查已经掌握了污染源的大致分布、人群暴露等特点。在此基础上要继续选择重点地区对其污染物的来源、剂量、毒性等进行定点调查。对高风险暴露人群进行健康筛查，建立健康档案，了解人群健康现状。其次还要对我国居民的健康素养进行监测。我国幅员辽阔，各地区环境状况、污染物的性质及人群生活习惯都有很大的差别，人群的健康素养直接影响到其暴露的风险及发病率。通过健康素养的监测，能够掌握我国居民的健康习惯，有效的开展风险预防，保护易感人群。

（二）加快法制建设

我国目前环境健康问题相关法律只体现在《宪法》《民法通则》《刑法》《环境保护法》等基本法中，并无严格意义上的《环境健康法》。因此处理环境健康问题需要相关法律规定配合来实现。这些法律中的环境健康相关部分分布散乱，难以构成完整的法律体系，因此很难保障环境健康问题的诉讼、认定和赔偿。在环境污染的认定方面，我国先后出台了砷中毒、镉中毒、铅中毒等诊断标准，但是环境健康损害认定之后该怎样诉讼与获取赔偿还有待进一步完善。由此可见，我国目前急需建立一部环境健康相关法律法规。

美国和日本作为 20 世纪公害病多发的国家，建立了非常完备的环境保护政策和环境健康法规，保障环境健康及健康损害的评估和赔偿。美国的健康损害鉴定主要是由公共卫生服务部下设的毒物与疾病登记署模式来完成，其出发点是以环境健康风险预测为主，即登记环境疾病和危险物质、记录危险物质的健康影响、判断危险物暴露于疾病之间的关系。而日本的环境健康损害鉴定是由法律专家和各行业的专业人员组成的中央公害调整委员会和公害审查委员会来完成。其环境污染人身损害立法、司法都体现了迅速救济的特点，即公害病发生后的行政救济手段和伤残等级赔付标准等①。我国在建立环境健康损害立法时，应当兼顾风险预防和认定赔偿。首先对风险源的控制及风险人群的管理进行法律规范，防范于未然。对于已经发生的环境健康损害事件，应当明确责任主体及赔偿方式，确保受害人可以获得相应的医疗救助和经济补偿。

（三）促进环境健康研究，重视人才培养

环境健康问题的解决与控制离不开科研及人才支持。我国目前应当加强环境健康问题的科研投入。我国自 2002 年开始相继建立了多个环境研究科学实验室，成立了环境健康研究院等促进科研进步。近几年，我们更应该致力于科研成果向环境治理方面的转化，加大资金投入。美国 1991—1994 年开展过二恶英对人体健康影响的评价研究，投资几千万美金。日本环境省环境与健康部 2004 年的工作经费预算就达到 300 亿日元。由此可见环境健康研究是耗资巨大的工程。目前我国的研究重点应当放在怎样通过科研成果解决现存的环境问题，降低大气、水资源和土壤等的污染程度，恢复"绿水青山"。其次，应当重视健康相关研究工作，探索居民环境健康风险档案数据库的建立，开展环境健康问题的预防、治疗等相关医学研究。

在人才培养方面，首先是对环保从业人员进行环境健康工作相关培训。提高从业人员环境健康意识，提升其管理、协调、合作能力。生态

---

① 李恒：《环境污染人身损害鉴定制度：美日经验及启示》，《学习与实践》2016 年第 6 期。

环境部门最好能够设立专门的环境健康工作岗位，专人管理环境健康工作。在研究型院校及重点实验室，培养方向向环境健康方面倾斜，招收环境健康相关科研人员，提高研究水平。还要善于加强与国际组织、各级政府之间的合作，积极参加国际环境健康论坛，掌握先进的科技管理动态。国内举办环境健康研讨会，各级政府及研究机构分享最新的研究及管理进展。

（四）加强环境健康宣传，提高民众意识

环境健康问题是全民健康问题，环境健康问题应当全民参与。首先要提高居民的环境健康认识，让其从日常生活做起学会自我保护。例如开展风险教育，帮助其认识到不同的风险来源及可能的风险暴露。根据居民风险暴露习惯及特点，针对性的开展指导工作。第二，加强居民环保意识，全民参与到环境保护工作中。一来提高自身环保意识，避免资源浪费和污染物的随意处理。二来提高污染识别警惕性，及时识别污染源并进行举报。同时，政府部门要建立完善的举报反馈机制，让举报人了解工作进展和结果，提高其参与积极性。

近年来我们不难发现，党中央国务院对于改善生态环境，提升人民健康的态度是积极的、坚定的。在"大卫生、大健康"的工作理念下开展环境健康问题的预防与控制，我国环境污染有望得到明显控制和改善，环境污染健康损害事件也会越来越少。预计到2020年，我国空气质量优良天数达标率在80%以上，地表水质量达到或好于三类水体的比例将超过70%，高污染、高环境风险的工艺、设备与产品将逐步被淘汰，污染物的排放与处理全面落实许可管理，环境与健康制度将逐步健全。预计到2030年，促进全民健康的体制制度将更加完善，有利于健康的生产生活环境基本形成。

（华中科技大学　张泽宇）

第十章　中国职业病防治现状、问题与展望

　　职业病防治是公共卫生服务体系中重要的组成部分，关系到广大职业工作者的健康福祉。2017 年我国劳动年龄人口为 9 亿，接触职业危害的劳动者超过 2 亿①。职业病发病人数呈现持续增长的趋势，近十年，累积新发职业病病例 26. 05 万人。习主席在 2016 年的卫生与健康大会上指出"没有全民健康，就没有全面小康"，职业健康是全民健康的重要组成部分。职业病防治工作坚持预防为主、防治结合的方针，职业病发生后对劳动者健康损害后果大，但其病因相对明确，采取劳动环境职业病危害评价、劳动者职业卫生保护、职业健康教育和健康促进、职业健康风险评估等防护措施能有效降低职业病的发生率，这是职业病的"防"，预防为主，预防为先，预防为重。职业病的"治"包括职业病的诊断、治疗和康复，确诊的职业病患者依法享有工伤保险，用于支付诊疗和康复的费用，是对劳动者罹患职业病后的保障。职业病防治关键在"防"，防治结合，需要政府、用人单位、劳动者等多方合力，共同保障劳动者的健康权益。本章对职业病发病情况、职业病防治取得的成绩以及我国职业病防治现状进行了描述，并分析了职业病防治各方面存在的问题，结合现行政策的实施效果，对职业病防治的未来发展进行了展望。

---

　　①　央视网：《专家谈当前职业病防治问题与对策》，2012 年 6 月 19 日，见 http：//news. cntv. cn/china/20120619/116830. shtml。

一　职业病防治现状

（一）职业病概述

1. 职业病的概念

《中国人民共和国职业病防治法》（以下简称《职业病防治法》）规定职业病是指企业、事业单位和个体经济组织等用人单位的劳动者在职业活动中，因接触粉尘、放射性物质和其他有毒、有害因素而引起的疾病[1]。从广义上讲，职业病是指劳动者在工作中因接触职业危害因素而引起的疾病。从狭义上讲，职业病是经过国家认定的职业病诊断机构结合临床诊断、劳动者工作经历、所在企业作业环境职业卫生学调查资料相结合，经过规定的程序，做出的综合性诊断，是具有法律意义的疾病诊断。对诊断了职业病的劳动者，企业必须承担相应的疾病诊疗及各方面补偿的责任。通常社会上所讲职业病为狭义的职业病[2]。

2. 职业病的分类

近年来，随着我国经济快速发展，新技术、新材料、新工艺的广泛应用，以及新的职业、工种和劳动方式不断产生，劳动者在职业活动中接触的职业病危害因素更为多样、复杂。为适应不同时期职业病现状，国家对职业病目录进行了不断调整。1957 年我国首次发布了《关于试行〈职业病范围和职业病患者处理办法〉的规定》，将职业病确定为 14 种，经过 1987 年、2001 年、2013 年多次调整后，目前法定职业病有 10 类 132 种，其中职业性尘肺病及其他呼吸系统疾病 19 种、职业性皮肤病 9 种、职业性眼病 3 种、职业性耳鼻喉口腔疾病 4 种、职业性化学中毒 60 种、物理因素所致职业病 7 种、职业性放射性疾病 11 种、职业性传染病 5 种、职业性肿瘤 11 种、其他职业病 3 种。在尘肺病、职业病皮肤病、职业病化学中毒、职业性放射性疾病、四个大类中设置了开放性的病种。

---

[1]　《中华人民共和国职业病防治法》（中华人民共和国主席令第 52 号），2011 年。
[2]　张海宏：《中国职业卫生服务体系研究》，博士学位论文，华中科技大学，2010 年。

3. 职业病危害因素

职业病危害因素又称职业性有害因素，是指生产、工作过程及其环境中产生和（或）存在的，对职业人群的健康造成不良影响的要素或条件的总称，包括职业活动中存在的各种有害的化学、物理、生物因素以及在作业过程中产生的其他职业有害因素。《职业病危害因素分类目录》将职业病危害因素分为粉尘、化学因素、物理因素、放射性因素、生物因素和其他因素等六大类，每类危害因素均进行了详细描述，其中粉尘类包含矽尘、煤尘等 52 种，化学因素包含铅及其化合物、一氧化碳等各种化学因素 375 种，物理因素包含噪声、高温等 15 种，放射性因素包含 X 射线装置（含 CT 机）产生的电离辐射、加速器产生的电离辐射等 8 种，生物因素包含艾滋病病毒、布鲁氏菌等 6 种，其他不能归类的金属烟等三种，共计 459 种。

（二）我国职业病报告发病情况

1. 全国职业病发病总体情况

新中国成立以来至 2009 年底，我国累计报告职业病 722730 例。2010 年至 2017 年底报告新病例 228629 例，目前我国职业病患病人数为 951359 人。我国的职业病从报告情况来看，总体呈现增长趋势，2017 年较之前几年有明显下降。职业病病例以呼吸系统疾病尘肺病为主，占到职业病总发病数的 86.96%，职业性耳鼻喉口腔疾病占到 5.09%，职业性急性中毒和慢性中毒分别占 2.04% 和 4.17%，详见表 10 - 1，图 10 - 1。

表 10 - 1　　　2008 年—2017 年全国报告的职业病发病种类和例数　　单位：例

年份	尘肺病	急性中毒	慢性中毒	职业性耳鼻喉口腔疾病	职业性肿瘤	其他职业病	合计
2008	10829	760	1171	945	39	0	13744
2009	14495	552	1912	1106	63	0	18128
2010	23812	617	1417	1314	80	0	27240
2011	26401	590	1541	1255	92	0	29879
2012	24206	601	1040	1446	95	32	27420

续表

年份	尘肺病	急性中毒	慢性中毒	职业性耳鼻喉口腔疾病	职业性肿瘤	其他职业病	合计
2013	23152	637	904	1587	88	25	26393
2014	26873	486	795	1632	119	67	29972
2015	26081	383	548	1097	81	990	29180
2016	27992	400	812	1276	90	1219	31789
2017	22701	295	726	1608	85	1341	26756
合计	226542	5321	10866	13266	832	3674	260501

资料来源：卫计委疾病预防控制局 2008—2016《关于职业病防治工作情况的通报》。

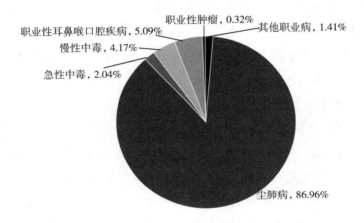

图 10-1　2008—2017 年全国职业病报告发病病种构成图

职业病的行业分布。从近几年的职业病报告病例行业分布来看，职业病的发生主要分布在煤炭开采和洗选业、有色金属矿采选业以及开采辅助活动、建筑和建材等行业，占到职业病总报告的 60% 以上，详见表 10-2。

表 10-2　　　2011 年—2016 年全国报告的职业病发病行业分布例数　　　单位：例

年份	煤炭开采和洗选业	有色金属矿采选业	开采辅助活动业	建筑、建材行业	占当年报告例数百分比（%）
2010	13968	2258	2575	—	69.02
2011	15421	2695	2889	—	70.30

年份	煤炭开采和洗选业	有色金属矿采选业	开采辅助活动业	建筑、建材行业	占当年报告例数百分比（%）
2012	13399	2686	2706	1163	72.77
2013	15078	2399	983	948	73.53
2014	11396	4408	2935	——	62.52
2015	11625	3116	3069	——	61.03
2016	13070	4110	3829	——	66.09

资料来源：卫计委疾病预防控制局 2010—2016《关于职业病防治工作情况的通报》，"——"表示报告中未说明。

2. 各类职业病的发病报告情况

职业性尘肺病及其他呼吸系统疾病发病情况。2009—2016 年尘肺病发病人数达 220001 人，占全部职业病的 87.73%。其中煤工尘肺和矽肺是职业性尘肺病最主要的疾病，占到尘肺病的 88.28—95.49%，导致职业性尘肺的主要危害因素是矽尘和煤尘，集中在中、小型企业。其他职业性呼吸系统疾病病例数较少，主要分布在制造、采矿等行业。

表 10 - 3 　　　　　2009—2016 年职业性尘肺病及其他呼吸系统
疾病发病报告情况　　　　　单位：例

年份	职业病总数	尘肺病例数	占职业病的比例（%）	主要病种	占尘肺病的比例（%）
2009	18128	14495	79.96	煤工尘肺和矽肺	91.89
2010	27240	23812	87.42	煤工尘肺和矽肺	94.21
2011	29879	26401	88.36	煤工尘肺和矽肺	88.36
2012	27420	24206	88.28	煤工尘肺和矽肺	88.28
2013	26393	23152	87.72	煤工尘肺和矽肺	95.24
2014	29972	26873	89.66	煤工尘肺和矽肺	94.21
2015	29180	26081	89.38	煤工尘肺和矽肺	93.92
2016	31789	27992	88.06	煤工尘肺和矽肺	95.49
合计	220001	193012	87.73		

资料来源：卫计委疾病预防控制局 2009—2016《关于职业病防治工作情况的通报》。

急性职业中毒发病情况。2008—2016 年急性化学性职业中毒事件共发生 2577 起，中毒人数达 5026 人，死亡 200 人，由于急性中毒导致的死亡率为 0.39%。近几年急性中毒事件发生后中毒人数有所减少，中毒导致的死亡人数明显下降，致死率从 2008 年的 6.45% 下降到 2016 年的 0.01%，一氧化碳引发中毒的首要化学物质，导致中毒后死亡的主要原因为硫化氢中毒。

表 10 - 4　　　　　2008 年—2016 年全国急性职业中毒情况

年份	急性中毒事件发生数（起）	急性中毒人数（人）	死亡人数（人）	致死率（%）	引发中毒首要化学物质
2008	309	760	49	6.45	一氧化碳
2009	272	552	21	3.8	一氧化碳
2010	301	617	28	4.54	一氧化碳
2011	288	590	45	7.63	一氧化碳
2012	296	601	20	3.33	一氧化碳
2013	284	637	25	3.92	一氧化碳
2014	295	486	2	0.41	一氧化碳
2015	260	383	6	0.16	一氧化碳
2016	272	400	4	0.01	一氧化碳
合计	2577	5026	200	0.39	

资料来源：卫计委疾病预防控制局 2008—2016 年《关于职业病防治工作情况的通报》。

慢性职业中毒发病情况。2009—2016 年慢性化学性职业中毒人数 8969 人。引起慢性职业中毒的化学物质种类繁多，其中以苯、砷及其化合物和铅及其化合物为主，总体上铅及其化合物导致的慢性职业中毒人数最多，其次为苯和砷及其化合物，详见图 10 - 2。职业性慢性中毒主要分布在有色金属、轻工（农副食品加工、电子、制鞋等行业）、冶金、机械和化工行业。

职业性肿瘤发病情况。2008—2014 年全国报告的职业性肿瘤 576 人，职业性肿瘤的发病数量呈现逐渐增加的趋势，其中苯所致白血病和焦炉工人肺癌是职业性肿瘤病例数前两位的病种。行业分布以轻工、化工行业为主。

职业性耳鼻喉病、皮肤病、眼病、传染病等报告情况。2009 年—2016 年全国报告职业性耳鼻喉、口腔疾病 10713 例，其中报告噪声，聋增长速度最快，从 2009 年约 348 例，增长到 2016 年约 1220 例，生物因素

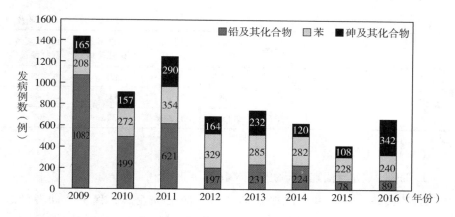

图 10 - 2　2009—2016 年慢性职业中毒致病化学物质构成

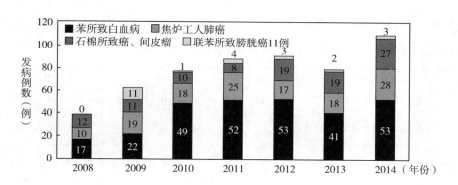

图 10 - 3　2008—2014 年职业性肿瘤报告病种构成

导致的布氏杆菌病同样呈现增长的趋势，具体发病例数详见表 10 - 5。

表 10 - 5　2009 年—2016 年全国职业性耳鼻喉病、皮肤病等报告情况　单位：例

年份	职业性 耳鼻喉、口腔疾病	噪声聋	职业性 眼病	职业性 皮肤病	生物因素致 布氏杆菌病	生物因素致 森林脑炎
2009	1106	348	176	161	190	2
2010	1314	347	251	226	159	42
2011	1255	492	226	138	93	53
2012	1446	597	94	148	244	49
2013	1587	681	129	141	297	19
2014	1632	825	55	109	376	25

续表

年份	职业性 耳鼻喉、口腔疾病	噪声聋	职业性 眼病	职业性 皮肤病	生物因素致 布氏杆菌病	生物因素致 森林脑炎
2015	1097	1052	121	106	429	48
2016	1276	1220	104	100	535	64
合计	10713	5562	1156	1129	2323	302

（三）职业病防治工作现状

1. 职业病防治法制建设形成体系

为了预防、控制和消除职业病危害，防治职业病，保护劳动者健康及其相关权益，促进经济社会发展，全国人大常委会、国务院先后制定发布了多部法律法规并不断修订，从立法的层面保护广大劳动者的健康权益，具体如表 10 - 6。

表 10 - 6　　　　　　　　国家颁布的职业健康相关法律法规

文件名称	发文号	发布时间	实施时间
《尘肺病防治条例》	国务院国发 105 号	1987 年 12 月 3 日	1987 年 12 月 3 日
《中华人民共和国矿山安全法》①	中华人民共和国 主席令第 65 号	1992 年 11 月 7 日	1993 年 5 月 1 日
《中华人民共和国职业病防治法》	中华人民共和国 主席令第 52 号	2011 年 12 月 31 日	2011 年 12 月 31 日
《使用有毒物品作业场所 劳动保护条例》	国务院令第 352 号	2002 年 5 月 12 日	2002 年 5 月 12 日
《中华人民共和国安全生产法》②	全国人民代表大会 常务委员会	2002 年 6 月 29 日	2002 年 11 月 1 日
《工伤保险条例③》	国务院令第 375 号	2003 年 4 月 27 日	2004 年 1 月 1 日
《放射性同位素与射线装置 放射防护条例④》	国务院令第 449 号	2005 年 9 月 14 日	2005 年 12 月 1 日

在《职业病防治法》和国务院有关法规的框架下，原国家安全生产

---

① 2009 年 8 月 27 日根据《全国人民代表大会常务委员会关于修改部分法律的决定》进行了修改。

② 2014 年 8 月 31 日根据《中华人民共和国安全生产法》的决定进行了修订。

③ 2010 年 12 月 20 日根据《国务院关于修改〈工伤保险条例〉的决定》进行了修订。

④ 2014 年 7 月 29 日根据《国务院关于修改部分行政法规的决定》进行了修订。

监督管理总局先后发布了《工作场所职业卫生监督管理规定》《职业病危害项目申报管理办法》《用人单位职业健康监督监督管理办法》的管理规定。原国家卫生部先后颁布了8部卫生部令，从职业卫生标准、职业健康监护、职业病诊断和鉴定、职业卫生技术服务机构管理、放射诊疗等方面制定了相应的管理办法，详见表10－7。这些管理办法、部令和《职业病防治法》等法律、条例共同构成了我国职业病防治的法律法规框架。

表 10－7　　　　2002 年—2013 年颁布的职业卫生防治卫生部令

文件名称	发文号	发布时间	实施时间
国家职业卫生标准管理办法	卫生部令第 20 号	2002 年 3 月 30 日	2002 年 5 月 1 日
职业健康监护管理办法	卫生部令第 23 号	2002 年 3 月 15 日	2002 年 5 月 1 日
职业病诊断与鉴定管理办法①	卫生部令第 24 号	2002 年 3 月 28 日	2002 年 5 月 1 日
职业卫生技术服务机构管理办法	卫生部令第 31 号	2002 年 7 月 31 日	2002 年 9 月 1 日
放射诊疗管理规定	卫生部令第 46 号	2006 年 1 月 24 日	2006 年 3 月 1 日
建设项目职业病危害分类管理办法	卫生部令第 49 号	2006 年 7 月 27 日	2006 年 7 月 27 日
放射工作人员职业健康管理办法	卫生部令第 55 号	2007 年 11 月 1 日	2007 年 6 月 3 日
职业病诊断与鉴定管理办法②	卫生部令第 91 号	2013 年 2 月 19 日	2013 年 4 月 10 日

职业卫生标准是以保护劳动者健康为目的，对劳动条件（工作场所）的卫生要求做出的技术规定，是实施职业卫生法律、法规的技术规范，是卫生监督和管理的法定依据，构筑了职业病防治法律法规框架体系基础。国家职业卫生标准主要包括技术规范、工作场所有害因素测定检测标准、工作场所空气有毒物质测定、职业病诊断标准等方面，分为强制性国家卫生标准（GBZ）和推荐性国家职业卫生标准（GBZ/T），如血中三甲基氯化锡的测定：气相色谱—质谱法（GBZ/T 318.2—2018）、职业健康监护技术规范（GBZ188—2014）、职业性铟及其化合物中毒的诊断标准（GBZ 294—2017）等。自 1996—2018 年，国家卫生与健康委员会先后发布职业卫生标准 557 项[③]。

---

① 卫生部 1984 年 3 月 29 日颁发的《职业病诊断管理办法》同时废止。
② 2002 年 3 月 28 日卫生部公布的《职业病诊断与鉴定管理办法》同时废止。
③ 中华人民共和国卫生与健康委员会：《卫生标准——职业卫生》，见 http：//www.nhc.gov.cn/zhuz/pyl/wsbz_ 2. shtml。

2. 职业病防治管理职能不断调整

我国的职业病防治监督管理工作职能经过了多次调整，从建国初期到 1998 年，由劳动部门负责，1998 年机构改革后，职业病监管职能划转到卫生行政部门，2001 年《职业病防治法》规定由卫生行政部门统一负责全国职业病防治的监督管理工作。2003 年国务院机构改革将作业场所职业卫生现场监督职责由卫生部门划归到安监部门，但《职业病防治法》未作相应修改，导致安监部门有监管职责但无法律依据，职业病防治监管工作受到了一定影响。2010 年中央编办发布《关于职业卫生监管部门职责分工的通知》将对卫生部和安全监管总局各自承担的职责进行了重新划分，2011 年修订的《职业病防治法》规定安全生产监督管理部门、卫生行政部门、劳动保障行政部门共同作为职业卫生监督管理部门，按照职责分工行使职权。

2018 年 3 月，国务院机构改革组建国家卫生健康委员会，整合由原国家安全生产监督管理总局承担的职业安全健康监督检查职能。2018 年 9 月，国家卫生健康委员会职能配置、内设机构调整后设置了职业健康司。职业卫生全行业的监督、管理工作重新划归统一到卫生行政部门，此次机构改革和职业卫生管理职能的整合，有利于实现职业卫生监管事权统一，明确责任，避免部门间的互相推诿。

3. 职业病防治技术工作网络初步建成

2006 年，原国家卫生部为探索我国基本职业卫生服务体系和监督体系的建设模式，提高职业病防治工作水平，在北京、上海、安徽等地开展了基本职业卫生服务试点工作。2010 年 1 月，将试点范围扩大到 19 个省（区、市）46 个县（区）。各试点地区基本形成了县（区、市）疾病预防控制中心（或县医院）为龙头，乡镇卫生院（社区卫生服务中心）为骨干，村卫生室（社区卫生服务站）为前哨的基层三级网络化服务体系。依托于医院及疾病预防控制中心，我国开展职业卫生技术服务机构的数量大幅增长，为职业健康检查、职业病诊断和职业病危害因素检测与评价等工作开展提供了基础保障。2010 年全国职业健康检查机构和职业病诊断机构分别是 2272 家和 492 家，到 2016 年，分别是

3497 家和 580 家，同比分别增长了 53.9% 和 17.9%。

4. 职业病危害源头治理力度持续加大

《职业病防治法》要求职业病防治要构建用人单位负责、行政机关监管、行业自律、职工参与和社会监督的运行机制。2016 年 12 月国务院办公厅发布《国家职业病防治规划（2016—2020 年）》（以下简称《规划》）提出，要坚持依法防治、源头治理、综合施策的原则①。2016 年各级安全监管部门共监督检查用人单位 395289 家，下达执法文书 284523 份，行政处罚 10487 万元，较 2015 年分别增长 6.0%、6.3%、77.7%。以尘毒危害严重的企业为重点，开展尘毒危害治理示范企业创建活动，以点带面，推动重点行业领域尘毒危害治理。组织开展工业企业粉尘和化学毒物危害状况抽样调查，共抽查 32 个省级单位 118 个县（市、区）的 29351 家工业企业，涉及劳动者 2815088 人。对 6 个省的 39 家建设单位执行建设项目职业病防护设施"三同时"制度情况进行了专项检查，发现问题 358 项，下发了专项检查情况通报，并责令相关企业立即予以整改②。

5. 职业病健康宣教不断深入

国家卫生计生委、国家安全监管总局等部门每年联合组织全国范围内《职业病防治法》宣传周活动，每年拟定不同的宣传主题，如 2016 年以"健康中国，职业健康先行"为主题，出动宣传人员 7 万余人次，举办研讨会、报告会、知识讲座等 9000 余场，参加现场咨询 213.4 万人次，发放宣传材料 1437 万余份。制作下发《〈职业病防治法〉系列宣传光盘（2016 年）》5000 套，在《人民日报》《中国安全生产报》刊发 10 个专版。国家安全监管总局推动"中国职业健康"微信平台建设，各级安全监管部门培训职业健康监管人员 21788 人次，组织培训企业负责人、职业健康管理人员 122 万人次，培训接触职业病危害劳动者 1259 万人次。

---

① 《国务院办公厅关于印发国家职业病防治规划（2016—2020 年）的通知》（国办发〔2016〕100 号）。

② 中华人民共和国卫生部：《关于 2016 年职业病防治工作情况的通报》，2017 年 12 月 28 日，见 http://www.nhfpc.gov.cn/jkj/s5899t/201712/c46227a95f054f5fa75a40e4db05bb37.shtml。

二　职业病防治存在的问题

（一）职业病防治形势依然严峻

从煤炭、冶金、化工、建材等传统工业，到汽车制造、医药、计算机、生物工程等新兴产业都存在不同程度的职业病危害[①]。从我国的职业病报告情况来看，总体呈现增长趋势，每年新增病例数 2.6 万余人，以劳动力最旺盛的年轻男性为主，分布在煤炭、化工、有色金属、轻工等不同行业，涉及企业数量多，以微小型企业为主。与大、中型企业相比，小、微型企业由于人力、财力、管理水平有限，技术进步和工艺创新能力不足，职业卫生防护设施投入不到位，这些企业中的从业人员职业病危害因素接触率整体相对较高，职业危害最严重[②]。数量庞大的中小型企业职业防护工作的落实和监管是当前面临的巨大挑战。

同时，由于职业病法制化进程的不断深入，随着职业健康检查覆盖面进一步扩大，劳动者职业病相关知识的提升，职业病诊断与鉴定的程序逐步规范化等各种原因，隐匿性职业病将有一定程度的显现。加之职业病的发生通常有一定的潜伏期，如尘肺、慢性职业中毒、噪声聋、职业性肿瘤等，从劳动者接触危害因素到发病通常有 10—30 年的潜伏期，因此今后一段时间内职业病仍将呈现持续高发态势。

（二）用人单位主体责任落实不到位

据 2016 年福建省对 2857 家企业开展了职业健康检查工作调查发现，仅有 39.25% 的用人单位开展了职业健康检查[③]。据王雪涛等调查[④]，大型企业多数建立了健康安全环境管理体系，企业的职业健康安全环境管

---

①　张忠彬、陈刚、张圆媛：《我国职业病危害防治现状、问题与对策探讨》，《中国安全生产科学技术》2014 年第 1 期。

②　陈刚：《我国部分地区职业卫生现状调研分析》，《中国安全生产科学技术》2014 年第 3 期。

③　傅筱、连郁雯、林青：《福建省职业病防治能力状况调查》，《职业与健康》2018 年第 20 期。

④　王雪涛、佟林全、徐洋：《我国中小微企业职业卫生管理现状》，《职业与健康》2018 年第 18 期。

理水平较高，而中小微型企业的职业卫生管理工作仍存在着较大差距，管理现状较为薄弱。

企业在职业卫生管理中存在的问题具体表现在以下几个方面：职业病防治责任体系未建立，缺少专职的职业卫生管理人员，职业卫生管理制度不健全，职业健康监护档案不健全，职业卫生教育培训不到位，工作场所缺乏符合规范的防护设施，职业健康监护未按规定时间和项目开展。特别是在职业病诊断、报告和对劳动者保障方面，中小型企业的问题尤其严重，用人单位在劳动者职业病诊断、鉴定过程中，不愿提供或不如实提供必要的资料，有的地区还没有职业病诊断机构，使劳动者无法进行职业病诊断，更无法得到相应的救治和保障，在职业病的上报过程中，往往存在瞒报、漏报和迟报现象，没有健全的职业病报告体系[①]。

（三）职业病防治服务能力不足

职业卫生服务机构总体数量不足。我国通过职业卫生服务试点等措施，初步建立了职业病防治的网络体系，但是，从目前来看，全国专业的职业病防治机构数量有限，在近几年职业病患病人数持续增加的情况下，职业病防治机构的数量、人员配备、能力建设并未有相应增长。我国专业的职业病防治医院、职业病防治院和职业病防治所（站）近十年在数量上没有增加，详见表 10 – 8。

表 10 – 8　　　　　2009 年、2016 年全国职业病防治机构数量　　　单位：所

职业卫生防治机构	年份	合计	按市县分		按经济类型分			按主办单位分	
			城市	农村	国有	非国有	政府办	社会办	个人办
职业病防治医院	2009	18	17	1	16	2	13	5	0
	2016	20	18	2	19	1	14	6	0
职业病防治院	2009	32	32	0	30	2	21	11	0
	2016	37	35	2	35	0	25	12	0

---

① 李绍静、徐萍、杨子栋：《廊坊市不同规模工业企业职业卫生管理现状调查与分析》，《中国卫生工程学》2014 年第 13 期。

续表

职业卫生防治机构	年份	合计	按市县分		按经济类型分			按主办单位分	
			城市	农村	国有	非国有	政府办	社会办	个人办
职业病防治所、站	2009	37	35	2	36	1	18	19	0
	2016	41	33	8	35	6	18	20	3

职业卫生服务机构服务能力差异大，职业病防治专业技术人员数量和专业能力不能满足实际需要。职业健康检查机构虽然在全国范围内达到一定的覆盖率，但地区差异明显，部分县（区）级职业卫生健康检查机构由于技术能力等原因限制，开展的检查项目与辖区内存在的职业病危害因素并不相适应。部分职业病诊断机构职业病诊断类别偏少，不能覆盖辖区内可能存在的所有种类职业病。开展职业健康检查工作的疾病控制中心临床专业技术人员缺乏，特别是超声、耳鼻喉口腔等类别的临床医师短缺，相应的检查项目无法开展。部分地区基层监管力量和防治工作基础薄弱，对危害信息掌握不全，对重点职业病及职业相关危害因素监测能力不足。

（四）新的职业病健康问题不容忽视

随着新技术、新工艺、新设备和新材料广泛应用，产业结构不断调整，新时代用工制度多样性、作业方式复杂性，产生了各种新的职业健康问题。如纳米技术、石棉替代品、新型燃料等新化学物质的开发利用[①]，深潜作业、航天作业、风电作业、棚室作业等由于工业产业结构调整引发的职业健康问题，倒班、超时作业等引起的疲劳、过劳等问题，均导致劳动者新的职业健康风险不断增加。另外，我国是全世界使用女工最多的国家，且女工多从事制造业、劳动力密集产业工作，职业健康危害问题严重。尘肺、矽肺职业病、急慢性中毒、职业性肿瘤等职业性疾病的防治任务艰巨，新的职业健康损害亦需采取有效措施控制，不仅要加强接触职业病危害因素的劳动者的健康保护，同时做好职业人群全人群、全周期的全面健康管理。

---

① 司瑞东：《预防职业病石棉肺的高端产品——新材料"氟体填料"》，《山东工业技术》2017年第13期。

（五）职业危害企业数量众多，职业卫生监管难度大

我国共有 1600 万家企业存在有毒有害作业岗位①，主要集中在规模较小的中小微型企业，这些企业普遍存在基础设施不完善、负责人主体责任意识淡薄、劳动者自我防护意识差等问题，对《职业病防治法》的相关规定执行不到位②。职业卫生监管地区间发展不平衡，特别是边远、贫穷地区，职业病防治力量薄弱，人员数量少，现场检测检验设备缺乏，既掌握职业卫生专业知识又懂得法律政策的监管人员更是寥寥无几。在新一轮职业卫生监管职能调整后，在健康中国建设的背景下，职业卫生监管工作将面临新的机遇和挑战。

三 职业病防治工作展望

（一）进一步完善职业病防治法律法规体系建设，强化各地政府部门对职业病的管理职能

随着 2018 年国家机构改革实施，国家层面整合了职业病防治管理的职能，在卫生健康委员会设置的职业健康司，对职业卫生工作的职能进行了整合和强化，新时期职业健康工作由传统的职业病防治转向职业人群全人群、全周期的职业健康管理，《职业病防治法》应从职业健康为根本进行适当修订。同时，职业病相关条例亟待修订，尘肺病是职业病的主要发病病种，但《尘肺病防治条例》1987 年颁布后至今未进行修订和完善。另外，对已发布的有关职业卫生规章、职业卫生标准应进行梳理、整合、废止或修订。各地政府应在地方的机构改革过程中重视职业病的防治管理，设立职能整合的具体部门开展职业健康管理工作，加大对职业病防治工作的投入，充分发挥政府举办的职业病防治机构在职业卫生监管提供技术支持、主动疾病监测、业务管理及质量控制中的作用。

---

① 樊代明：《加减乘除话医改》，《医学争鸣》2016 年第 7 期。

② 王雪涛、佟林全、杨汉彬等：《我国中小微企业职业卫生管理现状》，《职业与健康》2018年第 34 期。

（二）落实用人单位职业病防治工作主体责任，加强职业病危害的源头控制

企业是劳动者的工作场所，是维护员工职业健康权益的第一责任组织，企业全面落实职业健康管理要求，对保障和促进劳动者健康，推进健康中国目标的实现具有重要意义。首先，树立企业大卫生、大健康的观念，"以人为本"的理念，推进"健康企业"建设，企业从健康政策、健康环境、健康危害干预、健康服务与管理、健康教育与健康文化、健康效果等六方面进行建设和管理，立足于职业健康，助力健康中国建设。其次，建立企业职业病危害严重的落后工艺、材料和设备淘汰、限制管理制度，采取有效措施，督促职业病危害严重的用人单位进行技术改造和转型升级。再次，由政府监督，建立企业特别是中小企业行业职业卫生保障基金，用于企业职工职业卫生技术服务以及职业病患者的经济保障。

（三）提升职业健康服务能力，适应新时代职业卫生发展的需要

进一步扩大职业健康服务机构的数量和规模，激励社会力量创办职业卫生技术服务机构，推动和引导政府办职业卫生服务机构转型发展，对偏远地区、小企业集聚区等重点地区企业提供职业卫生服务。充分利用现有医疗资源，发挥综合医院技术优势，积极协助综合医院通过职业健康检查和诊断资质认定，开展相关工作。

加强现有职业卫生服务机构的能力建设，建立相对独立的职业卫生检测、检验机构。进一步规范重点职业病监测和职业健康风险评估工作，推进监测数据及风险评估结果在职业病防治决策、职业卫生标准研制的指导作用。

加强职业病防治专业技术人员培训，建立职业病防治人才培养培训基地，开展精准培训，重点培育职业病诊断医师、职业健康检查临床医师、基层职业卫生服务专业人才，逐步提高其业务能力和服务水平。扩大乡镇卫生院、社区服务中心开展职业卫生服务的试点工作，建立疑似职业病报告制度，充分发挥区级和街道级职业卫生技术服务机构作用，不断提高基本职业卫生服务覆盖率。

（四）创新职业卫生监管模式

2016 年 12 月《中共中央 国务院关于推进安全生产领域改革发展的意见》明确提出，"坚持管安全生产必须管职业健康，建立安全生产和职业健康一体化监管执法体制"。国家安全生产总局提出建立安全生产和职业健康一体化执法模式，借助安全生产管理强势，职业卫生监管力度亦得到加强，有利于整合资源，提升效率，确保职业健康监管执法的力度，山东省莱州市 2014 年进行了一体化监管执法，取得了良好的成效①。

从监管的运行层面上，加强职业卫生监管的"双随机、一公开"，强化事中、事后监管，加强抽查、核查、重点检查。建立职业病防治诚信体系及黑名单制度。强化建设项目职业病危害"三同时"的后续监管，在职业病危害严重的行业领域开展重点职业病专项治理。

（五）重视职业卫生健康教育，提高人群职业健康知识知晓率

职业健康教育和健康促进是职业卫生服务体系的重要组成部门，职业卫生健康教育应覆盖全人群、职业工作的全周期。将职业卫生健康知识纳入学校常识教育和社会健康教育范畴。持续开展"安全生产月""职业病防治法宣传周"等各类宣活动，通过新闻、报纸、网络等各种平台载体，依托职业安全卫生宣传教育培训机构，面向社会、面向企业、面向劳动者同步开展安全生产法律法规、职业健康法律法规、职业病防护知识等宣传教育内容，对从事职业不同、工作坏境不同的人群开展有针对性适应培训，提升培训效果，从而提高人群职业病防治知识知晓率。

（华中科技大学　杜亚玲）

---

① 孙伟锋：《一家人不说两家话——职业卫生与安全生产"一体化"监管的实践与思考》，《现代职业安全》2016 年第 1 期。

第十一章　中国寄生虫病防控现状、问题与展望

　　寄生虫病是在全球流行范围最广、严重危害人类健康的疾病，也是影响社会经济发展的重要公共卫生问题。防控寄生虫病是公共卫生与疾病预防控制工作的重要组成部分。我国政府历来重视对寄生虫病的防治工作，始终将疟疾、血吸虫病、包虫病等重点寄生虫病防控列入经济社会发展规划。

　　本章对我国重点寄生虫病流行概况及防控形式进行描述，分析了我国寄生虫病防控工作面临的问题及挑战，并对未来我国寄生虫病防控工作的发展进行了展望。

一　我国寄生虫病防控现状

　　我国幅员辽阔，地跨寒、温、热三带，有高原、丘陵、盆地和平原等多种地理地貌，长江、黄河、洞庭湖和鄱阳湖等众多河湖水系，动植物等生态资源具有丰富性和多样性等特点，因而寄生虫病的流行也表现出复杂性和严重性。血吸虫病、疟疾、丝虫病、黑热病和钩虫病曾被列为对我国人民健康危害极大的"五大寄生虫病"[①]。新中国成立后，党和政府高度重视寄生虫病防治工作，在各级政府的组织领导下和人民群

---

① 诸欣平、苏川：《人体寄生虫学》，人民卫生出版社 2013 年版，第 1—8 页。

众的大力参与下，我国寄生虫病防治工作取得了巨大成就，一些曾严重危害疫区群众身体健康的寄生虫病已经得到了有效控制，达到或正在走向消除。

（一）我国重点寄生虫病流行概况

1. 疟疾

疟疾是我国流行最严重的重要寄生虫病之一。据新中国成立初期的调查，疟疾发病人数居各种传染病之首，全国疟疾年发病人数为3000万人①。20世纪60年代初和70年代初，分别在中部的黄淮平原、江汉平原发生两次间日疟大流行。1970年发病数最高，年报告病例2411.51万例，发病率为2961.10/10万。20世纪80年代至20世纪末，各项防控措施持续落实，疫情总体呈下降态势，大部分地区的疟疾流行得到控制，病例主要集中在历史上流行较为严重的局部地区，中部地区已消除了恶性疟。本世纪初，中部地区疟疾疫情一度回升，但较快得到遏制，年发病率在1/10万左右，病例呈散发状态②。

截至2016年，全国30个省（直辖市、自治区）的687个县（市、区）共报告疟疾病例3321例，病例主要分布在云南（12.4%）、四川（9.8%）、江苏（9.3%）、广西（9.2%）和山东（7.7%）等5个省（自治区）。随着国际交流活动的日益增多与频繁，尤其是赴境外劳务人员的逐年增多，我国境外输入疟疾病例呈逐年上升的趋势。

2. 血吸虫病

血吸虫病曾严重危害我国人民健康。据防治初期调查，我国血吸虫病患者超过1000万人③。新中国成立后，党和政府高度重视血吸虫病防治工作，并取得了巨大的防治成就。截至2014年底，全国推算血吸虫感染者为11.56万例，较2010年的32.58万例下降了64.5%，全国报

---

① 诸欣平、苏川：《人体寄生虫学》，人民卫生出版社2013年版，第1—8页。

② 国家国家卫生计生委：关于印发《〈中国消除疟疾行动计划（2010—2020年）〉中期评估报告》的通知，2016年8月。

③ 诸欣平、苏川：《人体寄生虫学》，人民卫生出版社2013年版，第1—8页。

告急性血吸虫病例仅为 2 例，处于低发水平①；截至 2016 年底，全国 12 个血吸虫病流行省（直辖市、自治区）中，已有上海、浙江、福建、广东、广西 5 个省（直辖市、自治区）通过了国家维持血吸虫病消除状态复核，四川、云南、江苏、湖北、安徽、江西、湖南 7 省已达到传播控制标准。目前，我国血吸虫病疫情总体上已处于低度流行状态，但流行区钉螺分布面积仍较大，部分流行区仍存在一定数量的血吸虫病传染源，血吸虫病流行与传播的客观因素、以及疫情反复与回升的风险因素依然存在②。

3. 包虫病

根据 2001—2004 年全国人体重要寄生虫病抽样调查结果显示③，在内蒙古、吉林、河南、四川、贵州、云南、陕西、甘肃、青海、宁夏、新疆和西藏 12 省（区）开展的包虫病调查，血清学阳性率为 12.04%，B 超检查包虫病患病率为 1.08%，推算全国包虫病患者数约为 38 万人，病例主要分布在我国西部的四川、青海、西藏和甘肃等省（区）的牧区和半农半牧区。2004—2012 年，全国累计报告棘球蚴病 28364 例，各年依次为 991 例、923 例、1758 例、4104 例、5858 例、3228 例、4668 例、3339 例和 3495 例。全国有 30 个省（区、市）有病例报告，其中，报告病例数位居前 6 位的依次为四川、甘肃、新疆、宁夏、青海和内蒙古，该 6 个省（区）的报告病例数占全国报告病例数的 98.1%，可见包虫病在西部和西北地区流行仍较严重。流行区多为经济相对欠发达地区，大多为高原牧区和草原牧区，畜牧业的发展和居民传统生产、生活方式及宗教信仰为该病的传播和流行创造了有利条件④。

---

① 严俊、胡桃、雷正龙：《全国重点寄生虫病的防控形势与挑》，《中国寄生虫学与寄生虫病杂志》2015 年第 6 期。

② 张利娟、徐志敏、钱颖骏等：《2016 年全国血吸虫病疫情通报》，《中国血吸虫病防治杂志》2017 年第 6 期。

③ 全国人体重要寄生虫病现状调查办公室：《全国人体重要寄生虫现状调查报告》，《中国寄生虫学与寄生虫病杂志》2005 年增刊。

④ 汪天平、操治国：《中国棘球蚴病放防控进展及其存在的问题》，《中国寄生虫学与寄生虫病杂志》2018 年第 3 期。

4. 土源性线虫病

据建国初期调查，我国钩虫感染人数曾多达 2 亿多人[①]。蛔虫、鞭虫等其他寄生虫病的流行也十分严重。自 1990 年开展的第一次全国人体寄生虫分布调查以来，全国许多省（区、市）在农村开展了以驱虫治疗为主、结合健康教育和粪便管理的寄生虫病综合防治工作，使土源性线虫感染率显著下降。2001—2004 年全国人体重要寄生虫病抽样调查结果显示[②]，与 1990 年相比，全国蠕虫标化总感染率由 55.27% 降至 21.40%，下降了 61.28%；多重感染由 43.33% 降至 24.86%，1 人同时感染寄生虫最多的虫种数由 9 种降为 6 种。与 1990 年相比，钩虫、蛔虫、鞭虫等土源性线虫标化感染率分别下降 60.72%、71.29% 和 73.60%。感染人数显著减少，推算目前我国土源性线虫（钩虫、蛔虫、鞭虫）总感染人数约 1.29 亿，与 1990 年的 5.36 亿相比，减少了 76%（4.07 亿）。

2014 年，22 个土源性线虫病国家监测点共调查 22657 人，感染人数为 1017 例，总感染率为 4.49%。感染率最高的是云南，为 20.06%，其次为贵州（15.58%）和广东（15.24%），一、二类监测点感染率分别为 7.00% 和 4.12%。上海、黑龙江、河北、北京和山西等三类监测点均未查到土源性线虫感染者[③]。人群土源性线虫感染率总体呈逐步下降趋势，各虫种重度感染者比例也已降至较低水平，但云南、贵州等重点省份的感染率仍然较高，且波动较为明显。此外，钩虫已成为目前人群土源性线虫感染的代表重点虫种[④]。

5. 食源性寄生虫病

根据 2001—2004 年全国人体重要寄生虫病抽样调查结果显示[⑤]，食

[①]　诸欣平、苏川：《人体寄生虫学》，人民卫生出版社 2013 年版，第 1—8 页。

[②]　全国人体重要寄生虫病现状调查办公室：《全国人体重要寄生虫病现状调查报告》，《中国寄生虫学与寄生虫病杂志》2005 年增刊。

[③]　陈颖丹、臧炜：《我国土源性线虫病监测现状及今后监测工作重点》，《中国血吸虫病防治杂志》2015 年第 2 期。

[④]　严俊、胡桃、雷正龙：《全国重点寄生虫病的防控形势与挑战》，《中国寄生虫学与寄生虫病杂志》2015 年第 6 期。

[⑤]　全国人体重要寄生虫病现状调查办公室：《全国人体重要寄生虫病现状调查报告》，《中国寄生虫学与寄生虫病杂志》2005 年增刊。

源性寄生虫的感染率在部分省（区、市）明显上升。食源性寄生虫病中最有代表性的肝吸虫染率比 1990 年第一次全国调查的结果上升了 75%，其中广东、广西、吉林 3 省（区）分别上升了 182%、164% 和 630%。流行省（直辖市、自治区）肝吸虫感染率为 2.40%，推算肝吸虫感染人数约为 1249 万人。带绦虫感染率比 1990 年上升了 52.49%，其中西藏、四川两省（区）分别上升了 97% 和 98%。带绦虫感染率为 0.28%，推算全国带绦虫感染人数约为 55 万。12 岁以下儿童蛲虫感染率为 10.28%。

带绦虫病主要分布在西藏、四川、新疆和青海等西部省（区），主要因牧民生食牛肉所致。另外，由于食生或半生猪肉、鱼和蟹等引起的其他食源性寄生虫病，如囊尾蚴病、旋毛虫病、弓形虫病、并殖吸虫病等在局部地区，特别是在西部贫困地区仍然较高。如西部地区的带绦虫、旋毛虫和弓形虫等感染率分别比东部地区的高 386%、69.44% 和 45.21%。

（二）我国重点寄生虫病防控形势

进入 21 世纪以来，随着社会和经济的发展，以及生态环境等改变，多种寄生虫病疫情出现回升，为进一步遏制寄生虫病疫情，我国政府在"十一五"期间相继出台了多项寄生虫病防治的中长期规划，如《2006—2015 年全国重点寄生虫病防治规划》；在"十二五"期间加速推进了血吸虫病、疟疾、包虫病等重点寄生虫病的防控工作①②③④；在"十三五"期间，为适应新时期工作需求，加快推进健康中国建设，进一步加速全国重点寄生虫病消除工作进程，制定了更加具体的防治规划、工作方案和规范及保障措施。

1. 疟疾防控

2008 年，联合国千年发展目标高级别会议通过了《全球疟疾行动计

---

① 中华人民共和国卫生部：《2006—2015 年全国重点寄生虫病防治规划》，2006 年。
② 中华人民共和国卫生部：《防治包虫病行动计划（2010—2015 年）》，2010 年。
③ 中华人民共和国卫生部：《全国预防控制血吸虫病中长期规划纲要（2004—2015 年）》，2004 年。
④ 中华人民共和国卫生部：《中国消除疟疾行动计划（2010—2020 年）》，2010 年。

划》，发出了在全球根除疟疾的倡议。我国作为联合国千年发展目标的
签署国，2010 年承诺到 2020 年全国实现消除疟疾。我国政府在 2010 年
全面启动了消除疟疾工作，制定并实施了《中国消除疟疾行动计划
（2010—2020 年）》，提出到 2015 年除云南边境地区外，其他地区均无
当地疟疾病例，到 2020 年全国范围内实现消除疟疾目标。为贯彻落实
《"十三五"卫生与健康规划》，确保 2020 年全国实现消除疟疾目标，
政府又制定了《全国消除疟疾工作方案（2016—2020 年）》。2017 年，
为保障《全国消除疟疾工作方案（2016—2020 年）》（国卫办疾控函
〔2016〕931 号）实施，落实《国家卫生计生委办公厅关于进一步加强
消除疟疾工作的通知》（国卫办疾控函〔2017〕392 号）要求，国家卫
生健康委成立国家消除疟疾技术专家组和国家重症疟疾救治专家组，以
加强对各地疟疾防治和诊疗的技术支持与帮助，确保 2020 年我国如期
实现全国消除疟疾目标。

消除疟疾行动计划启动时，全国 24 个省（市、区）共 2194 个县
被确定为疟疾流行县，其中 762 个县有本地疟疾病例报[1]。据《中国
消除疟疾行动计划（2010—2020 年）中期评估报告》评估结果数据，
2010—2015 年全国共报告疟疾病例 25612 例，其中本地病例报告数和报
告范围均大幅缩减，2015 年仅 10 个县（集中分布在云南省中缅边境的
9 个县和西藏自治区的墨脱县[2]）报告本地感染病例 40 例，较 2010 年
报告本地病例数下降 99.06%。到 2015 年，全国所有三类县（1432
个）实现了消除疟疾目标；99.85%（686/687）的二类县已无本地感
染病例（辽宁 1 个二类县出现本地感染病例）；除云南部分边境地区
外，96.43%（54/56）的一类县如期实现了无本地感染病例（海南和
西藏各 1 个一类县出现本地感染病例）；云南边境所有一类县（19
个）疟疾发病率已下降到万分之一以下。本次评估结果表明，我国消
除疟疾工作总体进展顺利，成效明显。到 2015 年，全国 99.86%（2191/

① 中华人民共和国卫生部：《中国消除疟疾行动计划（2010—2020 年）》，2010 年。
② 张丽、周水森、丰俊等：《2014 年全国疟疾疫情分析》，《中国寄生虫学与寄生虫病杂志》
2015 年第 5 期。

2194）的流行县实现了《行动计划》中期目标。世界卫生组织在《全球疟疾报告（2015 年）》中已将我国由控制阶段国家列入消除阶段国家名单。

虽然本地病例大幅下降，但输入性病例的比例和范围却不断增加①②。2015 年有输入性病例报告的省（市、自治区）由 2010 年的 22 个增加到了 30 个，全国报告输入性疟疾病例 3076 例，较 2010 年增加 3.5%。输入性病例主要分布在云南、江苏、四川、广西和山东，五省共占总报告输入病例的 53.2%。2017 年全国首次实现无本地感染病例报告，全年报告境外输入性病例 2672 例和 3 例经输血感染病例，其中死亡 7 例。

2. 血吸虫病防控

联合国可持续发展目标将血吸虫病作为需重点防控的疾病之一，世界卫生大会于 2012 年通过了"2025 年全球消除血吸虫病公共卫生问题"的决议。党中央、国务院高度重视血吸虫病防治工作，公布施行《血吸虫病防治条例》，制定中长期规划纲要。为贯彻落实"关于进一步加强血吸虫病防治工作的通知"和《全国预防控制血吸虫病中长期规划纲要（2004—2015 年）》的精神，在实现《血吸虫病综合治理重点项目规划纲要（2004—2008 年）》③目标的基础上，针对血吸虫病防治工作的实际情况，国家卫生计生委会同国家发展改革委、财政部、国土资源部、水利部、农业部和林业局等 7 部委，于 2010 年 3 月共同印发了《血吸虫病综合治理重点项目规划纲要（2009—2015 年）》④，提出至 2015 年底，全国所有流行县（市、区）达到传播控制标准，已达到传播控制标准的县（市、区）力争达到传播阻断标准。这一目标的提出，掀起了全国血防工作的新高潮。

2017 年 3 月，经国务院同意，国家卫生计生委、财政部、国土资

---

① 国家卫生计生委：《中国消除疟疾行动计划（2010—2020 年）中期评估报告》，2016 年 8 月。
② 国家卫生计生委：《全国消除疟疾工作方案（2016—2020 年）》，2016 年 9 月。
③ 中华人民共和国卫生部：《血吸虫病综合治理重点项目规划纲要（2004—2008 年）》，2004 年。
④ 同上。

源部、水利部、农业部、国家林业局联合印发了《"十三五"全国血吸虫病防治规划》①，这是"十三五"时期做好血吸虫病防治工作的纲领性文件。提出了坚持预防为主、标本兼治、分类指导、综合治理、联防联控，进一步健全政府主导、部门合作、社会参与的工作机制，依法、科学防治血吸虫病的指导思想。

为适应新时期血吸虫病防治工作需要，加快我国消除血吸虫病工作进程，根据《中华人民共和国传染病防治法》、《血吸虫病防治条例》、《血吸虫病控制和消除》（GB15976—2015）、《血吸虫病诊断标准》（WS261—2006）和《传染病信息报告管理规范（2015年版）》（国卫办疾控发〔2015〕53号），2018年2月，国家卫生健康委员会组织对2006年原卫生部发布的《血吸虫病预防控制工作规范》（卫疾控发〔2006〕439号）进行了修订，经广泛征求各地意见，形成了《血吸虫病消除工作规范》，指导各地科学、规范地开展各项消除血吸虫病工作，及消除后的监测巩固工作，实现全国消除血吸虫病的终期目标。

通过实施综合防治策略，血吸虫病防治工作取得显著成绩，上海、浙江、福建、广东、广西5省（区、市）于1995年前达到传播阻断标准，全国分别于2008年和2015年达到疫情控制标准和传播控制标准。截至2015年9月底，全国453个流行县（市、区）均达到了传播控制及以上标准，其中有140个县达到了传播控制标准，313个县达到了传播阻断标准。四川省于2017年通过专家评估达到血吸虫病传播阻断标准。

3. 包虫病防控

包虫病是在我国西部农牧区广泛流行的人兽共患寄生虫病，受威胁人口约5000万，高原地区人群包虫病平均患病率为1.20%，局部高达12%以上，给患者及其家庭带来了极大的痛苦和沉重的经济负担，并严重影响畜牧业发展，是导致我国西部农牧区群众因病致贫、因病返贫的主要原因之一。党和政府高度重视包虫病的防治工作，近年来，我国包

———————

① 国家卫生计生委：《"十三五"全国血吸虫病防治规划》，2017年3月。

虫病等重点寄生虫病防治工作取得明显进展。2006 年以来，原卫生部印发了《2006—2015 年全国重点寄生虫病防治规划》①，国家卫生计生委等 14 个部门印发了《防治包虫病行动计划（2010—2015 年）》②，中央财政通过转移支付安排了专项防治经费，各地加大了防治力度，组织实施了全国包虫病等重点寄生虫病流行病学调查，开展了包虫病人群筛查和患者治疗，基本摸清包虫病等重点寄生虫病流行程度和范围，大批患者得到及时发现和有效治疗，疫情得到不同程度下降。"十三五"期间，国家卫生计生委等 12 个部门印发了《全国包虫病等重点寄生虫病防治规划（2016—2020 年）》③，提出目标到 2020 年，70% 以上的流行县人群包虫病患病率控制在 1% 以下，家犬感染率控制在 5% 以下；提出包虫病采取"以控制传染源为主、中间宿主防控与病人查治相结合"的综合防治策略，并大力开展宣传教育，健全监测网络；并从组织、经费、技术、机构和人员方面制定了保障措施。

2016 年国家卫生与计划生育委员会组织专家对全国 254 个包虫病项目实施县进行 2010—2015 年实施的包虫病行动计划考核。结果显示，儿童血清抗体阳性率为 1.22%，家畜感染率为 2.89%，家犬粪抗原阳性率为 1.7%。包虫病防控知晓率、安全饮水供给率、病变脏器处理率、家犬给药率等工作指标均有提高，接近或达到项目的预期目标④。

4. 其他重点寄生虫病防控

为加快全国寄生虫病防治工作进程，保障广大人民群众身体健康，促进经济与社会协调发展，2006 年国家卫生计生委（原卫生部）联合多部委下发了《2006—2015 年全国重点寄生虫病防治规划》⑤，提出在 2004 年的基础上，全国蛔虫感染率到 2010 年底下降 40% 以上，到 2015 年底下降 60% 以上的目标。规划实施以来，有力推进了全国重点寄生

---

① 中华人民共和国卫生部：《2006—2015 年全国重点寄生虫病防治规划》，2006 年。
② 中华人民共和国卫生部：《防治包虫病行动计划（2010—2015 年）》，2010 年。
③ 国家卫生计生委：《全国包虫病等重点寄生虫病防治规划（2016—2020 年）》，2016 年 10 月。
④ 王立英：《包虫病防治"十二五"行动计划终期评估与"十三五"规划》，《中国动物保健》2017 年第 7 期。
⑤ 中华人民共和国卫生部：《2006—2015 年全国重点寄生虫病防治规划》，2006 年。

虫病防治工作。全国土源性线虫病监测数据显示，感染率呈逐年下降态势，由 2006 年开始监测时的 20.88% 下降至 2014 年的 4.49%，下降幅度达 78.50%①。中央财政通过转移支付安排了专项防治经费，各地加大了防治力度，组织实施了全国重点寄生虫病流行病学调查，在重点地区实施了肝吸虫病、钩虫病等寄生虫病综合防治示范区项目，基本摸清重点寄生虫病流行程度和范围，大批患者得到及时发现和有效治疗，疫情得到不同程度下降②。2006 年建立的寄生虫病防治综合示范区实施以"健康教育为先导、传染源控制为主"的综合防治策略和"以健康教育为先导，四改一驱虫"（改水、改厕、改善环境、改善行为和药物驱虫）的防控措施，有效地减少了传染源，使人群寄生虫感染率大幅度下降。2009 年考核评估时 8 个土源性线虫病示范区人群寄生虫感染率平均下降了 78.39%，2 个华支睾吸虫病示范区人群华支睾吸虫感染率平均下降了 83.13%，表明示范区成效显著，达到了《规划》2010 年的目标，甚至接近《规划》2015 年的目标③④。

为了全面推进重点寄生虫病防治工作，进一步控制重点寄生虫病流行，保障人民群众身体健康，促进我国社会经济全面协调发展，推进健康中国建设，国家卫计委等 12 个部门制定了《全国包虫病等重点寄生虫病防治规划（2016—2020 年）》。总体目标是到 2020 年底，建立完善重点寄生虫病监测体系，降低肝吸虫病等寄生虫病感染率。具体目标是到 2020 年，低流行区继续维持较低感染水平，其他流行区肝吸虫和土源性线虫感染率在 2015 年基础上分别下降 30%、20% 以上；减轻黑热病等其他寄生虫病危害。

采取"以健康教育为先导、以传染源控制为主"的综合防治策略，

---

① 陈颖丹、臧炜：《我国土源性线虫病监测现状及今后监测工作重点》，《中国血吸虫病防治杂志》2015 年第 2 期。

② 国家卫生计生委：《关于印发全国包虫病等重点寄生虫病防治规划（2016—2020 年）的通知》，2016 年 10 月。

③ 王宇：《推广示范区经验，加强寄生虫病防治工作》，《中国血吸虫病防治杂志》2011 年第 5 期。

④ 中国疾病预防控制中心：《寄生虫病综合防治示范区评估报告（2006—2009）》，人民卫生出版社 2010 年版。

实施改水、改厕、改善环境、改善行为和药物驱虫等综合防治措施。进
一步开展肝吸虫病等重点寄生虫病人群感染情况调查，查明人群感染现
状。对有生食或半生食鱼类、肉类、螺类和有赤足下田耕作等习惯的重
点人群进行驱虫。大力推进农村改水、改厕、改善环境和安全养殖等工
作，加强人、畜粪便的无害化处理，防止用未经无害化处理的粪便喂鱼
和施肥。在重点防治省份建立肝吸虫病等重点寄生虫病防治工作试点。
在黑热病流行区，强化基层医疗卫生人员培训，提高诊治能力，及时发
现、治疗患者；推广使用药浸或长效蚊帐，提倡安装纱门纱窗，减少人
蛉接触；加强白蛉监测，传播季节开展药物喷洒灭蛉；在犬源型流行区
积极探索传染源控制模式。同时大力开展宣传教育和健全监测网络，并
从组织、经费、技术、机构和人员方面制定了保障措施[1]。

二　我国寄生虫病防控面临的问题与挑战

（一）输入性寄生虫病风险增加，管理防控难度大

虽然本地疟疾病例大幅下降，但输入性病例的比例和范围却不断增
加。非洲、东南亚是疟疾的高发区，我国每年有大量境外务工、商贸、
旅游等人员往返，防控输入性疟疾压力有增无减。随着全球经济发展，
国际交往活动频繁，人口流动性增加，寄生虫病流行态势发生着变化。
往返境外寄生虫病流行疫区流动人员的信息涉及出入境管理、商务和劳
务派遣等多部门管理，信息交换与共享仍不顺畅，难以准确掌握，给防
控工作带来诸多不便。

（二）边境地区寄生虫病消除工作困难较大

云南边境地区分别与老挝、越南、缅甸接壤，边境线长达 4060 公
里，这些毗邻国家疟疾高发，全年均有传播，存在多种传播媒介，是我
国目前唯一存在恶性疟和间日疟混合流行的地区，也是我国疟疾防控工
作最困难的地区。加之边民有越境交往，蚊媒可飞越国境，防止疟疾传

---

① 国家卫生计生委：《全国包虫病等重点寄生虫病防治规划（2016—2020 年）》，2016 年 10 月。

入和阻断本地传播的压力都很大，流行潜势高。缅甸国内因武装冲突时有难民涌入我国境内，不可避免将传染源传入。

（三）部分寄生虫病传染源控制管理难度较大

血吸虫传染源及媒介流行区钉螺分布范围广，孳生环境复杂，导致钉螺控制难度较大；传染源控制难度也较大，血吸虫病动物传染源种类众多，有些地区淘汰耕牛、有螺地带禁牧、家畜圈养等防治措施未完全落实；疫区还存在大量渔民、船民等血吸虫感染的高危人群，这类人群的流动性大，管理难度也大①。

包虫病的传染源是犬、狼、狐狸等动物，中间宿主包括家畜以及鼠类等小型哺乳动物。肝吸虫病除了人以外，猫、犬、鼠类等都可以作为传染源。人群和家畜的流动导致传播环节复杂。包虫病流行疫区高原农牧区犬数量众多且高度分散，家犬驱虫依靠村医发药很难做到及时有序，加之流浪犬暂无有效的驱虫管理机制。另受宗教习俗影响，流浪犬不能捕杀，犬数量控制工作举步维艰，成为防控难点。家畜屠宰管理不规范，牛、羊等病变脏器随意喂犬的现象较为普遍，导致新的传染源不断产生，包虫病传播危害不能有效被阻断②③。

（四）寄生虫病消除后能否维持面临挑战

虽然我国绝大部分疟疾流行区已经实现无本地病例，但传疟媒介普遍存在，加之疟疾具有易反复、传播快的特点，只要有传染源输入，再次出现传播的风险依然较大④。一些通过消除疟疾考核评估的地区出现了削减专业人员和经费现象，基层医疗机构对发热病人血检能力和疾控机构的监测与反应能力出现下降，这对巩固消除疟疾成果和防止因输入传染源导致再传播造成隐患。在卫计委组织人员对 2017 年报告病例开

---

① 严俊、胡桃、雷正龙：《全国重点寄生虫病的防控形势与挑战》，《中国寄生虫学与寄生虫病杂志》2015 年第 6 期。

② 刘晓东、尚文杰、赵春桃等：《甘肃省甘南藏族自治州包虫病流行病学调查结果分析》，《中华地方医学杂志》2014 年第 6 期。

③ 郭莉、阳爱国、张壮志等：《四川省家畜包虫病流行病学调查报告》，《中国兽医杂志》2012 年第 3 期。

④ 周晓农、张少森、徐俊芳等：《我国消除疟疾风险评估分析》，《中国寄生虫学与寄生虫病杂志》2014 年第 6 期。

展季度审核及现场督导发现，疟疾防治中存在诊断治疗不规范、病案信息在医疗机构与疾控机构中不一致等问题。这些问题如不及时纠正，将影响消除疟疾成果巩固，尤其是抗疟治疗不规范不仅会增加疟疾耐药风险，而且有可能因传染源未彻底清除导致疟疾再传播，阻碍全国消除疟疾进程。

（五）机构防治能力存在薄弱环节，监测网络不健全

部分地区调查结果显示，疟疾病例在就诊当天得到确诊不到50%，乡镇/社区卫生院的首诊确诊率仅为21.21%，综合性医院的误诊和漏诊也时有发生。随着本地疟疾病例减少和输入病例增多，县级以上医疗机构已成为发现疟疾病人的前哨阵地。但是，由于较长时期疟疾诊断治疗主要在乡村医疗机构，县级以上医疗机构参与疟疾防治工作较少，医护人员诊疗意识淡薄，实验室人员检测能力较弱，检测中不能及时发现疟原虫或原虫定种错误，存在漏诊误诊情况，尤其缺乏重症疟疾和恶性疟诊治经验，贻误治疗时机导致死亡或继发传播。有的疾控机构工作欠扎实，疫点未及时有效处置。有的地方疟疾防控能力弱，如西藏的疟疾防控基本靠兄弟省份支援[1]。

包虫病防治工作起步晚，防治机构基础条件差，专业技术人员匮乏。全国350个包虫病流行县中，有159个为国家扶贫开发重点县或特殊困难县，经济欠发达，县级财政有限，医疗卫生机构和专业人员能力不足[2]。部分地区血防资金投入不足，血防机构监测能力薄弱[3]。

监测网络不健全，覆盖面不够，不能实时掌握流行情况。目前国家仅在22个省（区、市）设立了土源性线虫病监测点计22个，而肝吸虫病迄今未设立监测点，无法掌握疫情现状[4]。

---

① 国家卫计委：关于印发《〈中国消除疟疾行动计划（2010—2020年）〉中期评估报告》的通知，2016年8月。

② 李莉、马龙、杨佳冰等：《包虫病流行现状与防控措施》，《畜牧兽医科技信息》2015年第3期。

③ 严俊、胡桃、雷正龙：《全国重点寄生虫病的防控形势与挑》，《中国寄生虫学与寄生虫病杂志》2015年第6期。

④ 同上。

（六）消除寄生虫病技术和药物保障面临新挑战

寄生虫病的关键诊治技术较为落后，尚未有较大突破。目前在新发、罕见寄生虫病的诊断和治疗上尚缺乏有效手段，部分病种流行状况不清楚等。我国常用抗疟药主要有治疗间日疟药物磷酸氯喹和伯氨喹，治疗恶性疟药物青蒿素类复方用药及针剂，以及预防用药磷酸哌喹。目前，恶性疟治疗药物尚能正常供应，而间日疟治疗药物和预防用药由于市场需求量小、利润低，加之生产工艺达不到 2015 年新版药典质量标准、改进工艺成本高等原因，企业不能正常生产供应。我国消除疟疾面临一些技术难点，如病原检测技术还不够敏感、缺乏疟疾病例溯源技术等①。对于包虫病，目前尚缺乏早期、敏感的检测试剂和手段，以及有效的疫苗和理想的治疗药物。从临床症状和体征很难早期发现棘球蚴病，采用 B 超、X 线、CT、磁共振筛查，要么病变微小、无特异性，难以辨别，要么因费用较高，难以承受，不能早期发现包虫感染是防控工作难点。②

（七）不利于健康的生产生活方式依然存在

一些地区长期以来形成的食生或半生淡水鱼和肉类的饮食习惯尚难改变，感染机会加大；广东、广西等肝吸虫病重点流行区由于固有饮食习惯难以改变，致使肝吸虫感染率居高不下。部分流行区的畜牧生产、水产养殖方式比较落后，家畜屠宰、人畜粪便管理仍是薄弱环节；集约养殖业迅速发展，肉类、鱼类等食品的卫生检疫工作相对滞后；群众生食或半生食鱼类、螺类和肉类的行为短时间难以改变。

三　展望及建议

（一）建设输入性寄生虫病防控体系，重点关注"一带一路"沿线地区

发挥医疗卫生临床机构的哨点作用，协同疾病预防控制机构和其他

---

① 国家卫计委：关于印发《〈中国消除疟疾行动计划（2010—2020 年）〉中期评估报告》的通知，2016 年 8 月。

② 汪天平、操治国：《中国棘球蚴病放防控进展及其存在的问题》，《中国寄生虫学与寄生虫病杂志》2018 年第 3 期。

相关部门，建立和完善输入性寄生虫病的监测与预警体系。重点关注寄生虫病疫情高发区与"一带一路"建设沿线国家和地区交流、往来的重点人群，开展症状监测；加强多部门合作力度和信息沟通，及时掌握并分享疾病流行区出入境人员的相关信息，及时开展疾病筛查。与相关国家建立寄生虫病信息交流与多方协调机制，加强"一带一路"沿线国家之间卫生交流合作，强化边境地区联防联控机制。

（二）强化边境重点地区防控工作，阻断疾病本地传播

在云南边境地区，需继续在国际合作框架下，建立中越、中老、中缅跨边境疟疾防控合作机制，加强疟疾防治的国际合作；对我国一侧加强边境口岸出入境人员疟疾管理，通过与国际机构合作减少对方一侧疟疾对我国边境地区的影响。

（三）科学规划，继续强化传染源控制综合治理

在深入分析问题的基础上，制定好下一阶段的寄生虫病消除规划及目标，继续实施以传染源控制为主的综合治理策略。血吸虫病防控未达到传播阻断标准的区域，需重点做好人畜粪便无害化处理，积极推进传染源控制措施，防止污染有螺地带，加强钉螺孳生环境治理，切实阻断传播途径。已达到传播阻断标准的地区，加强监测预警和风险评估，及时复燃。包虫病防控要控制无主犬数量，清除病犬，鼓励、推行无主犬栓养，有条件的地方开展母犬绝育；保证基层驱虫人员力量，定期开展犬同步驱虫[1]。

（四）加强监测预警体系建设及医防协作，提高相应能力

监测工作已成为寄生虫病防控的重要措施之一。加速建立和完善全国寄生虫病监测网络建设，进一步加大监测工作的覆盖范围，系统开展人群感染、宿主和流行因素动态监测，力争寄生虫病监测网络全覆盖。对血吸虫病病情、螺情监测和风险评估是监测工作的重要内容。在做好监测工作的前提下，还必须保持一支具有较强能力的监测、应急响应队

① 汪天平、操治国：《中国棘球蚴病放防控进展及其存在的问题》，《中国寄生虫学与寄生虫病杂志》2018 年第 3 期。

伍，以应对突发疫情，及时遏止疫情的蔓延和危害①。对疟疾消除后阶段的监测任务，需加强医防协作，强化医疗机构发现和治疗疾病的前哨阵地作用，保障抗疟治疗及时有效；加强业务培训，增强医疗机构疟疾诊治能力以及疾控机构疟疾实验室复核、流行病学个案调查和疫点快速调查处置能力，提高诊断及时性和治疗规范性。各地应当保障临床所需抗疟药品供应，促进合理、及时用药。做好流行区人群包虫病筛查，及时发现和医治包虫病患者，进一步提高定点医院医疗救治水平，促进患者规范治疗；要按规定将生活困难患者纳入社会救助范围，尽量减轻患者家庭的经济负担。

对偏远地区和能力较弱的医疗卫生机构进行帮扶，建立医疗机构与疾控机构的交流平台，进一步提高医疗卫生机构的疾病防治能力。重点提高藏区、农牧区及其他偏远地区基层专业人员水平，提供技术指导，加大培训力度，进一步提升基层医疗机构和乡村医生的队伍能力和素质，使他们能切实发挥在公共卫生服务中的网底作用。

（五）加强寄生虫病防治关键技术，并及时转化应用

当前许多寄生虫病防治工作中采用的技术仍较为传统，技术上尚未得到有效突破，加速现代生物技术研究成果在科研和防治现场的推广应用是提高防治工作水平的重要保证。加大重点寄生虫病药物及诊断技术储备，依靠科技进步，研究和改进快速、方便、敏感性高、特异性强的诊断工具和安全、有效、价廉的治疗药物，以提高寄生虫病防治水平。加强国际交流与合作，学习和引进国外寄生虫病防控新技术和经验。

（六）采取适宜传播方式，大力做好重点人群宣传教育

寄生虫病的传播和流行与人们的行为密切相关。有针对性地，采用适宜的传播方式，对重点地区和流行地区妇女、中小学生、宗教人士、农牧民、渔民等人群做好宣教工作，使群众主动积极配合开展寄生虫病防治工作、提高自身防病意识和自我保护能力，逐步养成良好的生活方式和卫生习惯，减轻来自寄生虫病的危害。

---

① 汪天平、操治国：《中国棘球蚴病放防控进展及其存在的问题》，《中国寄生虫学与寄生虫病杂志》2018 年第 3 期。

（七）加强防控工作组织管理，健全保障机制

寄生虫病流行区要充分以政府为依托，成立防控领导小组，建立健全联防联控机制，开展联合督导，定期召开联席会议，互通防控信息，总结推广好的经验，共同推广防治工作。定期开展调研和风险评估，确保各项工作有效落实。有计划、有步骤地组织开展消除防控工作考核评估及验收。

寄生虫病防治要有稳定的财政投入机制和经费保障，特别对危害较大的主要寄生虫病加大投入，在经济困难地区，国家要加大支持力度。另外，在技术保障，机构和人员保障等方面也应建立健全，落实到位。

（广州医科大学　罗桢妮）

第十二章　中国地方病防控现状、问题与展望

十九大报告中提出要实施健康中国战略，这意味着全民健康被提到了新的高度。而地方病的存在，不断的威胁着人民的健康，阻碍了全民健康的实现。切实做好地方病的防控，尽可能的消除地方病给人民带来的危害，是实现全民健康的重要一步，对 2020 年全面建成小康社会有着极其重要的意义。

本章对中国地方病防控的现状主要从四种常见地方病的现状、地方病防控政策的制定情况及地方病防控政策的实施情况三个方面着手进行描述，并分析了我国地方病防控存在的主要问题，对这些问题提出了促进我国地方病防控的建议与展望。

一　我国地方病防控现状

（一）几种常见地方病现状

1. 碘缺乏病

碘缺乏病是一种常见的地方病，主要是由于环境缺碘，人体摄取碘量不足所导致的，常见的碘缺乏病包括地方性甲状腺肿①和地方性

---

① 地方性甲状腺肿大，是碘缺乏病（Iodine Deficiency Disorders，IDD）的主要表现之一。地方性甲状腺肿大的主要原因是碘缺乏，所以又称为碘缺乏性甲状腺肿大，多见于山区和远离海洋的地区。指胚胎发育到成人期由于摄入碘不足所引起的一系列病症。

克汀病①，碘缺乏病对我国较大范围的居民产生着重大的危害，在国内多个省区均有分布。该病多见于远离沿海的地区以及海拔较高的山区，这些地区的土壤、水和食物中含碘量是极少的。

　　1994 年 10 月我国开始实施食盐加碘防治碘缺乏病的策略，并分别于 1995 年、1997 年、1999 年、2002 年、2005 以及 2011 年在全国开展碘缺乏病监测工作。根据《"十三五"全国地方病防治规划》文件显示，截至 2017 年，全国尚有 163 个县未达到消除碘缺乏病目标，已达到消除目标的部分地区工作滑坡，水源性高碘病区改水措施未得到有效落实。

　　对待碘缺乏病，我国采取的主要是食盐加碘防治措施②。在碘盐覆盖率这一项，除北京之外的 30 个省、直辖市均超过 90% 的覆盖率，其中黑龙江覆盖率高达 100%，内蒙古、辽宁、吉林、江苏、江西、山东、湖北、湖南、重庆、四川、云南、陕西、新疆均超过 99%，从这一数据可以看出，截至 2011 年，我国食盐加碘几乎实现全覆盖；在食盐加碘合格率这一项，北京依然最低（86.4%），上海、西藏、甘肃三个地区合格食盐加碘使用率低于 90%，在样本中处于较低水平；在食盐含碘中位数这一项中，甘肃和山东分别为 27.4 和 27.7，处于同项较低水平，这反映这两个省份在含碘量中，整体水平较其他地区要低；在 B 超法甲状腺肿大这一项，北京、上海、江苏都为 0.1%，广西、海南、青海为 0.2%，肿大率处于较低水平，而重庆、四川、河南、福建、浙江分别为 5.5%、4.1%、4.3%、4.6%、4.1%，相应这五个省份的甲状腺肿大率是较高的，尤其是重庆的碘盐覆盖率、人群尿碘水平和儿童甲状腺肿大率都较高，呈现"三高"现象。并且根据 B 超法甲状腺肿大率来分析，截至 2011 年，我国碘缺乏病得到了较好的遏制，整体发病率较低。虽然重庆发病率达 5.5%，但是处于 1997 年以来的历史最低水

---

　　①　地方性克汀病又称地方性呆小病，多出现在严重的地方性甲状腺肿流行地区，一般患病率占甲状腺肿地区人口的 1%—5%，严重地区可高达 5%—10%。本病是胚胎时期和出生后早期碘缺乏与甲状腺功能低下所造成的大脑与中枢神经系统发育分化障碍结果。

　　②　刘鹏、苏晓辉、申红梅：《2011 年全国碘缺乏病病情监测结果分析》，《中华地方病学杂志》2015 年第 34 期。

平，表明对于碘缺乏病的防治工作取得了一定的进展；但依数据显示也可知，各地区间甲状腺肿大发病率差距较大，例如北京、上海、江苏等地区的发病率仅为0.1%，而重庆、四川、河南、福建、浙江这五个省份和直辖市都超过了4%，这表明碘缺乏病存在明显的地域差异，对待碘缺乏病要根据各地不同情况对症下药。

表12-1 　　　2016年青海省玉树州6个县（市）8—12岁儿童
氟斑牙调查结果

地点	调查人数	正常	氟斑牙分度					检出率（%）	氟斑牙指数
			可疑	极轻	轻度	中度	重度		
玉树市	272	121	41	64	36	10	0	40.44	0.69
治多县	1364	850	30	262	156	62	4	35.48	0.58
曲麻莱县	446	230	62	68	62	24	0	34.53	0.66
称多县	1230	769	127	197	100	37	0	27.15	0.46
杂多县	217	105	22	46	32	12	0	41.47	0.72
囊谦县	1261	802	69	216	142	32	0	30.93	0.50
合计	4790	2877	351	853	528	177	4	32.61	3.61

资料来源于《中国地方病学杂志》收录文章《2016年青海省玉树州8—12岁儿童饮茶型氟中毒病情调查》。

2. 地方性氟中毒

地方性氟中毒又称为地氟病，它是由于一定地区的环境中氟元素过多，导致生活在该环境中的居民经饮水、食物和空气等途径长期摄入过量氟所引起的以氟骨症（skeletal fluorosis）和氟斑牙（dental fluorosis）为主要特征的一种慢性全身性疾病，因其流行范围广泛、病区类型复杂、受威胁人口众多，是现阶段我国重点防控的地方病之一。地方性氟中毒常见于饮水型氟中毒和饮茶型氟中毒[①]两种。饮水型氟中毒顾名思义是由于水中氟含量过高导致的中毒；饮茶型氟中毒是中国特有的一种地方性氟中毒类型，病区主要分布在我国西部有大量饮用砖茶习惯的少数民族居住地区，例如青海玉树。现在就以饮水型氟中毒和饮茶型氟中

① Fan Z, Gao Y, Wang W, et al, *Prevalence of Brick Tea-Type Fluorosis in the Tibet Autonomous Region*, Journal of Epidemiology, 2016, pp. 614-620.

毒各选一个地区作简要分析。首先看表 12 - 1。

　　氟斑牙是判断氟中毒的标准之一，故文章以检测氟斑牙为标准进行检测。本文选取玉树地区饮茶型氟中毒为例进行分析。由表 12 - 1 可以看出，在氟斑牙的分度中，6 个县极轻度人数占比都比较大，其次分别为轻度、可疑、中度，尤其是重度氟斑牙里，除了治多县有 4 例之外，其他均无发现重度氟斑牙患者，这在一定程度上说明该地区氟中毒得到一定的遏制，重度患者较少；在检出率这一项，玉树州 6 个县都在30% 左右，平均检出率为 32.61%。值得注意的是，虽然平均检出率高达 32.61%，但其中有较高比率的可疑病例，尚未定论，且极轻病例的占比也是极高的，所以检出率高达 32.61%，但是并不能说明该地区氟中毒病患病率严重。

表 12 - 2　　　　　湖北省饮水型氟中毒病区儿童氟斑牙患病情况

市	县（市、区）	检查（人数）	氟斑牙检查情况						患者数	氟斑牙检出率（%）	氟斑牙指数
			正常	可疑	极轻	轻度	中度	重度			
宜昌	长阳	743	716	1	20	6	0	0	26	3.50	0.04
	夷陵区	11	6	5	0	0	0	0	0	0.00	0.23
十堰	丹江口	5344	5078	237	26	3	0	0	29	0.54	0.03
	郧西	60	57	0	2	1	0	0	3	5.00	0.07
	郧阳	123	110	3	6	3	1	0	10	8.13	0.14
	房县	81	81	0	0	0	0	0	0	0.00	0.00
咸宁	赤壁	177	177	0	0	0	0	0	0	0.00	0.00
	咸安	303	282	20	1	0	0	0	1	0.33	0.04
	通城	397	392	5	0	0	0	0	0	0.00	0.01
	崇阳	43	36	6	0	0	0	0	1	2.33	0.09
	通山	50	46	4	0	0	0	0	0	0.00	0.04
随州	随县	277	277	0	0	0	0	0	0	0.00	0.00
黄冈	麻城	48	48	0	0	0	0	0	0	0.00	0.00
	蕲春	135	134	1	0	0	0	0	0	0.00	0.00
	黄梅	30	30	0	0	0	0	0	0	0.00	0.00
	黄州	36	36	0	0	0	0	0	0	0.00	0.00
	罗田	37	36	1	0	0	0	0	0	0.00	0.01

续表

市	县（市、区）	检查（人数）	氟斑牙检查情况						患者数	氟斑牙检出率（%）	氟斑牙指数
			正常	可疑	极轻	轻度	中度	重度			
黄冈	红安	117	103	1	10	2	1	0	13	11.11	0.15
	浠水	15	15	0	0	0	0	0	0	0.00	0.00
	英山	156	152	4	0	0	0	0	0	0.00	0.01
	武穴	52	52	0	0	0	0	0	0	0.00	0.00
黄石	阳新	3071	2967	77	27	0	0	0	27	0.88	0.02
襄阳	保康	222	166	22	33	1	0	0	34	15.32	0.21
	南漳	257	201	31	8	15	2	0	25	9.73	0.23
	襄州	69	55	10	4	0	0	0	4	5.80	0.13
	谷城	383	383	0	0	0	0	0	0	0.00	0.00
	枣阳	2055	1860	110	53	26	6	0	85	4.14	0.09
	老河口	105	101	0	2	2	0	0	4	3.81	0.05
荆门	钟祥	89	81	5	0	3	0	0	3	3.37	0.10
	松滋	370	370	0	0	0	0	0	0	0.00	0.00
合计		14856	14048	543	193	62	10	0	265	1.78	0.04

　　资料来源于《中华地方病学杂志》收录文章《2015 年湖北省饮水型地方性氟中毒病区防治现况调查结果分析》。

　　饮水型氟中毒不同于饮茶型氟中毒，它分布较广，不局限于西部少数饮用砖茶的地区，威胁更大。由于官方数据较少，本文以从期刊论文中查出的湖北省 2015 年饮水型氟中毒数据为例，对现阶段我国饮水型氟中毒情况做简要分析。

　　饮水型氟中毒分布于湖北 8 个地级市，30 个县，197 个病区村，病区人口高达 34.18 万人；其中襄阳市枣阳有病区村 47 个，是湖北病区村最多的县级单位，另外阳新、丹江口、长阳、谷城分别为 23、20、13、11，是湖北超过 10 个病区村的县级；病区村只有一个的县级单位有 4 个，分别为黄梅、罗田、浠水和夷陵死歌县级单位。从以上数据可以得出结论，饮水型氟中毒在湖北省分布较广，危害人群较大，但是各地区的之间的严重程度不同，存在部分地区无饮水型氟中毒，且表中记录存在部分县级单位只有 1 个或者 3 个病区的，说明分布差异大。

　　从表12-2可知，由于阳新、丹江口、长阳、谷城4个县级行政区域的病区村最多，所以在湖北省饮水型氟中毒病区儿童氟斑牙患病情况调查中，在阳新、丹江口、长阳、谷城4个区域选取检查人数较多。在氟斑牙检查情况中，各地区正常人数占比较大；在氟斑牙检查存在可以这一项中，十堰市丹江口有237例，数量最多；在检出极轻这一项，襄阳枣阳和保康分别为53、33，处于该项较高；在检查出氟斑牙轻度情况中，检出病例较高的是襄阳枣阳和襄阳南漳，分别为26和15；在检查出氟斑牙中度情况中，较高的是襄阳枣阳，为6例，值得注意的是，这一项各地检出人数均较少；在检出重度氟斑牙患者这一项，各地区均为0，这和前一项中度检出氟斑牙患者较少可以得出一个结论，湖北省各地区饮水型氟中毒中重度患者较少，随病区人数和病区村的数量庞大，但是患者更多的是集中在极轻和轻度。在整个整合观察后发现，患者数最多的是襄阳枣阳，为85例，其次分别为襄阳保康、十堰丹江口、黄石阳新、宜昌长阳、襄阳南漳，出现患者数分别为34、29、27、26、25，出现患者较多的这些地区和前文提到的患病区较多的地区基本吻合，也就是说患者数和病区村成正比。但在饮水型氟中毒氟斑牙检出率中，出现了一些新的问题，在该项中，检出率较高的是襄阳市保康，为15.32%，其次为黄冈市红安县，为11.11%；再次是十堰市郧阳为8.13%，这与前面的病区村较多地区不符合，从侧面反映出一个问题，病区村较多地区，患病率不一定是最高的，对于一些病区村不多的地区，我们不能忽视，要更加的重视。

　　3. 大骨节病

　　大骨节病（Kashin-Beck disease，KBD）主要发生在亚洲的中国、俄罗斯、朝鲜的一种地方性、变形性骨关节病。[①] 该病是儿童和青少年常发的地方性、变形性骨关节病，青海省是我国大骨节病重病区。[②] 本章就针对我国大骨节病重病区青海省，选取较新数据进行

---

　　① 郭雄：《关注大骨节病疾病模型的建立及其应用研究》，《中华地方病学杂志》2017年第36期。
　　② 李强、詹培珍、赵志军：《2015年青海省4个县的大骨节病流行病学调查》，《中华疾病控制杂志》2017年第21期。

简要分析。

　　该部分选取的是青海省乌兰和都兰县两个地区，统计数据为 2015 年测量。在乌兰县调查的三个学校共计 920 人中，仅乌兰县第二完全小学 381 人中出现一例 I 度及以上病例，在本校检出率占比 2.26%，在乌兰县检出率总占比为 0.11%；在都兰县 2880 人中，夏日哈镇寄宿制小学 136 人中有 1 例检查出 I 度及以上病例，占比香日德镇第二完全小学 963 人中有 4 例检查出 I 度及以上病例，在各自学校占比分别为 0.74% 和 0.42%，两校合计占都兰县总数比为 0.17%；最后，乌兰县和都兰县检出病例占两县调查总数比为 0.16%。以上数据反映大骨节病在两县发病率较低。

　　在对乌兰县和都兰县 16 岁以上成人患大骨病情况如表 12 - 3 和 12 - 4 所示：

表 12 - 3　　　　　乌兰县 16 岁以上成人大骨节病调查结果　　　单位：例，%

调查点	户数	走访户数	16 岁以上人口数	检查人数	男性	女性	I 度及以上病例
铜普乡	534	25 (4.68)	1934	26 (1.34)	12 (0.62)	14 (0.72)	0 (0.00)
都兰河村	288	11 (3.82)	1017	12 (1.18)	7 (0.69)	5 (0.49)	0 (0.00)
上尕坝村	146	10 (6.85)	620	10 (1.61)	3 (0.48)	7 (1.13)	0 (0.00)
河南村	100	4 (4.00)	297	4 (1.35)	2 (0.67)	2 (0.67)	0 (0.00)
希里沟镇	1737	35 (2.01)	5738	40 (0.70)	15 (0.26)	25 (0.44)	0 (0.00)
西庄村	582	3 (0.52)	2062	3 (0.15)	2 (0.10)	1 (0.05)	0 (0.00)
东庄村	426	3 (0.70)	1392	3 (0.22)	2 (0.14)	1 (0.07)	0 (0.00)
北庄村	536	8 (1.49)	1662	9 (0.54)	4 (0.24)	5 (0.3)	0 (0.00)
河东村	193	21 (10.88)	622	25 (4.02)	7 (1.13)	18 (2.89)	0 (0.00)
合计	2271	60 (2.64)	7672	66 (0.86)	27 (0.35)	39 (0.51)	0 (0.00)

　　资料来源于《中国地方病学杂志》收录文章《2015 年青海省乌兰、都兰县大骨节病病情调查》。

表 12 – 4　　　　　　　都兰县 16 岁以上成人大骨节病调查结果　　　单位：例，%

调查点	户数	走访户数	16 岁以上人口数	检查人数	男性	女性	I 度及以上病例
夏日哈镇	768	20 (2.07)	2069	27 (1.30)	6 (0.29)	21 (1.01)	0 (0.00)
河南村	368	8 (2.17)	974	11 (1.13)	5 (0.51)	6 (0.62)	0 (0.00)
新乐村	44	6 (13.64)	117	10 (8.55)	0 (0.00)	10 (8.55)	0 (0.00)
河北村	356	6 (1.69)	978	6 (0.61)	1 (0.10)	5 (0.51)	0 (0.00)
香日德镇	2897	116 (4)	11886	129 (1.09)	49 (0.41)	80 (0.67)	0 (0.00)
下柴开村	63	8 (12.7)	245	8 (3.27)	1 (0.41)	7 (2.86)	0 (0.00)
沱河村	186	10 (5.38)	726	12 (1.65)	5 (0.69)	7 (0.96)	0 (0.00)
下柴源村	166	18 (10.84)	614	24 (3.91)	12 (1.95)	12 (1.95)	0 (0.00)
香源村	618	8 (1.29)	2647	8 (0.30)	2 (0.08)	6 (0.23)	0 (0.00)
东盛村	487	13 (2.67)	1981	13 (0.66)	3 (0.15)	10 (0.50)	0 (0.00)
香乐村	533	47 (8.82)	2080	51 (2.45)	20 (0.96)	31 (1.49)	0 (0.00)
乐盛村	554	6 (1.08)	2370	6 (0.25)	1 (0.04)	5 (0.21)	0 (0.00)
香盛村	290	6 (2.07)	1223	7 (0.57)	5 (0.41)	2 (0.16)	0 (0.00)
合计	3665	136 (3.71)	13955	156 (1.12)	55 (0.39)	101 (0.72)	0 (0.00)

资料来源于《中国地方病学杂志》收录文章《2015 年青海省乌兰、都兰县大骨节病病情调查》。

从表 12 – 3 中可知，乌兰县有 2271 户，调查走访 60 户（2.64%），16 岁以上人口数 7672 人，调查人数 66 人（0.86%），未发现 I 度及以上病例。

从表 12 – 4 中可知，都兰县有 3665 户，调查走访 136 户（3.71%），16 岁以上总人口 13955 人，调查 156 人（1.12%），未发现 I 度及以上病例。

从表 12 – 3 和表 12 – 4 的结果可知，在青海省乌兰县和都兰县均未发现 I 度及以上病例，反映该地区大骨节病得到了较好的控制。

4. 克山病

克山病是一种常见于中国黑龙江克山县的地方性心肌病，[1] 临床表现为气喘、呼吸困难、食欲退减、下肢水肿、心界增大、肝脏肿大等循

———————

[1] 宋丽娜：《克山病病情监测结果及发病相关因素调查分析》，《中国初级卫生保健》2017 年第 31 期。

环功能障碍。① 克山病的防治也是地方病防治的一个重大难点，十三五地方病防治规划明确提出要防治克山病。现就查询到的数据对克山病现状作简要分析。

表 12 - 5　　2009 年全国 15 个省（自治区、直辖市）克山病检出情况

省（市、自治区）	调查人数	慢型		潜在型		合计	
		检出例数	检出率（1/万）	检出例数	检出率（1/万）	检出例数	检出率（1/万）
重庆	1313	7	53.3	1	7.6	8	60.9
甘肃	5787	30	51.8	180	311.0	210	362.9
河北	1576	13	82.5	74	469.5	87	552.0
黑龙江	5485	24	43.8	42	76.6	66	120.3
河南	664	5	75.3	16	241.0	21	316.3
吉林	5301	35	66.0	71	133.9	106	200.0
辽宁	2029	11	54.2	26	128.1	37	182.4
内蒙古	3430	40	116.6	78	227.4	118	344.0
陕西	4361	19	43.6	74	169.7	93	213.3
山东	3805	4	10.5	137	360.0	141	370.6
山西	1875	6	32.0	61	325.3	67	357.3
四川	8168	22	26.9	49	60.0	71	86.9
云南	8090	17	21.0	25	30.9	42	51.9
贵州	1010	0	0.0	7	69.3	7	69.3
湖北	547	2	36.6	5	91.4	7	128.0
合计	53441	235	44.0	846	158.4	1081	202.4

资料来源：孙中明等：《2009 年全国克山病病情监测汇总分析》，《中华地方病学杂志》2015 年第 6 期。

从表 12 - 5 可知，在 15 个地区的调查中，慢型克山病平均检出率为 0.44%，最高的是内蒙古（1.166%），最低的是贵州（0%）；在潜在型检出率中，平均值为 1.584%，最高的是河北省（4.695%），最低的是重庆（0.076%）；合计检出率中，最高为河北（5.52%），其次为

_____

① 颜超、方位、李小平等：《克山病病情现状和病因学进展》，《心血管病学进展》2017 年第 38 期。

山东、甘肃，最低的是云南（0.519%），合计平均检出率是2.024%。从整体来看，2009年克山病检出率最高的为河北，山东次之，最低的是云南。

表12-6   2009年全国15个省（自治区、直辖市）克山病病例的
年龄、性别分布

年龄	男			女			合计		
	调查人数	检出例数	检出率（1/万）	调查人数	检出例数	检出率（1/万）	调查人数	检出例数	检出率（1/万）
≤4	763	1	13.1	667	0	0.0	1430	1	7.0
5—	3943	16	40.6	3798	12	31.6	7741	28	36.2
10—	4833	29	60.0	4306	23	53.4	9139	52	56.9
15—	1158	11	95.0	955	7	73.3	2113	18	85.2
20—	571	1	17.5	809	10	123.6	1380	11	79.7
25—	842	9	106.9	1177	18	152.9	2019	27	133.7
30—	994	6	60.4	1575	36	228.6	2569	42	163.5
35—	1476	25	169.4	2554	66	258.4	4030	91	225.8
40—	1415	41	289.8	2580	81	314.0	3995	122	305.4
45—	1481	38	256.6	2428	80	329.5	3909	118	301.9
50—	1496	37	247.3	2429	77	317.0	3925	114	290.4
55—	1743	54	309.8	2564	115	448.5	4307	169	392.4
60—	1010	40	396.0	1428	62	434.2	2438	102	418.4
65—	842	33	391.9	1139	51	447.8	1981	84	424.0
70—	654	18	275.2	710	42	591.5	1364	60	439.9
75—	354	17	480.2	392	14	357.1	746	31	415.5
80—	168	1	59.5	160	10	625.0	328	11	335.4
合计	23743	377	158.8	29671	704	237.3	53414	1081	202.4

资料来源：孙中明等：《2009年全国克山病病情监测汇总分析》，《中华地方病学杂志》2015年第6期。

如表12-6所示，在15个省克山病患者年龄分布中，男性检出率最高的年龄段分别在75—80、60—65、65—70、55—60、40—45，分别为4.802%、3.96%、3.919%、3.098%、2.898%，最低年龄段为小于或等于4岁，检出率为0.131%，平均男性检出率为1.588%；在女性

检出率中，检出率最高的年龄段集中在 40—80 岁，尤其集中在 55—80 岁，平均在 4.0% 左右的检出率，最低年龄段为小于或等于 4 岁，为 0.07%；平均检出率为 2.024%。综合男女检出率最高的年龄段集中在 40 岁之后，总体检出率呈现出年龄越小检出率越低。这里猜测可能和国家实施地方病防控政策有关。说明国家对克山病的防治取得了显著的成绩。

（二）地方病防控政策制定情况

1. 中央关于地方病政策防控政策

地方病对人民威胁较大，一直以来是国家关心的一个问题。在每个五年规划中都会明确对地方病的防治做出详细安排，现结合中国疾病预防控制中心官网发布的"十三五"全国地方病防治规划图解素材①，来对中央最新关于地方病防控政策作简要分析。

（1）中央制定地方病防控政策的指导思想

中央在制定地方病防控政策时，坚持巩固已取得的地方病控制和消除成果，根据以往地方病重点区域情况为蓝本，做到预防在先。同时要健全防治工作的机制，实现各方联动，保障人民健康，最大限度的为当地经济发展和社会进步提供健康环境，为小康社会的全面建成打下坚实的基础。

（2）策略与防控

①根据不同地方病，采取针对性措施，实施综合防控

我国长期存在碘缺乏病，引起人民甲状腺肿。针对碘缺乏病，要坚定地以"因地制宜、分类指导、科学补碘"为原则，切实让碘缺乏区能通过食盐加碘做到很好的防控。

地方性氟中毒，分为饮茶型氟中毒和饮水型氟中毒，针对饮茶型氟中毒需要做好宣传教育工作，让居民知道饮用砖茶会带来的危害，并辅佐治疗；针对饮水型氟中毒，要做好饮水改建工作，切实保证病区饮水改造达标，且正常运转。

---

①　http://www.nhfpc.gov.cn/jkj/s5874/201703/15ca6a5527b3482abe05f5b89c8c5260.shtml.

大骨节病的防治，要加强对病区病情的监控，切实巩固大骨节病前期的防控成果，及早发现遗存病例，防止新病的再发生。

防治克山病。要继续加强对病区群众的健康安全教育工作，让病区群众了解克山病的危害，能自发的投入到防治中来，逐渐形成健康良好的生活方式；同时要加强病区病情监控，改善当地的营养膳食。

②持续对病区进行监控评估

地方病的形成不是一朝一夕的事，解决也非一时之事。对于地方病的诊治防控，要做好持久战的准备，严格对每个地方病病区进行监测防控，及早发现新情况，解决新问题；同时要对各地病区监测结果和防治效果进行评估，找出前期工作中的不足之处，为后期工作做好必要的铺垫。

③做好宣传教育工作

地方病是由于当地环境和人民群众特定的生活习惯所形成的一种具有明显地域性特征的疾病。要做好地方病的防控工作，必须要做好宣传教育工作，让群众晓其危害，提高自己的防病意识，同时经过培训提高防病能力，尽可能做到让地方病在当地得到切实有效的控制。

（3）保障措施

①做好组织保障

地方病的治理不是某一个主体就能独立完成的，在进行防控时，要坚持政府统一领导、各部门专项负责、同时要激发社会组织和群众能积极参与，使各方形成一个良好的联动。尤其是病区县政府，要切实承担起责任，把上级下发的政策落到实处，结合当地实际情况，做好病区村镇的地方病防治工作。

②做好经费保障

地方病的防治是一个长久工程，需要耗费较多的资金投入。做好经费保障是地方病防治的一项重要保障。地方病防治的经费，可以以中央财政为主体投入，同时联合地方政府，双方共同出资。除此之外，要尽可能的动员企业和个人以及社会组织的力量，来减小政府提供资金的压力，为防治经费提供多种来源，保证经费的投入。

③做好技术保障

地方病的防治需要多个专业的协作。首先，面对地方病，需要医学做基础保障，研究病因，其次涉及地理学等学科。要把地方病防治做好，必须要各专业各领域的合作才能达到。所以应该针对不同的地方病，进行临床的专业研究，并通过当地的地理环境和人口生活方式进行病因的探索。技术保障在这里显得尤为重要。

④做好机构和人员保障

地方病的防治和研究是相对专业的事情，所以必须加强地方病防治机构和队伍建设，成立专业的机构和队伍从事该事情。同时，人才是地方病防止不可缺少的重要因素，必须要加强人才的培养，提高基层地方病防止人员的专业本领，提高地方病研究人员和一线工作人员的工资待遇，为他们专心投入地方病防治工作提供必要的保障。

2. 地方政府关于地方病防控情况

中央政府对地方病所做的部署安排都是从宏观着手出发的，为各地方政府做好地方病防控工作提供指导。但是各地所有的地方病却各不相同，在采取措施时不能实行一刀切的决策，必须根据各地不同病情和地理环境，进行针对性的研究和工作安排。现就查阅各省级疾控中心获得的资料，经综合归纳后对地方采取的措施作简要介绍。

（1）重视传染病报告工作

部分地方病是具有传染性的，必须要对这些具有传染性的疾病做好报告隔离工作，坚决杜绝漏报误报现象的发生。将传染病的防控责任落实到个人，促使每个成员能认真履行职责，做好地方病传染病的报告工作，尽可能的把出现的病情控制在较小的范围，杜绝因人为失误造成的重大病情传播[1]。

（2）成立地方病预防控制所

地方病的防控是相对专业的领域，成立专门的机构来做好地方病的防控具有很重要的意义。其代表有河南省地方病预防控制所，该控制所

① 《王虎副主任赴果洛调研疾病预防控制和地方病防治等工作》，http：//www.qhcdc.org.cn/Item/16760.aspx。

成立于 1956 年 10 月，主要负责全省的地方病调查研究和防治工作。成立专门的地方病管理机构好处在于，可以针对性、专业性切实抓好地方病防控。

（3）进行定期的工作考评

没有考评，那么在做工作时就会缺少外在压力。定期进行工作考评，可以促使工作人员认真履行工作职责，把地方病防控的相关研究做到实处，把上级政策落实到实处，使他们地方病的研究和防控能更积极；其次，定期做好工作的考评，可以有利于上级政府了解工作的真实进度，方便对地方病的防控做出进一步的规划和部署，促进防控工作的稳步前进。

（4）各地之间交流学习

我国地方病的分布有一定的地理规律，不同的省份所特有的地方病可能不相同，但是某些地方病在多个地区都流行着。例如饮水型氟中毒在湖北省、河南省、福建省等地区都有存在，各省份加强交流学习，有利于相互分享成功的经验，将较好的防治措施运用在其他省份，最大限度的节省成本。

二　我国地方病防治存在的问题

现根据前文所述和查阅资料作简要分析。

（一）部分地区工作落实不到位，存在形象工程

前文谈到的饮水型氟中毒的防控中，襄阳保康、襄阳谷城和随州随县都在开展改水工程，但是正常运转的分别为 66.67%、63.64% 和 50.00%，正常运转率相对较低。据之前数据显示，2010 年全国监测结果表明，有 17% 的饮水型氟中毒病区没有改水，在改水工程中，约 30% 的水氟含量不合格。这些反映在饮水改建的工程中，改建量已经达到了，但是质仍未完全达标。存在无法正常运转的改水工程，那将导致前期投入全部作废，不但浪费了防控资金，而且会使某些地方的饮水型氟中毒得不到很好的缓解和防控，不利于当地群众的健康；并且这种形象工程的存

在，对于后期的考察和评估带来了较大的麻烦，不利于问题的发现，为地方病的防治带来较大的阻碍。

（二）部分省份部门之间沟通、协调不够，难以形成防治合力①

因为地方病的研究和防治是一个跨学科、跨部门的合作，单独由某一个部门来独立完成将会效率低下。例如，面对饮水型造成的某种元素中毒，涉及卫生部门、水利部门和医学研究，如果卫生部门和水利部门缺乏必要的信息交流和沟通，将导致病区水利部门无法清晰掌握需要施工改造的区域，不利于降低水源中有害微量元素；各部门间缺乏沟通，信息无法互达导致"各自为政"，不能很好的将信息充分利用。

（三）经费不足，地方没有配套专项经费②

前文谈到，地方病的防治，对资金的需求量巨大，需要中央政府、地方政府、社会组织和个人一起的投入。但现阶段的实际情况是，投入较多的是中央政府单面输出，地方政府较少的有地方病研究和防治的专项基金，而个人和社会力量也未能充分重视对地方病研究和防治的投入。这种过于依靠中央财政投入的现状，使得本来就耗资巨大的防治工作变得举步维艰，同时让地方政府对中央财政形成了一种依赖，缺乏主动性。

（四）各地地方病宣传教育工作，注意了统一性，忽视了针对性③

地方病是因为各地不同的环境和人们生活习惯而导致的一种疾病，这种病带有很明显的地域性。但是一种地方病可能在不同的地域都有存在，例如饮水型氟中毒就在全国多个地方存在。现阶段我们在进行地方病的宣传教育中往往会走入一个误区，就是只关注到宣传教育的统一性，没有注意到每种地方病的地域性，不能针对性的对不同地方病进行

---

① 孙殿军、申红梅、高彦辉等：《我国重点地方病"十二五"回顾与"十三五"展望》，《中华地方病学杂志》2017年第1期。

② 孙殿军、申红梅、高彦辉等：《我国"十一五"重点地方病防治成就、存在的问题及建议》，第七次全国地方病学术会议，2011年。

③ 肖孝勇：《地方病防治健康教育宣传品的制作与发放问题探讨》，《当代医学》2016年第22期。

宣传教育。而缺乏针对性的宣传教育，只能让病区群众对地方病有一个初步大概的认识，而不清楚自己自身受到哪种病的威胁，该如何防范，不能达到提高防治效果的目的。

三　我国地方病防治的展望

《十三五规划全国地方病防治规划》中，明确了地方病防治的措施、保障，十九大报告中，党提出实施健康中国战略，与全面建成小康社会接轨，为其铺路。地方病的防治一直受到了党和国家的高度重视。针对地方病的防治，结合指导文件，提出以下展望。

（一）进一步健全长效合作机制

在长期的地方病防治过程中，部分地方政府已经形成了各部门的长效合作机制，但是仍有部分省份多部门长效合作机制尚未形成。[1] 而政府各部门间不能进行良好的协作，将会对地方病的防治带来困难。所以，地方政府各部门间，要形成长效合作机制，切实形成一种合力，在地方病研究、宣传、防治等各个环节进行良好的配合。促进防治工作的有序进行。

（二）做好源头治理

孙春兰同志在国务院防治重大疾病工作部际联席会议暨国务院防治艾滋病工作委员会会议上指出："地方病的防治，要因地制宜，从源头上治理地方病的危害"。[2] 例如饮水型氟中毒，可以在水源改造上，建设新的水利工程，将水氟含量降到合格标准，而不是等发病后再进行诊治，要从源头上把这种疾病控制住。

（三）切实落实政策，杜绝形象工程

在改变防治过程中，存在上级政策落实不到位的情况，进而导致防

---

① 中华人民共和国国家卫生健康委员会：《消除地方病危害需建长效机制》，http：//www. nhfpc. gov. cn/zwgk/jdjd/201304/922ca13779e942aa984e5dac64bab01f. shtml。

② ［新华网］孙春兰：《切实抓好重大疾病防治　不断增进人民健康福祉——人民共和国国家卫生健康委员会》，http：//www. nhfpc. gov. cn/zhuz/ttyw/201805/5892371d3a6544c387271017de4 ac224. shtml。

控效果不佳。在后期工作中，应该要杜绝形象工程，做好政策实施评估考评，将考评标准细化，不做形象工程，把中央部署的每一条政策都落实好，根据当地地方病特别情况，有针对性的做适当变动，保证十三五规划所提出的地方病防控要求能切实实现。

（湖北大学　朱江汉　李文敏）

第十三章　中国食源性疾病防控现状、问题与展望

食源性疾病是指由于食品中致病因素进入人体，引起的感染性、中毒性等疾病①。包括常见的食物中毒、肠道传染病、动物源性人畜共患传染病、寄生虫病及化学性有毒有害物质所造成的疾病。食源性疾病涵盖范围广泛，不仅给个人带来了疾病困扰，也给社会造成严重的疾病经济负担，已经日益成为全球性公共卫生问题。2015年WHO发布《全球食源性疾病负担的估算报告》指出，全球每年有多达6亿人因食用受到污染的食品而生病，造成42万人死亡，包括5岁以下儿童12.5万人②。我国每年有27.94%的急性胃肠炎病例属于食源性疾病。防控食源性疾病是保障食品安全的重要内容，对于维护群众健康、维持社会稳定具有重要意义。

本章梳理了我国食源性疾病防控体系建设与制度发展的现状，对当前食源性疾病暴发情况分析及存在的问题进行分析，为食源性疾病防控工作的发展提出一些思考和展望。

---

① WHO. WHO Foodborne Disease，http：//www. who. int/ foodsafety/foodborne disease/en/2000.
② WHO. WHO Foodborne Disease，https：//www. who. int/foodsafety/publications/foodborne _disease/fergreport/en/.

一　食源性疾病防控体系建设与制度发展

（一）食源性疾病相关法律法规及政策规定

2009年6月，《中华人民共和国食品安全法》正式施行，该法对建立食品安全风险监测制度、食品安全风险评估制度、食品检查制度、经营许可制度、添加剂生产许可制度、食品召回制度、惩罚性损害赔偿制度等方面进行了具体规制。

2010年1月，国家卫生部、工业和信息化部、工商总局、质检总局、食品药品监管局联合印发了《食品安全风险监测管理规定（试行）》，明确"食品安全风险监测"是通过系统和持续地收集食源性疾病、食品污染以及食品中有害因素的监测数据及相关信息，并进行综合分析和及时通报的活动。我国开始全面启动食源性疾病监测工作，并对食品中的主要致病菌（沙门氏菌、大肠杆菌、单增李斯特菌、空肠弯曲菌等）进行连续主动监测。

2015年10月1日，新修订的《中华人民共和国食品安全法》正式施行，进一步完善了食品安全风险监测、风险评估制度。

除此之外，《传染病防治法》《中华人民共和国食品安全法实施条例》《突发公共卫生事件应急条例》《国家食品安全事故应急预案》等法律、法规，《食源性疾病管理办法》《食品安全事故流行病学调查工作规范》《国家突发公共卫生事件相关信息报告管理工作规范》《疾病预防控制机构食品安全工作规范》《基本公共卫生服务规范》等行政部门相关规章、规范性文件均对食源性疾病防控工作提出了具体要求。

（二）主要组织机构及职责

食源性疾病防控工作是法律赋予卫生行政部门的重要法定职责。2018年3月，根据第十三届全国人民代表大会第一次会议批准的国务院机构改革方案，中华人民共和国国家卫生健康委员会设立。组织开展食品安全风险监测评估，依法制定并公布食品安全标准，是国家卫生健康委员会的职能之一。

　　国家卫生健康委员会负责食品安全风险评估工作，会同国家市场监督管理总局等部门制定、实施食品安全风险监测计划。国家卫生健康委员会对通过食品安全风险监测或者接到举报发现食品可能存在安全隐患的，应当立即组织进行检验和食品安全风险评估，并及时向国家市场监督管理总局等部门通报食品安全风险评估结果，对得出不安全结论的食品，国家市场监督管理总局等部门应当立即采取措施。国家市场监督管理总局等部门在监督管理工作中发现需要进行食品安全风险评估的，应当及时向国家卫生健康委员会提出建议①。

　　国家卫生健康委员会内设食品安全标准与监测评估司，组织拟订食品安全国家标准，开展食品安全风险监测、评估和交流，承担新食品原料、食品添加剂新品种、食品相关产品新品种的安全性审查。国家卫生健康委员会内设卫生应急办公室（突发公共卫生事件应急指挥中心），承担卫生应急和紧急医学救援工作，组织编制专项预案，承担预案演练的组织实施和指导监督工作；指导卫生应急体系和能力建设；发布突发公共卫生事件应急处置信息②。除此之外，我国已成立了国家食品安全风险评估专家委员会、食品安全国家标准审评委员会。

　　目前我国食品安全风险监测体系正在建立。包括食源性疾病主动监测与被动监测，主动监测包括食源性疾病个案监测、基于实验室的特定病原体监测（如沙门菌、志贺菌、副溶血弧菌、致病性大肠埃希菌等），被动监测包括突发公共卫生事件报告、食源性疾病暴发（食物中毒）报告和疑似食源性异常病例或异常健康事件报告。

　　全国食源性疾病监测工作由国家食品安全风险评估中心牵头，制定食源性疾病报告相关技术规范；以医院和各级疾病预防控制中心为依托，汇总分析全国食源性疾病信息。国家食品安全风险评估中心（China National Center for Food Safety Risk Assessment，简称 CFSA）是经中央机构编制委员会办公室批准、直属于国家卫生健康委员会的公共卫生事业单位，成立于 2011 年。国家食品安全风险评估中心承担着"从农田

①　www. nhc. gov. cn/wjw/jgzn/201809/3f4e1cf5cd104ca8a8275730ab0726e5. shtml.

②　www. nhc. gov. cn/wjw/jg5z/jgsz. shtml.

到餐桌"全过程食品安全风险管理的技术支撑任务，主要职责包括：
（1）开展食品安全风险监测、风险评估、标准管理等相关工作，为政
府制定相关的法律、法规、部门规章和技术规范等提供技术咨询及政策
建议。（2）拟订国家食品安全风险监测计划；开展食品安全风险监测
工作，按规定报送监测数据和分析结果。（3）拟订食品安全风险评估
技术规范；承担食品安全风险评估相关工作，对食品、食品添加剂、食
品相关产品中生物性、化学性和物理性危害因素进行风险评估，向国家
卫生计生委报告食品安全风险评估结果等信息。（4）开展食品安全风
险评估相关科学研究、成果转化、检测服务、信息化建设、技术培训和
科普宣教工作。（5）承担食品安全风险评估、食品安全标准等信息的
风险交流工作。（6）承担食品安全标准的技术管理工作。（7）开展食
品安全风险评估领域的国际合作与交流。（8）承担国家食品安全风险
评估专家委员会、食品安全国家标准审评委员会等机构秘书处工作。
（9）承办国家卫生健康委员会交办的其他事项[1]。

　　目前，全国已构建和部署的监测体系包括食源性疾病监测报告系
统、食源性疾病分子追溯网络、食源性疾病暴发监测系统以及食源性致
病菌耐药监测网[2]。

　　食源性疾病监测报告系统由遍布全国的哨点医院构成，哨点医院发
现接收的病人属于食源性疾病病人或者疑似病人，立即对症状、可疑食
品、就餐史等相关信息进行询问和记录。食源性疾病分子溯源网络主要
由全国省级疾控中心和部分地级疾控中心构成，通过 CFSA 于 2013 年构
建的"国家食源性疾病分子溯源网络"，可对医院提供的患者标本进行识
别，对包装食品污染引发的食品安全事件进行病原追踪，比对、分析不同
病例之间、病例和食品之间的关联，从而追溯污染源。食源性疾病暴发监
测系统由全国的省、市、县三级疾病预防控制中心构成，制定食品安全事
故流行病学调查和卫生处理相关技术规范，在传染病或其他突发公共卫生

---

① www.cfsa.net.cn/default.aspx.
② 白莉、刘继开等：《中美食源性疾病监测体系比较研究》，《首都公共卫生》2018 年第 12
卷第 2 期。

事件调查处置中发现与食品安全相关的信息。通过对已经发现的暴发事件进行调查和归因分析，为政府制定、调整食源性疾病防控策略提供依据。①

二 食源性疾病暴发现状

（一）总体食源性疾病暴发报告情况

2012—2017 年我国食源性疾病暴发报告的事件发生数量及患者数量均在逐年上升。食源性疾病暴发事件报告数从 2012 年 917 例增加至 2017 年 5142 例，食源性疾病暴发患者报告数从 2012 年 13679 例增加至 2017 年 34981 例（详见图 13 - 1）。可能与进行疾控预防监测的机构数量增加，食源性疾病的现状监管在不断加强有关。

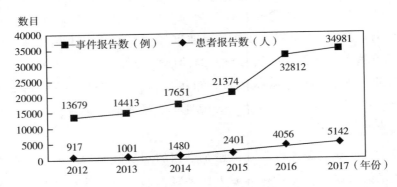

图 13 - 1　2012—2017 年食源性疾病暴发报告情况

资料来源：《中国卫生计生统计年鉴》《中国卫生健康统计年鉴》。

（二）各类致病因素食源性疾病暴发报告情况

在各类致病因素中，毒蘑菇、微生物、菜豆及不明因素造成的食源性疾病暴发报告情况较多。微生物中副溶血性弧菌、沙门氏菌报告情况较多。化学物中亚硝酸盐报告情况较多。以 2017 年为例，食源性疾病暴发事件报告中占比前五的致病因素为不明原因（39.6%）、毒蘑菇（27.4%）、副溶血性弧菌（5.1%）、菜豆（4.2%）、沙门氏菌（3.4%），暴发患者

---

① http：//info. foodmate. net/reading/show - 152. html.

报告中占比前五的致病因素为不明原因（35.4%）、毒蘑菇（15.7%）、副溶血性弧菌（10.2%）、沙门氏菌（8%）、菜豆（4.7%）。（详见表13－1、表13－2）

表13－1　　2012—2017年各类致病因素食源性疾病暴发报告事件数

致病因素	事件数（例）					
	2012 年	2013 年	2014 年	2015 年	2016 年	2017 年
动植物及毒蘑菇	297	409	606	1078	1453	2067
其中：毒蘑菇	201	226	354	794	991	1410
菜豆	45	77	105	161	141	214
乌头	0	0	0	0	54	50
桐油果	9	10	17	24	36	58
野菜	0	10	0	0	12	49
蓖麻子	5	5	6	8	0	0
苦瓠瓜子甙	2	3	7	13	15	38
发芽马铃薯	0	0	0	0	8	19
河鲀鱼	0	0	0	0	12	12
微生物	255	320	437	444	778	792
其中：沙门氏菌	60	74	73	101	186	174
副溶血性弧菌	73	89	134	147	275	263
金黄色葡萄球菌及其毒素	45	40	52	56	94	90
蜡样芽孢杆菌	28	31	27	38	51	51
大肠埃希菌	12	14	20	31	54	30
化学物	0	0	108	193	254	226
其中：亚硝酸盐	70	56	79	101	105	119
乌头碱	9	21	18	33	0	0
胰蛋白酶抑制剂	3	7	5	3	7	7
农药	0	0	0	0	53	57
漂白剂	1	0	1	0	0	0
盐酸塞拉嗪	1	0	0	0	0	0
寄生虫	0	0	0	0	0	1
混合因素	0	0	0	0	4	20
不明原因	258	188	329	684	687	2036

资料来源：《中国卫生计生统计年鉴》《中国卫生健康统计年鉴》。

表 13-2　　　2012—2017 年各类致病因素食源性疾病暴发报告患者数

致病因素	患者数（人）					
	2012 年	2013 年	2014 年	2015 年	2016 年	2017 年
动植物及毒蘑菇	2016	3347	4872	6037	7342	9520
其中：毒蘑菇	831	1309	1783	3199	4230	5481
菜豆	677	941	1553	2036	1259	1644
乌头	0	0	0	0	274	254
桐油果	52	114	332	230	278	434
野菜	0	0	0	0	42	186
蓖麻子	72	64	0	83	0	0
苦瓠瓜子甙	56	11	157	58	97	283
发芽马铃薯	0	0	42	0	34	119
河鲀鱼	0	0	0	0	36	58
微生物	6844	7162	0	7861	12910	11597
其中：沙门氏菌	2089	1898	8181	2491	2984	2794
副溶血性弧菌	1280	1636	2122	2315	4567	3558
金黄色葡萄球菌及其毒素	979	859	1812	805	1122	1257
蜡样芽孢杆菌	949	809	825	700	677	659
大肠埃希菌	583	557	617	315	903	461
化学物	1305	1018	457	1316	1779	1332
其中：亚硝酸盐	719	452	1040	651	866	750
乌头碱	64	185	814	229	0	0
胰蛋白酶抑制剂	215	146	77	17	67	38
农药	0	0	74	0	318	299
漂白剂	83	0	3	0	0	0
盐酸塞拉嗪	61	0	0	0	0	0
寄生虫	0	0	0	0	0	19
混合因素	0	0	0	0	12	141
不明原因	3514	3170	3558	6124	6124	12372

　　资料来源：《中国卫生计生统计年鉴》《中国卫生健康统计年鉴》。

　　不明原因的食源性疾病暴发报告比例较高，原因可能包括：发生食源性疾病暴发事件的责任单位没有保留食品及其原料；疾控机构、哨点医院对食源性疾病暴发事件的处置不够及时、规范；食源性疾病暴发患者卫生安全意识不强，没有第一时间报告；食源性疾病致病因素检测能力和技术水平不足、设备仪器限制。副溶血性弧菌是嗜盐性细菌，常见于海水动物性产品（鱼、虾、贝类等），提示应加强水产动物及其制品中副溶血性弧菌的监测①。

食源性寄生虫疾病暴发事件报告和患者报告较少，可能反映出食源性寄生虫病流行病学的基础资料不足，尚未实现科学、完备的食源性寄生虫检测、风险评估、应急处置等体系。

（三）各类场所食源性疾病暴发报告情况

各类场所食源性疾病暴发事件报告数和患者报告数均普遍增加。2012—2017 年，单位食堂发生的食源性疾病暴发事件报告数由 93 例增加至271 例，事件构成占比由 10.1% 降至 5.3%，患者人数由 1387 人增加至3214 人，患者构成占比由 10.1% 降为 9.2%；学校食堂事件报告数由91 例增加至 232 例，事件构成占比由 9.9% 降至 4.5%，患者人数由3785 人增加至 3802 人，患者构成占比由 27.7% 降为 10.9%；宾馆饭店事件报告数由 166 例增加至 980 例，事件构成占比由 18.1% 增至 19.1%，患者人数由 2974 人增加至 8712 人，患者构成占比由 21.7% 增为 24.9%；街头摊点事件报告数由 28 例增加至 442 例，事件构成占比由 3.1% 增至8.6%，患者人数由 325 人增加至 1899 人，患者构成占比由 2.4% 增为5.4%；农村宴席事件报告数由 0 例增加至 216 例，事件构成占比增加为 4.2%，患者人数由 0 人增加至 3535 人，患者构成占比由 0% 增为10.1%；快餐店事件报告数由 18 例增加至 328 例，事件构成占比由 2%增至 6.4%，患者人数由 263 人增加至 1657 人，患者构成占比由 1.9%增为 4.7%；家庭发生的食源性疾病事件报告数由 383 例增加至 2200 例，事件构成占比由 41.8% 增至 42.8%，患者人数由 3167 人增加至 8290 人，患者构成占比由 23.2% 增为 23.7%。（详见表 13-3）

---

① 包丽娟：《国内外微生物源食源性疾病监测及其防控进展》，《食品安全质量检测学报》2016 年第 7 期。

表 13 - 3 2012—2017 年各类场所食源性疾病暴发报告情况

场所	事件数（例）						患者数（人）					
	2012年	2013年	2014年	2015年	2016年	2017年	2012年	2013年	2014年	2015年	2016年	2017年
单位食堂	93	173	178	219	288	271	1387	2632	2558	3096	3778	3214
学校食堂	91	67	93	110	163	232	3785	2844	2657	2789	3971	3802
宾馆饭店	166	200	258	323	714	980	2974	3423	3989	4071	8385	8712
街头摊点	28	35	54	132	210	442	325	439	645	3063	4095	1899
农村宴席	0	0	130	72	235	216	0	0	3040	463	1397	3535
快餐店	18	25	84	100	263	328	263	280	903	704	1700	1657
送餐	15	5	23	14	32	87	339	132	431	168	306	1595
农贸市场	0	0	0	69	156	67	0	0	0	287	646	264
小餐馆	0	0	0	12	104	158	0	0	0	86	809	1017
学校（不包括食堂）	0	0	35	48	37	21	0	0	842	961	469	107
家庭	383	415	592	1222	1699	2200	3167	3483	2383	4823	6204	8290
其他	123	81	33	80	155	132	1439	1180	203	863	1052	764

注：其他是指除集体食堂、宾馆饭店、家庭、街头摊点、快餐店和送餐之外的饮食场所。
资料来源：《中国卫生计生统计年鉴》、《中国卫生健康统计年鉴》。

家庭、宾馆饭店、食堂、农村宴席、街头摊点、快餐店等地是食源性疾病暴发的主要场所。以 2017 年为例，食源性疾病暴发事件报告发生场所主要集中在家庭（42.8%）、宾馆饭店（19.1%）、街头摊点（8.6%）、快餐店（6.4%）、单位食堂（5.3%），食源性疾病暴发患者报告数较多的场所为宾馆饭店（24.9%）、家庭（23.7%）、农村宴席（10.1%）、学校食堂（10.9%）、单位食堂（9.2%）。（详见图 13 - 2、图 13 - 3）

食源性疾病的高发场所为家庭，与人们食品安全意识不高、缺乏基础的预防知识、家庭食品加工储存不科学、卫生行为不健康、餐饮习惯不良等因素密切相关，提示家庭是今后预防食源性疾病的重点场所，应加强对居民的食品安全知识宣传教育。

（四）各地区食源性疾病暴发报告情况

我国各地区食源性疾病暴发报告事件数和患者数均在增加，东、中、西部变化有所不同。2012—2017 年，东部事件构成占比有所波动，从

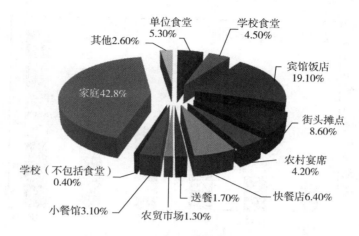

图 13 - 2 2017 年各场所食源性疾病暴发报告事件构成

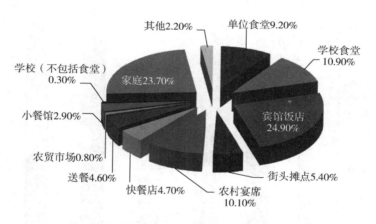

图 13 - 3 2017 年各场所食源性疾病暴发报告患者构成

34.35%变为34.99%，患者构成占比由31.01%变为38.17%；中部事件构成占比由16.36%增至28.72%，患者构成占比由18.74%增至27.20%；西部事件构成占比由49.29%降至36.29%，患者构成占比有所波动，由50.24%变为34.63%。（详见表13 - 4、表13 - 5）

历年食源性疾病暴发报告情况较多的省份包括云南、贵州、湖南、山东等。以2017年为例，暴发报告最多的省份分别是山东（事件890例、患者4717人），云南（事件708例、患者4215人），湖南

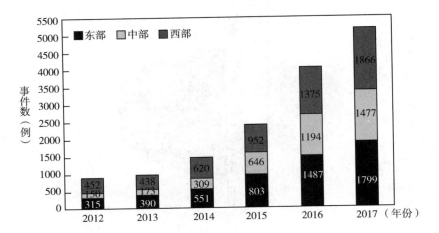

图 13 - 4　我国东、中、西部食源性疾病暴发报告事件数

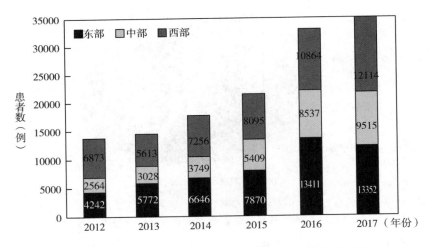

图 13 - 5　我国东、中、西部食源性疾病暴发报告患者数

（事件 582 例、患者 2752 人），贵州（事件 401 例、患者 2031 人）。
（详见表 13 - 6）

表 13 – 6　　　　　　　　我国各省份食源性疾病暴发报告情况

监测地区	事件数（例）						患者数（人）					
	2012年	2013年	2014年	2015年	2016年	2017年	2012年	2013年	2014年	2015年	2016年	2017年
北京	25	11	33	37	35	45	368	236	350	461	288	327
天津	3	8	24	48	92	94	64	103	275	598	683	989
河北	20	31	34	88	105	95	495	281	374	661	1055	808
山西	25	38	54	111	168	223	351	489	366	680	877	1373
内蒙古	5	6	10	9	34	84	215	327	319	157	457	855
辽宁	8	19	4	21	23	27	88	498	127	375	391	235
吉林	10	10	20	81	56	59	456	91	241	469	695	425
黑龙江	5	21	41	25	32	76	79	451	491	412	413	485
上海	12	14	3	4	8	8	175	183	96	61	196	80
江苏	43	76	69	81	143	135	519	895	842	1141	2657	1791
浙江	37	43	88	116	163	123	410	855	833	1009	1463	979
安徽	53	40	43	75	226	208	535	534	576	945	1835	2031
福建	35	26	55	48	122	176	388	309	855	482	1175	1470
江西	3	7	41	105	160	188	6	130	299	695	1058	1382
山东	9	30	97	237	641	890	302	654	1236	1377	3832	4717
河南	5	9	10	18	51	81	159	386	243	340	444	643
湖北	10	10	19	30	102	60	216	103	343	299	660	424
湖南	39	38	81	201	399	582	762	844	1190	1569	2555	2752
广东	98	103	110	65	72	125	1003	1318	1231	1238	1113	1489
广西	50	32	61	57	66	121	642	556	1280	500	730	1143
海南	25	29	34	58	83	81	430	440	427	467	558	467
重庆	39	19	32	34	40	280	798	311	322	625	373	2005
四川	28	26	44	92	202	60	344	656	709	900	1689	621
贵州	72	60	61	76	135	401	693	589	641	492	685	1580
云南	208	236	343	545	701	708	3499	2473	2900	3899	5171	4215
西藏	—	—	—	—	—	—	—	—	—	—	—	—
陕西	2	10	7	29	54	54	41	230	116	434	652	596
甘肃	28	25	34	54	87	96	391	213	568	460	788	543
青海	6	2	6	10	6	5	79	54	131	61	56	48
宁夏	11	19	16	42	30	39	127	165	117	550	195	406
新疆	3	3	6	4	20	18	44	39	153	17	68	102

资料来源：《中国卫生计生统计年鉴》《中国卫生健康统计年鉴》。

三　食源性疾病防控存在的问题

（一）食源性疾病监测、溯源工作有待加强

当前食源性疾病监测体系虽然在一定程度上帮助控制食源性疾病的暴发，但在实际工作中还存在一些问题。食品安全风险监测评估和标准基础还较薄弱，在监测手段的主动性、监测环节的科学性、监测内容的针对性、监测结果的精确性、监测反映的快捷性和监测组织的协调性上与世界先进水平相比还有一定差距[1]。监测体系内存在哨点医院管理者认识不到位、重视不足、管理不规范等问题。监测获得的数据利用分析程度不够。监管人员经验不足，对监测的流程、内容等认识不够，难以保障监测质量[2]。我国目前主动监测的病原菌种类有限，随着研究的发展可以引起食源性疾病的致病因素不断揭示，目前新的致病因素却难以及时纳入监测系统[3]。

（二）食源性疾病事件应急处置能力有待提升

食源性疾病暴发事件应急处置工作仍面临挑战。报告工作规范性不足，报告程序和报告时限及相关部门之间的信息通报形式和内容不规范，时效性欠佳，存在延误调查取证和控制疫情的最佳时机的情况。处置过程协调性不足，组织管理未形成合力。食源性疾病暴发事件的应急处置涉及多部门、多领域，不仅要从技术上查明事件发生的原因，还要开展食源性疾病事件责任调查，明确主要责任，需要行之有效的组织协调机制。现场流行病学调查内容不细致、不全面。如何促进临床医生、实验室检测人员以及流行病学家之间的沟通协作仍需进一步探索[4]。

---

① 王立贵、张霞、褚宸一等：《食源性疾病监测网络现状与展望》，《华南国防医学杂志》2012 年第 26 期。

② 张永建：《客观准确认识我国食品安全问题深化食品安全监管与治理》，《食品科学技术学报》2014 年第 32 期。

③ 袁蒲、杨丽、李杉等：《我国食源性疾病监测研究现状与管理建议》，《中国卫生产业》2018 年第 15 期。

④ 白莉、刘继开等：《中美食源性疾病监测体系比较研究》，《首都公共卫生》2018 年第 12 卷第 2 期。

（三）食源性疾病研究投入与水平有待发展

近年来我国食品安全事业发展迅速，食品安全科技支撑体系初步完善，但是食源性疾病研究的投入和技术水平都有待发展。食源性致病因素相关基础研究起步较晚，基础较薄弱，检测手段较匮乏，检验能力不足，检测标准和安全标准的更新速度和可行性存在问题，相应的技术成果缺乏认证体系、评价体系及推广体系。相关流行病学的基础资料不足，研究队伍不稳定，防控经费投入不足。

四　食源性疾病防控策略与展望

（一）加强食源性疾病监测体系建设，建立监测长效机制

健康中国 2030 规划指出，加强食品安全风险监测评估，到 2030 年，食品安全风险监测与食源性疾病报告网络实现全覆盖。疾病监测可连续且系统地收集疾病资料，描述疾病流行现状。一方面在疾病发生时及时预警、防范疾病的进一步扩散；另一方面在疾病发生后对资料进行分析，发现疾病的分布规律与发展趋势，为疾病防控提供必要的基础与依据[1]。通过对食源性致病因素进行常规监测，全面分析动物养殖、食品生产、加工、运输、销售、食用等各个环节中主要食源性致病菌的污染水平和趋势，确定危害因素的分布和可能来源，及时发现安全隐患并进行风险预警。建立健全食品监测数据可追溯机制。

建立长效的监测机制，规范食源性疾病的信息化管理和网络报告工作，提高疾病报告质量和工作效率，优化工作内容、实施方案。将监测的日常工作细致化，保障食品安全风险监测的资金投入。制定具体、完整、规范的评估体系，同时利用现代信息技术不断改进统计分析、报告、筛查等技术；还要重点落实监督和检查制度，严格把控各项程序、记录等，提升监测质量。

---

[1]　陆姣、王晓莉、吴林海：《国内外食源性疾病防控的研究进展》，《中华疾病控制杂志》2017年第 21 期。

（二）提升食源性疾病事件应急处置能力，发挥信息平台作用

加强机构合作，深化应急队伍建设。各级卫生行政部门需要沟通协作，提高食源性疾病事件应急处置能力。规范、科学地开展食源性疾病暴发事件的调查和处置，是食源性疾病防控的重要保证。对于疾控机构来说，加强食品安全事故流行病学调查能力培训，提高突发公共卫生事件应对能力与素质，保证现场调查和样本采集、保存和运输等规范性，提高食源性疾病暴发事件的调查质量。对于哨点医院来说，应高度重视食源性疾病监测工作，并尽快建立完善的公共卫生应急机制，加强专业技能训练，加大对食源性疾病应急处理、现场卫生学和流行病学调查等相关内容培训力度，强化发现和报告意识，当发现疑似食源性疾病病例时，各个科室对于样本采集、样本送检、病例信息录入、情况上报等各项工作能够有效沟通、通力合作[1]。

加强食品安全信息化建设，构建应急管理系统平台。促进食品安全监测数据与疾病监测数据、居民健康档案数据、电子病历数据、污染环境数据、气象数据、社会经济数据等各类数据进一步深度融合。建立健全多部门共享的食品安全风险数据交换平台，及时对食品污染物和有害因素、食物中毒报道、疑似食源性异常病例、食源性疾病主动监测等信息进行分析，做到食品安全隐患早发现、早预警、早处理，防止疫情暴发[2]。

（三）加强食源性疾病相关研究，提升检测技术水平

开展科学、深入的食源性疾病流行病学调查。食源性疾病作为一个严重且可预防的公共卫生问题，充分了解病因及其流行病学特征的分析，掌握其流行规律、制定针对性的预控方案，对于减少疾病暴发流行具有重要的意义。

加强食源性致病因素风险评估研究。风险评估作为有效的评估食品安全的系统工具，有助于认识动物养殖、食品生产、运输和消费过程中

---

[1]　刘新荣、孙爱国、郭琴等：《建立食源性疾病危机管理机制探讨》，《中国医药导报》2011年第 8 期。

[2]　赵桂华：《食源性疾病的风险控制》，《中国卫生标准管理》2017 年第 7 期。

致病因素的感染风险，并且采取有效措施降低感染风险。我国食源性疾病监测网络体系的不断完善以及流行病学资料的不断充实有助于提升食源性致病因素风险评估的有效性和准确性。

提高食源性致病因素及食品污染检测的技术能力和水平，加大食品安全检测力度。进一步学习和借鉴国际先进的食品安全技术经验，促进我国与其他国家在食品生产、加工技术上等方面的合作与交流。扩大监测病原菌的种类，增加检测覆盖的人口数量。进一步增强实验室的检测能力，尤其是提高对新致病因素的检测能力。我国在食品安全方面取得了重大进步，在化学性和生物性危害监测、暴露评估和危险性评估的数据监测上进一步推进，但仍然需要从我国食品安全现状和存在的关键问题出发，研究我国食品安全中的关键检测、控制和监测技术，加强我国国情的食品安全科技支撑创新体系，完善食品安全标准体系，实现食品安全标准与国际标准基本接轨[1]。

（四）促进食品安全的健康教育与监管工作

加强食品安全健康教育，针对不同职业、不同层次的人群进行食源性疾病的健康科普等工作，加强食源性疾病防控知识宣传，建立健全健康教育体系和健康教育网络，促使居民提升自我防护意识，改变不良生活习惯，塑成健康行为。通过网络、媒体等媒介加大对食品安全专业知识与食品安全相关的政策和法规的宣传力度，增强公众在食品安全方面的维权意识和自我保护能力，形成良好的监督环境[2]。

推进食品安全信用体系建设，完善食品安全信息公开制度，建设高素质的食品监管执法队伍，加强食品市场的监管力度。健全从源头到消费全过程的监管格局，严守从农田到餐桌的每一道防线，从食品生产、加工、流通、储存、销售等各个环节保证食品的质量与安全。在我国食物加工多样化的饮食传统下，尤其加强对餐饮市场重点机构、重点场所的监督管理，加强食品生产经营者管理水平和责任意识，加强和规范餐

---

① 刘飒娜、张静：《食源性疾病研究现状与控制策略》，《山西医药杂志》2014 年第 43 期。

② 蔡培景：《食源性疾病带来的食品质量安全问题及控制对策》，《食品安全导刊》2017 年第 9 期。

饮服务人员的食品安全知识培训和考核管理，提高餐饮从业人员的食品安全意识、知识和技能。

（华中科技大学　李　璐）

第十四章　中国健康老龄化发展现状、
问题与展望

　　习近平总书记在十九大报告中要求："积极应对人口老龄化，构建养老、孝老、敬老政策体系和社会环境，推进医养结合，加快老龄事业和产业发展。"20 世纪以来，随着经济社会的发展，人口平均期望寿命的延长和出生率的降低，世界人口结构开始向老龄化发展。寿命的延长和人口结构的变化对每个公民乃至整个社会都有着深远的影响，这些变化为我们提供了前所未有的机遇与挑战。我国老龄工作委员会办公室发布的研究报告指出，中国于 2000 年正式进入了老龄化社会，目前是世界上老龄人口最多的国家，占全球老龄人口总量的五分之一。[①]

　　综观全球，未来世界人口还将持续增长。据联合国人口司数据显示，2015 年世界总人口为 74 亿，预测到 2030 年为 85 亿，2100 年则将达到 112 亿。在经济全球一体化发展愈演愈烈的当今世界，人口总量、素质、结构、分布都是关乎各国竞争力的重要因素。本章在分析我国老龄化现状的基础上，研判当前存在的问题，并提出健康老龄化的发展策略建议。

---

　　① 　全国老龄工作委员会办公室：《中国人口老龄化发展趋势预测研究报告》，2007 年 12 月 27 日，见 http://www.cncaprc.gov.cn/contents/16/11224.html。

一　中国老龄化现状与趋势

（一）中国老龄化现状与国际概况

1. 国际老龄化现状

人口老龄化指一个国家或地区在一定时期内 60 岁及以上老年人口占该国家或地区总人口比重超过 10%（或 65 岁及以上人口超过 7%）的现象或过程。按照国际惯例，老年人口比重在 5%—10% 之间被称为成年型人口，如果超过 10% 则被称为老年型人口。老龄化现象将直接增加劳动年龄人口的负担，同时对社会公共福利、医疗卫生资源分配等方面带来影响，也会间接给国家财政、社会发展造成压力。联合国资料显示，到 2015 年，世界人口 65 岁以上人口比例已达到 8.3%。据世界卫生组织预测，从 2015 年到 2050 年全球 60 岁及以上人口数量将从 9 亿上升到 20 亿，在全球总人口中的比例将从 12% 上升到 22%。

目前公共卫生学方法无法有效应对人口老龄化问题，老年人的健康程度并没有随寿命的延长而增加，老年人的健康状况体现了明显的卫生不公平。同时，现有的卫生系统不能满足老年人口对照护的需求，这些情况在高收入国家同样存在。全球范围内大部分现有的长期照护的模式既不完善也不具有可持续性。

2. 中国老龄化情况与特点

在我国一般以 60 岁作为老龄人口的年龄界限。[1] 2000 年，我国 60 岁及以上老龄人口比例达到 10%，标志着我国正式迈入老龄化社会。该人口特征趋势是平均寿命延长加上生育率下降所致。从 1950 到 2015 年间，中国每名妇女生育子女总数从 6.11 下降到 1.66。同期，总死亡率也在持续下降（从每万名人口 22.2 下降到 7.2），这使得人口的期望寿命稳步提高。

由于我国自身的人口数量和人口政策等原因，与其他国家相比，我

---

[1]　World Health Organization, "Definition of an older or elderly person", http://www.who.int/healthinfo/survey/ageingdefnolder/en/. Oct 2016.

国人口老龄化具有许多自身特点，而这些特点使得我国在人口老龄化问题的应对中面临诸多前所未有的挑战。

（1）老龄人口基数大

中国老龄人口基数大是由我国总人口数量造成的。根据国家统计局数据显示，2017年我国总人口达到139008万人，年满60周岁的人口有24090万人，占总人口的17.3%；65周岁及以上人口15831万人，占总人口的11.4%。预计到2053年，我国老龄人口数将达到峰值，数量达到4.87亿。这一数字甚至高于部分发达国家的总人口数量。

（2）老龄化进程快

法国、瑞典和美国65岁及以上人口比例从7%增长至14%分别用了115年、85年和66年。[1] 2000年我国65岁以上老龄人口数量为0.88亿，占总人口比例达到7%，达到老龄社会标准。到2010年，第六次人口普查，我国65岁以上人口增长至1.18亿，十年间增长了3000万。预计到2028年，我国65岁及以上老龄人口比例将增至14%。从2000年进入老龄社会开始，我国老龄人口比例将在28年内就实现倍增，这个速度是法国、瑞典和美国的4倍、3倍和2.4倍。这种快速老龄化也对我国提出了新的挑战。

（3）高龄、失能老人数量大、增速快

随着经济社会和医疗技术水平的发展，我国人口寿命日渐延长，2017年我国人均期望寿命为76.7岁，到2050年有望达到80岁。在人口老龄化同时，老龄人口高龄化的趋势明显。2013年我国高龄老人的数量为2260万，预计到2050年将达到9040万人，在2013年的基础上提升4倍。随着人体老化的进展，老年人身体功能逐步退化，最终导致其失去自理能力，而高龄老人失能的风险更高。同时，老年人发生疾病的风险也更高，老年人口慢性病患病率是全国人口的3.2倍，这也进一步增加了老人发生功能障碍和失能的风险。[2] 据统计，2014年我国已有4000万失

---

① 王涛：《老年居住体系模式与设计探讨》，硕士学位论文，西安建筑科技大学，2003年。

② 第二次全国残疾人抽样调查领导小组：《2006年第二次全国残疾人抽样调查主要数据公报》，《中国康复理论与实践》2006年第12期。

能老年人，相当于每 5 位老年人中就有 1 位生活不能自理。而在人口快速老龄化、老龄人口高龄化的状况下，失能老年人的数量将会继续快速增长，到 2050 年，预计失能老年人数量将会超过 1 个亿。

（4）老年人空巢、独居普遍

全国老龄工作委员会发布的《中国城乡老龄人口状况追踪调查》显示，我国城镇老人中，独立居住的比例为 49.7%，其中空巢家庭，即常说的夫妻户为 41.4%，独居老人户数占 8.3%。农村老年人独立居住的比例为 38.3%，其中空巢家庭为 29%，独居老人户数占 9.3%。[①] 2014 年我国的空巢老人数量超过 1 亿，空巢家庭率超过 40%，部分大中城市高达 70%。[②] 我国的老年人空巢化主要与人口城乡、地区间的大规模流动有关，2010 年至 2014 年，我国流动人口由 2.21 亿人增加至 2.53 亿人，增长率 14.48%。[③] 与此同时，我国的家庭观念也在逐渐发生变化，越来越多的老年人倾向于独立居住，这就导致家庭照护能力的下降，许多失能或半失能老人的照护责任向社会转移。

（二）中国人口结构变化趋势分析

虽然目前我国的人口数量在整体上还是呈上升趋势，但是这种人口数量的增长只是表面的人口数量增加，其实内在的人口再生产在缩减，人口结构也发生了转变，人口结构趋于老龄化，但是随着我国人口政策的变化，与国外单纯的人口负增长和人口老龄化不同的是，我国人口结构的变化在生育政策的限制下更具复杂性。

1. 建国以来中国人口结构变化

（1）总人口

根据联合国 2017 年发布的数据显示，目前全球总人口达到 75.50

---

①　郭平、陈刚：《2006 年中国城乡老年人口状况追踪调查数据分析》，中国社会出版社 2009 年版。

②　姜春力：《我国人口老龄化现状分析与"十三五"时期应对战略与措施》，《全球化》2016 年第 8 期。

③　唐金成、韩顺莉、马艳红：《老龄化危机：长期护理保险发展的机遇和挑战》，《西南金融》2015 年第 7 期。

亿，其中中国人口为 14.09 亿，约占全球总人口的 18.67% ，是世界上人口最多的国家。

自建国以来，我国总人口数持续增长，从 1949 年的 5.4 亿人增至 2017 年的 13.90 亿人，增幅达 157.40% 。

（2）人口自然结构

①人口年龄结构

图 14 - 1 呈现了 1982—2017 年我国人口年龄结构的变化情况，其中 65 岁及以上人口比例逐年增加，少年儿童人口比例逐年下降。2017 年我国人口年龄结构中，少儿人口、劳动力人口和老年人口占总人口的比例分别为 17.80% 、64.90% 和 17.30% 。

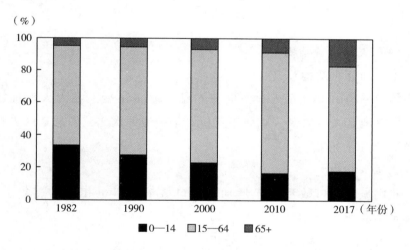

图 14 - 1 中国人口年龄结构变化（1982—2017 年）

资料来源：中华人民共和国国家统计局，《中国统计年鉴》。

②抚养比

图 14 - 2 呈现了 1982—2016 年我国人口抚养比的变化情况，其中老年人口抚养比长期呈缓慢增长，从 1982 年的 8.0% 增长至 2016 年的 15.0% ，表明随着老龄化的加剧，我国老年人口的抚养负担正在逐年加重。此外，少年儿童抚养比和总抚养比在 2016 年的统计数据中均有小幅提升，分别为 22.9% 和 37.9% 。

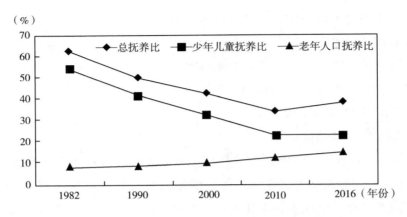

图 14 – 2　中国人口抚养比变化（1982—2016 年）

资料来源：中华人民共和国国家统计局，《中国统计年鉴》。

（3）人口地域结构

①空间分布结构

1998—2016 年我国人口空间分布结构基本不变。在六大地理区域中，华东地区人口数量一直居于首位，华中地区次之，西北地区人口数量最少。

②城乡结构

我国城镇人口数量逐年增加，人口城镇化率也相应的逐年上升。2016 年我国城镇人口达到 7.93 亿人，占总人口的 57.35%。

2. 中国人口结构影响因素分析

人口包含了年龄、性别、社会关系等诸多属性，每一个属性之间又相互联系。中国作为一个人口大国，人口问题是无法规避的。人口结构可以有效地反映某个国家或地区在某特定时间的人口分配状态，人口结构的变化主要表现为不同人口属性下的人口数在总人口数中所占比例的变化。

人口结构的变迁受到多种因素的影响，有人口本身的内部因素，也有一些外部因素，各因素之间相互影响，最终作用于人口结构的变化。而人口结构在受到这些因素影响而产生变化的同时，也反作用于这些因素，使其产生变化。随着经济的发展，城镇化进程的推进，社会的转型，人们观念的转变，以及生育政策的调整和完善，我国人口结构和规模一直处于剧烈变化之中。影响我国人口结构变化的因素复杂繁多且处于不断变化之中，本节针对影响我国人口结构（尤其是人口年龄结构）的几个主要因素进行分析描述。

（1）内部因素

出生率、死亡率等内部因素对人口结构的变化起着决定性的作用，而人口的内部因素又受外部因素干扰直接作用于人口的变化。影响出生率的因素很多，生育意愿和生育能力等会影响个体的生育行为，进而导致出生率的变化。生育意愿受到整个社会发展的联动效应的影响，包括人口素质、经济发展水平、科技发展程度、社会进步情况、劳动力需求、自然资源限制情况等。相对而言，影响死亡率的因素较少。死亡是人们的一种自然行为，对死亡直接产生关键干扰的是人的寿命。寿命的延长会影响到一个年度的死亡人口数从而直接作用于年度死亡率。相关科学技术水平、资源限制和社会环境等会对人的寿命产生影响，与过去相比，现在医疗科技的发达和人们养生手段的多样性延缓了死亡年龄，在现有的科学技术和较稳定的社会环境下，近几十年我国人口死亡率并没有太大波动。

（2）人口政策

人口政策是国家为了鼓励或者限制生育而制定的政策，它是根据国家人口的发展趋势及变化，为了调节人口数量使其有利于发展而制定的政策。从我国人口政策的不断变化可以看出，为了符合国情和我国经济文化的发展，我国人口政策从鼓励生育—计划生育—全面放开二孩政策，人口政策的变化影响人口数量、结构、质量等方面，也影响着社会的方方面面。

根据国家统计局发布的年末人口统计数据，2014年我国人口的年增长率为0.52%，明显高于2013年（0.49%）、2012年（0.50%）和2011年（0.48%）的人口年增长率。2014年人口增长速率这一突然变化，反映了"单独二孩"政策对我国人口的影响。

2015年10月，中共十八届五中全会决定：坚持计划生育的基本国策，完善人口发展战略，全面实施"一对夫妇可生育两个孩子"政策。2015 年底，第十二届全国人大常委会第十八次会议审议通过了人口与计划生育法修正案草案，进一步明确了"全面二孩"政策自 2016 年 1 月 1 日起施行。这是继 2013 年启动实施"单独二孩"政策之后的又一次人口政策重大调整，对中国人口形势和变化趋势产生了巨大的影响。国家统计局的年度数据显示，2016 年我国总人口的年增长率为 0.59%，明显高于前几年的数据，表现为人口年增长率的骤然提升。

"全面二孩"政策的开放不仅能改变中国未来总人口的发展走势，而且也会对中国未来人口的年龄结构产生较大影响。在未来人口老龄化方面，快速老龄化是中国今后要直面的人口问题之一，开放"全面二孩"政策并不会直接影响中国未来一段时间内老龄人口规模的变动，未来 30—50 年老龄化的形势依然严峻，但能够有效地降低未来几十年中国老龄化系数的上升速度，延缓中国老龄化的进程[1]。

（3）社会经济

有研究者[2]从人口老龄化动力学的角度分析了人口老龄化与经济发展的协调关系，发现人口老龄化和经济发展呈显著正相关。

经济发展水平影响着人口结构变迁，尤其是人口结构中的年龄结构[3]。在经济学视角下，人口老龄化指一个国家或地区"经济老年人口"占总人口的比例等于或超过 7%[4]，是工业化、城镇化和现代化的必然结果与必经阶段之一。在可预期的人类寿命极限前提下，社会经济发展对于人口年龄结构有着决定性的影响，经济发展为人口寿命的延长提供了物质支持和科技条件，通过改善人体生理机能延长寿命，进而导致人口老龄化。经济发展改善生活条件，个体预期寿命延长，使得老龄

① 王开泳、丁俊、王甫园：《全面二孩政策对中国人口结构及区域人口空间格局的影响》，《地理科学进展》2016 年第 11 期。
② 莫龙：《1980—2050 年中国人口老龄化与经济发展协调性定量研究》，《人口研究》2009 年第 3 期。
③ 刘家树：《我国人口结构与经济增长关系实证分析》，《安徽工业大学学报》（自然科学版）2007 年第 2 期。
④ 郑贵廷、韩鹏：《人口老龄化的经济学再审视》，《人口学刊》2007 年第 6 期。

人口规模不断增加，即顶部老龄化、高龄化成为主流①。此外，经济发展还决定了社会保障支出的多少，从中国历年人均社会保障与养老保险支出情况来看，社会保障水平不断加速提升，社会养老对于老龄人口的影响不断增大，进一步推进了人口老龄化。社会经济发展对于人口结构变迁的直接影响在不断弱化，开始通过社会保障等间接影响人口年龄结构老化的区域演变机制。

（4）资源环境

人口与资源环境有着复杂的生存关系。人口增长的速度过快对资源和环境带来了一系列的负面影响，而资源的减少和环境的恶化同时影响了人口的自然增长率。

从人口对资源环境的影响角度看，人口数量的变化是影响资源环境变化的一种重要方式。人口数量增加必然对资源的需求就会增加，为了满足生存的需要，需要向自然界索取更多的资源，大力开发利用自然界的矿产、食物等，自然环境因此进一步受到人类足迹的影响，偏离自然状态下的生长轨迹，在人类活动的外部干扰下改变环境面貌。因此，合理控制人口数量，减缓人口的增长速度，发展科学技术，提高人口素质，对资源环保式开发，对环境呵护式影响，才能更好的让人类生存。

3. 中国老龄化趋势预测

根据惯用的老龄化社会衡量标准，当一个国家 60 岁及以上的老年人口数占总人口数的比重超过 10% 或者 65 岁及以上的老年人口数占总人口的比重超过 7% 时，即标志着这个国家进入老龄化社会。根据国家统计局 2017 年发布的统计数据，2016 年末，我国 65 岁以上人口达到1.5 亿人，占全国总人口的 10.8% 。

既往已经有不少学者对我国未来中长期的人口变动趋势进行过描述和预测探究分析，如杜鹏等人②以 2000 年全国第五次人口普查数据为基

---

① 王志宝：《人口老龄化与社会经济发展相互关系研究进展》，《城市与环境研究》2016 年第 1 期。

② 杜鹏、翟振武、陈卫：《中国人口老龄化百年发展趋势》，《人口研究》2005 年第 6 期。

础，对我国人口未来 100 年里的老龄化趋势进行了预测；陈卫[①]利用 2000年全国第五次人口普查数据和 2004 年国家统计局公布的全国总人口数，对未来一直到 2050 年的全国人口发展趋势进行了预测；翟振武等人[②]依托 2015 年 1% 人口抽样调查数据对中国 2015—2100 年的人口规模和结构的变动趋势进行预测分析等。

影响我国人口变动的因素复杂繁多，随着这些影响因素的变动，人口态势也将处于不断变化之中。因此，人口预测工作是难以一蹴而就的，需要针对这些影响因素的变化来不断调整、完善和校正。本节依托联合国发布的最新预测数据《世界人口展望2017》[③]，对我国人口老龄化趋势进行描述和分析。

（1）总人口规模和结构变动趋势

表 14-1 呈现了联合国对 2017—2100 年中国人口变化趋势的预测结果，根据预测数据[27]，我国总人口规模将于 2030 年左右迎来峰值，峰值人口规模约为 14.41 亿人。此后，我国总人口规模将持续缩减，进入人口负增长时期，于 2044 年左右跌破 14 亿人，2059 年左右跌破 13亿人，2072 年左右跌破 12 亿人，2086 年左右跌破 11 亿人，最终在 21世纪末降至约 10.21 万人。

表 14-1　　　中国人口与年龄结构变动趋势（2017—2100 年）

年份	总人口（亿人）	人数（亿人）				比例（%）			
		0—14 岁	15—64 岁	65 岁 +	80 岁 +	0—14 岁	15—64 岁	65 岁 +	80 岁 +
2017	14.10	2.49	12.60	1.50	0.26	17.68	89.36	10.64	1.83
2020	14.25	2.49	10.02	1.74	0.28	17.46	70.35	12.19	1.94
2025	14.39	2.39	9.96	2.04	0.32	16.64	69.20	14.16	2.21
2030	14.41	2.22	9.74	2.46	0.41	15.38	67.56	17.06	2.83
2035	14.34	2.06	9.28	2.99	0.58	14.39	64.74	20.87	4.07
2040	14.17	1.97	8.82	3.38	0.69	13.93	62.23	23.84	4.88

① 陈卫：《中国未来人口发展趋势：2005—2050 年》，《人口研究》2006 年第 4 期。
② 杜鹏、翟振武、陈卫：《中国人口老龄化百年发展趋势》，《人口研究》2005 年第 6 期。
③ United Nations, *Department of Economic and Social Affairs*, *Population Division*, 2017, World Population Prospects: The 2017 Revision, custom data acquired via website.

年份	总人口（亿人）	人数（亿人）				比例（%）			
		0—14 岁	15—64 岁	65 岁 +	80 岁 +	0—14 岁	15—64 岁	65 岁 +	80 岁 +
2045	13.94	1.94	8.52	3.48	0.87	13.88	61.13	24.99	6.23
2050	13.64	1.91	8.15	3.59	1.11	13.98	59.72	26.30	8.14
2055	13.29	1.86	7.52	3.90	1.26	13.98	56.64	29.38	9.45
2060	12.89	1.78	7.17	3.93	1.24	13.83	55.65	30.52	9.63
2065	12.48	1.70	7.00	3.78	1.28	13.65	56.07	30.29	10.25
2070	12.09	1.64	6.82	3.63	1.50	13.59	56.38	30.03	12.44
2075	11.72	1.61	6.57	3.54	1.53	13.71	56.11	30.18	13.03
2080	11.36	1.58	6.28	3.50	1.42	13.91	55.30	30.79	12.50
2085	11.02	1.55	6.03	3.45	1.34	14.05	54.66	31.29	12.14
2090	10.73	1.51	5.84	3.38	1.33	14.04	54.43	31.53	12.45
2095	10.46	1.46	5.69	3.31	1.40	13.95	54.41	31.64	13.38
2100	10.21	1.42	5.55	3.24	1.44	13.87	54.41	31.72	14.15

资料来源：联合国经济和社会事务部人口司，《世界人口展望：2017 年》。

从总人口的年龄结构来看，未来我国人口的年龄结构将呈现不断老化的趋势。随着时间的推移，我国总人口中少儿人口和劳动年龄人口所占比重将逐渐缩小，而老年人口所占比重将不断扩大，人口老龄化程度将持续加深。

（2）老年人口规模变动趋势

从图 14 - 3 可以看出，目前我国 65 岁及以上人口数量正处于急速攀升阶段，预计于 2060 年左右达到峰值，约 3.93 亿人，随后缓慢下降。65 岁及以上人口比例目前也同样处于上升阶段，预计于 2060 年左右达到总人口数的 30.52%，随后缓慢上升。

同样的，我国 80 岁及以上人口数量近几十年也将呈上升趋势，预计于 2075 年左右达到峰值，约 1.53 亿人，随后有所下降。而随着老龄化程度的加剧，我国 80 岁及以上人口比例总体不断增高，到 2100 年，我国 80 岁及以上人口数量预计约占总人口的 14.15%，见图 14 - 4。

（3）抚养比变动趋势

根据预测数据，我国人口总抚养比在近四十年内都将处于持续增长状态，2015 年为 37.7%，预计于 2060 年左右增加至 79.7%，随后小幅

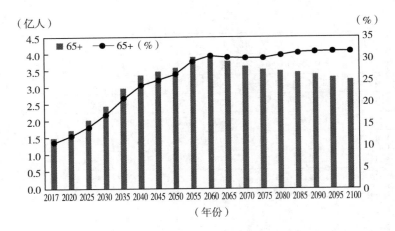

图 14 – 3　中国 65 岁及以上人口规模及比例变化趋势（2017—2100 年）

资料来源：联合国经济和社会事务部人口司，《世界人口展望：2017 年》。

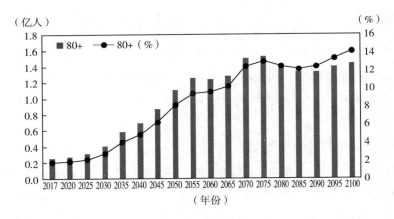

图 14 – 4　中国 80 岁及以上人口规模及比例变化趋势（2017—2100 年）

资料来源：联合国经济和社会事务部人口司，《世界人口展望：2017 年》。

下降继而缓慢回升，到 2100 年总抚养比将达到 83.8%。2015—2100 年我国老年人口抚养比基本处于持续上升状态，2015 年老年人口抚养比为 13.3%，预计于 2060 年增至 54.8%，到 2100 年将达到 58.3%。

总体来说，未来几十年我国人口老龄化将处于增长趋势。老龄化趋势在社会经济和生育政策等多种因素的作用下，呈现波动中缓慢变化的态势。到 21 世纪后半叶，我国人口总量、老年人口数量、总抚养比、少年儿童抚养比和老年人口抚养比的提升速度均在波动中明显放缓。

二　中国老龄化社会面临的问题与挑战

（一）老龄化带来的主要社会问题

根据国际经验，人口老龄化往往伴随着劳动人口比例下降、养老金支出压力增大、卫生资源消耗增加、社会生产和消费结构改变等问题。根据我国实际情况，目前主要体现在经济、医疗服务、社会保障三大体系上。

1. 对经济体系的影响

一是提高了卫生总费用的增幅。根据发达国家经验，65 岁以上人口与 65 岁以下人口的人均医疗费用比例约为 3∶1 至 5∶1，75 岁以上人口的医疗费用增长更快。二是造成了我国"未富先老"的困境。发达国家经济发展与老龄化同步，进入老龄社会时人均 GDP 一般在 7000 美元以上，而中国 2000 年进入老龄化阶段时，人均 GDP 仅为 945 美元，是在尚未实现现代化、经济还不发达的情况下提前进入老龄社会，即"未富先老"。

2. 对卫生服务体系的影响

这一影响主要来自于疾病谱的变化，疾病负担逐渐从妇幼卫生问题和传染性疾病向慢性非传染性疾病转变。2013 年，中国 2.02 亿老年人口中有超过 100 万人至少患有一种慢性非传染性疾病。随着人口老龄化程度加剧，与年龄密切相关的疾病，诸如心血管疾病、癌症、脑卒中、关节炎和老年痴呆症等所累及人口的绝对数字将持续增加。在 2012 年，中国 60 岁及以上人口中有近 80% 死于非传染性疾病。据目前预测，到 2030 年，中国人口快速老龄化将导致慢性非传染病的疾病负担至少增加 40%。

3. 对社会保障体系的影响

一是老年人口抚养比逐渐增高。老年人口抚养比就是老年人口数与劳动人口数的比值，可以从经济的角度直观地反映老龄化带来的后果及其影响程度。我国的 65 岁及以上老年人口抚养比由 1982 年的 7.98% 上涨到 2015 年的 14.33%，且 2005 年以来增长趋势明显加快，近十年年均增长率达到 5.24%，预计到 2020 年将增长至 28%。二是影响社会保险基金的安全，主要涉及社会养老保险基金和基本医疗保险基金。2011 年 12 月公布的《2011 中国养老金发展报告》显示近半数省份养老金呈现收不抵支的状态，对于我国的养老金制度是一项严峻的挑战。

（二）健康老龄化进程中亟待解决的问题

1. 国家级老龄人口服务体系亟待优化升级

一是医疗资源质量和可及性有待提升。由于医疗资源的分布不均，部分地区医疗人力资源相对缺乏，医疗技术水平有待提升。这一问题主要表现在基层医院和偏远地区，导致大部分患者无法就近获取就医机会，这将不利于老年人及时获取医疗服务。再则，我国的医疗转诊体系有待提升，患者由基层医院向大型医院转诊较为便利，然而当其完成主要治疗后很难转诊到基层医院进行康复治疗。这样一来导致医疗资源的浪费，二来增加了家庭照顾负担。

二是医疗保障体系有待完善，社会保险筹资困难，保障范围有限。我国目前医疗保险形成了以城镇职工基本医疗保险、城乡居民基本医疗保险为主，商业医疗保险为补充的医疗保险体系。然而针对日趋增加的长期照护负担，我国还未探索出完善的长期护理保险体系。

2. 满足人民需求的科学养老机构数量相对不足

一是医养结合型养老机构入住率低，不能满足老年人需求。由于家庭照顾能力的降低，医养结合型的机构养老可以减轻老年人的照护负担。"十二五"期间，我国机构养老床位已经达到 672.7 万张，每千名老年人拥有养老床位数 30.3 张。医养结合型养老机构数量也在不断增加，从配置上基本可以满足我国的养老照护需求。但是养老机构的入住率却很低，主要有以下几个原因。第一，由于养老机构位置偏远、老人养老观念导致其不愿入住养老机构。第二，大多数老年人无法承担机构养老费用。①

---

① 吴玉韶、王莉莉：《中国养老机构发展研究报告》，华龄出版社 2015 年版。

二是护理需求分级不清，护理服务落地困难。不同老年人有不同的护理需求，缺乏护理需求分级标准就使得为老年人提供服务供给时采用"一刀切"的办法，这样会使得部分老人需求无法得到满足，也同时会造成服务资源的浪费。

3. 有针对的多学科专业性人才队伍建设滞后

一是教育机构未开设养老护理服务培训，缺乏创新型管理人才，从业人员缺乏知识体系。目前我国养老服务行业的从业人员主要以女性为主，年龄分布在 40—60 岁。这些人员大多是由家庭妇女组成，并未接受过系统的老年护理培训，缺乏老年照护的相关知识，尤其是老年人的情绪管理和心理应对这些很重要的能力。这主要有两点原因：第一，大专院校大多没有开设养老护理专业。第二，养老服务行业工资待遇、社会地位都有待提升，导致该行业难以吸引人才。

二是人工智能在老年服务业的应用处于起步阶段。将人工智能应用于养老服务行业能够有效缓解老年护理人力资源压力，降低护理成本。我国正处于人工智能的研究阶段，投入了大量的精力。目前感应式和监控式辅助器械已经投入使用，但是由于佩戴或夜间光源供给都会影响老年人的正常作息而效果不佳。因此需要积极开发全方位、全天候且不影响老人生活的人工智能设备，促进其在老年护理行业的应用及其产业化发展。

三　中国健康老龄化战略与未来发展方向

（一）健康老龄化

健康老龄化是 20 世纪 80 年代后期，由于世界人口老龄化的发展而产生的一个新概念。包括三项内容：（1）老年人个体健康，老年人生理和心理健康和良好的社会适应能力；（2）老年人口群体的整体健康，健康预期寿命的延长以及与社会整体相协调；（3）人文环境健康，人口老龄化社会的社会氛围良好与发展持续、有序、合规律。健康老龄化，一方面是指老年人个体和群体的健康，另一方面是指老年人生活在一个良好的社会环境。

1990 年世界卫生组织提出健康老龄化，以应对人口老龄化的问题。其核心理念是生理健康、心理健康、适应社会良好。

1995 年 10 月，中国老龄问题全国委员会、中国老年学学会、中华人民共和国卫生部医政司在北京召开了全国老年医疗保健研讨会。会上，我国人口学与老年学家、中国老年学学会会长邬沧萍教授作了《健康老龄化的科学涵义和社会意义》的会议主题报告。

邬教授在报告中指出："可以看出健康老龄化这一词组与我国传统上使用的'健康长寿'近似，但寓意更深，内容更加丰富。"他进一步指出："要全面、科学地理解'健康老龄化'，必须明确六个要点。"这六个要点是：

第一，健康老龄化的目标是老年人口群体的大多数人健康长寿，体现在健康的预期寿命（healthy life expectancy）的提高。

第二，健康老龄化不仅体现为寿命长度，更重要的是寿命质量的提高，老年人口健康寿命的质量是有客观标准的，也是可以量化的。

第三，人类年龄结构向老龄化转变，一方面要求有相应的"健康转变"（Health Transition）来适应；另一方面，要求把健康的概念引申到社会、经济和文化诸方面。

第四，人口老龄化是一个过程，要从个体和群体增龄的过程中认识老年人群的健康状况的前因后果、来龙去脉及发展趋势；把老年群体健康看作是进入老年前的婴幼儿、青少年和成年后各阶段所有制约健康因素的最综合、最集中和最终的表现，历史地、全面地认识老年人的健康，它同所有人的福利都联系着。

第五，健康老龄化是人类面对人口老龄化的挑战提出的一项战略目标和对策，它是建筑在科学认识的基础上的。

第六，健康老龄化是同各个年龄段的人口，同各行各业都有关系的一项全民性保健的社会系统工程，需要全党全民长期不懈的努力才能逐步实现。

2015 年 10 月，《关于老龄化与健康的全球报告》的全球发布意味着"健康老龄化"再次被提上日程。作为一项围绕医疗保健和老年人健康问题的战略，健康老龄化将核心目标聚焦于提高老年人的生命质量，缩短带病生存期，延长健康预期寿命。①

伴随着健康老龄化研究的兴起，决策者也将健康老龄化逐步纳入了国家整体的战略布局。作为指导健康中国建设的行动纲领，《健康中国2030规划纲要》明确提出了推动老年卫生服务体系建设等多项举措，旨在促进健康老龄化。2017年3月，《"十三五"健康老龄化规划》的出台则象征着健康老龄化战略在我国宏观战略布局中的地位得到进一步提升。《"十三五"健康老龄化规划》将健康老龄化定义为，从生命全过程的角度，从生命早期开始，对所有影响健康的因素进行综合、系统的干预，营造有利于老年健康的社会支持和生活环境，以延长健康预期寿命，维护老年人的健康功能，提高老年人的健康水平。

（二）老龄化社会的发展策略

采取促进老龄化与健康行动的重要理由是促进可持续发展。现在世界上大多数人都能够平安步入老年时期，老年人在人口中的比例将显著增长。如果我们要构建有凝聚力、和平、公平和安全的社会，在今后的发展中必须考虑到这一人口学转变，开展行动时既要利用老年人对发展做出的贡献，也要确保他们被公平地对待。

1. 用系统化的视角看待老龄化

（1）强化政府责任意识

进一步完善老年人合法权益方面的法律法规，提高其可操作性，切实维护老年人的合法权益，促进我国健康老龄化事业发展，如全面落实"二孩"政策，建立弹性退休制度等。同时在各级政府和全部政策中支持健康老龄化，包括建立目标任务、明确责任划分、划拨充足预算、以及制定各部门间的协作、监测、评估和报告机制。重点措施包括：就健康老龄化的指标、量化评估和分析方法达成一致；提高对老年人口健康状况、需求及其满足状况的认识；理解健康老龄化过程、及应当采取哪

---

① 杜鹏、董亭月：《促进健康老龄化：理念变革与政策创新——对世界卫生组织〈关于老龄化与健康的全球报告〉的解读》，《老龄科学研究》2015年第12期。

些措施予以改善。

（2）建立以老龄人群为中心的卫生保健体系

人口老龄化的进程要求卫生系统由疾病治疗模式向以老年人为中心的综合性保健模式转变。这就需要建立综合性长期照护系统，并要求各级政府和多个部门的协同响应。具体讲就是围绕老龄人口的需求和喜好进行体系构建，所提供服务应适于老年人特点，并与老年人保持密切沟通。重点措施包括：保证所有老年人都得到综合性评估，并获得统一的、旨在提高机能的综合性卫生保健计划；尽可能在老年人居住地就近提供服务，包括开展上门服务及社区服务；建立便于多学科团队共同提供卫生保健的服务架构，如加快推进"医联体"建设，促进大型医院与社区卫生中心的信息网络建设，便于老年患者危重症由社区转入大型医院接受治疗，病情稳定后再转回社区医院接受保健服务，且接受的服务质量和医疗开支保持相对稳定；为老年人自我护理提供支持，包括促进老龄个体之间的相互支持、培训、咨询和建议；保证老龄人群能够获得改善机能的医疗产品、疫苗及技术等。

（3）建立完善的医疗保障体系

稳固医疗保险体系建设，将全民医保参保率维持在 95% 以上，尤其是困难户、低保户等群体的参保率。在长期护理保险试点的基础上，加快探索完善的、适合我国国情的长期护理保险体系，减轻失能、半失能老人及其家庭照护负担。形成医疗保险与长期护理保险共同发展的保障制度。建立社会保险与商业保险共同发展的双轨制长期护理保险制度，社会保险扩大群众覆盖面保障人民基本长期照护需求，商业保险提高保障水平以满足高需求人群。逐步形成长期护理社会保险多元筹资机制，建议先由政府承担一定的社会责任，再逐步提升个人和企业的缴费水平，同时提倡社会慈善团体和组织向基金捐助，以维持长期护理社会保险的长期运作。将长期照护服务视为重要的社会福利工作；针对长期照护系统的构建，明确职权分工、并制定实施计划；为长期照护系统建立公平、可持续的财政机制；确定相关的政府职责、并明确相应的工作任务。

2. 建立多方参与、多种形式的护理服务提供机制

（1）建立良好的老年照护体系

即实行以居家养老为基础，社区护理为依托，机构养老为补充，医养结合的养老服务模式。由于我国人口基数大，失能、半失能人口数量多；老年人收入水平较低和"落叶归根"观念的限制，大部分老年人倾向于选择居家养老。这样不仅可以维持老年人习惯的生活状态，满足其精神需求，还能够减轻其经济负担。要满足患者居家养老时的医疗护理服务需求，就必须要以社区医疗卫生服务中心为依托。因此，国家政府应当给予居家养老一定的政策和经济支持。例如，推行家庭医生签约制度，为辖区内的老年患者提供就近、甚至上门医疗或保健服务；充分发挥社区居委会、村委会职能，定期访视独居、空巢老人，为老年人组织必要的娱乐和健康活动；引进我国香港地区经验，建立社会义工组织，为独居、空巢老人定期提供必要的探视、情感支持和生活护理等；对于家庭照顾者，应当为其提供必要的休假福利，且给予休假期间的经济补贴；将需要长期照护的家庭纳入资助对象，按照其护理需求分类给予一定的经济补贴或服务供给。

（2）建设高水平的医养结合养老机构

按照国务院办公厅规划，我国50%以上养老院应当具备为老人提供不同形式医疗保健服务的能力，提升老年人的健康服务可及性。我们应当建立形式多样的、服务类型齐全的养老服务机构。首先，可以促进医疗机构与养老机构共同发展。例如依托医疗机构建立养老机构，借助医疗机构的医护人员和医疗设备为入住者提供健康保障。其次，可以引入社会资本参与医养结合型养老机构的建设，降低政府投入。一来市场化的运作能够创造社会就业岗位有利于养老服务的产业化，二来社会力量可以将大量资金注入到养老服务产业中来，有利于养老服务业的正常运营。第三，推行CCRC的小型医养结合服务机构，即以城市为中心，不改变老年人的生活地点和习惯的小型医养结合服务机构。为了满足老年人就近养老、居家养老的意愿，可以由开发商和医疗机构在城市中共同建立医养结合型的社区。该种社区配备专业的医疗机构，老人可以购

买或者换购该社区的住房，并获得社区内的健康保障资源。政府在给予养老机构优惠政策时应当注意，优惠政策倾向于老年人群本身而非家庭或养老机构，例如按照老年人入住率来对养老机构进行财政补贴或税收减免，而非一次性等额补贴到各养老机构，保证养老资源准确地惠及每一位老人。

（3）建立护理服务需求分级与护理服务标准评价体系

有效的护理服务需求分级和评价体系能够确保护理服务质量，提升利用效率。首先要建立标准化、易操作的护理需求分级体系，按照老年人的需求将其分为不同的等级，并给予相应的服务供给或经济补贴。例如日本将老年人分为自立、支援Ⅰ—Ⅱ、介护Ⅰ—Ⅴ等八个等级，按照分级提供服务。这样能够有效提升服务利用效率，避免浪费。要完成需求分级，可以委托研究机构调研失能、半失能老年人的所有服务需求。再将不同需求所包含的劳动价值进行标准化处理，例如某项目需要 2 人花费 3 小时完成，则该项目劳动价值即为 6。最终将按照不同地区的物价给予津贴补助或直接提供人力服务供给。这样评定出来的护理级别直接反映了护理所需的工作量，便于不同机构或保险之间进行结算。其次，制定完善的护理机构和护理服务评价标准，能够有效监督护理机构的服务能力，提升其服务质量。目前该评价体系缺乏量化指标，无法客观评判。要建立客观的评价体系，就要进行大范围的调研和实践，找出能够反映机构服务能力和服务质量的客观指标，开发专业评价工具，如入住者体验问卷、生活质量评分等从不同角度反应机构水平。

3. 用智能化信息化的手段应对老龄化

（1）发展智慧老龄化并促进其产业化发展

主要是指将现代信息技术（如物联网、云计算等）和人工智能技术应用于老年照护中，减轻人力资源压力。围绕老年人的生活照料、健康管理、安全保障、应急救助、娱乐休闲和学习分享等诸多方面，按照提供服务用途不同可分为位置定位、提醒服务、日间照料、医疗监测、紧急救助、双向通话、代购缴费等服务形式。位置定位就是由智能设备提供 GPS 定位，防止老人走失；提醒服务包括时间提醒，用药提醒、久坐提醒以及事项提醒等，防止老年人忘记时间错过事项；日间照料包括为老年人提供购买帮厨、订餐送饭、保洁洗澡、看病预约、叫车等待等各种家居养老服务；医疗监测包括血压、血糖、心率、心电等医疗项目的定时监测，预防老年人身体突发异常状况；紧急救助包括老年人跌倒报警等紧急状况报警，为老年人突发事件的应急措施；双向通话可实现老年人之间、老年人与家庭成员间的双方或多方通话，提高交流沟通的时效；代购缴费为通过智能设备方便老年人购物和水电煤气等日常缴费，使其可以在家就享受到各种服务。目前，我国人工智能在老年护理中的应用还处于起步阶段，只能达到部分辅助目的，还需进一步研发实践。

（2）建立老龄化事业大数据平台，发展"互联网＋健康"

"互联网＋健康"是以互联网为载体，以信息技术为手段（包括通讯移动技术、云计算、物联网、大数据等）与传统医疗健康服务深度融合而形成的一种新型医疗健康服务业态的总称，包括健康咨询、预约问诊、候诊提醒、划价缴费、诊疗报告查询、诊后随诊等。目前应致力于打造以居民就诊一卡通、检查化验结果互认平台、数字化终端应用模块、远程医疗系统和大数据中心等为载体的获取医疗卫生服务的新模式，以提高医疗服务系统效率，促进健康老龄化事业发展。

（3）推进国际化、跨学科的科研平台建设，促进产学研一体化发展

发达国家相对我国来说较早步入老龄化社会，经过长期的研究探索，在健康老龄化的技术成果方面稍领先我国，因此我们应当加强国际间合作，借鉴其他国家在应对老龄化进程中的成果。例如，美国、英国等发达国家相继在20世纪步入老龄化社会，而这个两个工业和科技强国善于利用自身优势，已经处在老年照护的科技行业领先水平。我国可以通过一批中外高水平大学科研合作平台的建设，促进国际间科研合作的开展，引进一批先进的技术成果，探索人工智能在老年护理中的应用。如我国智能化老年辅助设备目前还处于第二代，还未达到不影响老年人日常生活的水平，而发达国家已经出现了机器人辅助行走、简单家务、情感陪护、语言沟通等设备，我国可以通过科技合作学习技术，自主研发。还应当加强多学科共同合作，推进老年照护质量的提升。健康

老龄化是一个复杂的过程并不能由某一个学科单独完成，而是关系到不同的学科门类。因此，应当促进医科、理工科、管理科学、社会科学等多学科的共同合作与发展，方能全方位的保障健康老龄化建设。同时，提倡研究机构与市场企业合作，促进产学研一体化建设。高校或研究机构的研发成果要切实服务老龄化建设就必须要市场化、产业化。因此，研发机构可以与市场企业共同发展，一方面企业可以为研发机构注入研发资金、提供市场数据，另一方面也可以及时促进成果转化，为企业谋发展，为人民谋利益。

4. 用可持续性的战略保障健康老龄化

（1）加强健康老龄化学科建设

发展以护理学、老年病学为中心的健康老龄化学科建设工作，将该学科作为单独的二级学科甚至一级学科设立在高水平医学院校，推动健康老龄化学科的发展。积极探索与社会学、心理学、经济学、卫生管理学、保险学、信息工程学等相关学科的交叉研究，通过研究提出适合中国国情特色的健康老龄化理论体系，并完成由理论向实践的有效转化。研究经费向健康老龄化的理论、实践和技术研究倾斜，鼓励申报该方向的国家级、各部委重大重点专项，推动学科知识体系建设。可采取的重点措施包括：将老年学及老年病学专业能力纳入到所有卫生教学体系中；确保老年病医师的数量能够满足人口需求，鼓励建立老年病科以处理复杂病例。设立合理的健康老龄化工作制度和管理模式，考虑设置新业务骨干（如医护协调员及自我护理咨询员），并扩展现有人员（如社区卫生人员）的业务范围，以便在社区水平安排老龄人群的卫生保健服务。

（2）重视人才培养

建立养老护理服务人才培养机制，推动养老产业升级。由专业院校培养管理、创新型人才，积极研究人工智能在老年护理中的应用，减轻人力资源需求。为了保障一支训练有素、可持续的 21 世纪卫生队伍，从业人员都应具备基本的老年学及老年病学专业技术、以及整体性服务需要的一些常规能力，包括沟通技巧、团队合作、信息技术等。我国高水平大学在培养医疗、护理学生时应当开设老年医学、老年护理学专业方向，培养研究性、管理型人才，促进养老服务行业可持续性发展。同时，还需要培养一批基层服务人员，如大中专院校开展对口养老机构或老年护理专员的职业培训，提升从业人员的数量和质量。加强现有从业人员的业务培训，由高水平医学院校或教学医院牵头组建老年医学继续教育中心，以执业前培训和继续教育课程形式，向所有卫生从业人员提供老年学及老年病学的基础培训。此外推行养老护理服务人员持证上岗。由高水平医疗教育机构成立培训中心和鉴定中心，对现有和即将从事养老服务行业的社会人员进行技能培训，培训合格后持证上岗。对养老机构的服务能力和服务水平进行鉴定，检定合格后方能开业。

（3）提升养老护理从业人员待遇

要吸引一批优秀的养老服务从业人员，保证服务质量，就必须要提升这些人员的社会地位和工资待遇，建立合理的工作质量评价体系。可采取的重点措施包括：提高长期照护人员的收入，改善工作条件，并为其提供职业发展和收入提高渠道；从法律层面向家庭照护人员提供灵活的工作安排和请假机制；向照护服务人员提供诸如暂歇照护、专业信息与培训等支持措施；改善公众对长期照护工作的重视和回报，抵制阻碍男性及年轻人成为照护服务人员的社会习俗与偏见；针对关键问题，制定并发布照护服务规范或指南；严格按照规范指南建立照护服务及专业照护人员认证及奖惩机制；建立质量管理系统，将功能发挥的改善作为工作重心。

（华中科技大学 白 雪）

第十五章 中国精神卫生防控现状、问题与展望

精神卫生是健康的重要组成部分。随着经济的快速发展，中国工业化、城镇化、市场化、人口老龄化程度日益加剧，由此导致的精神卫生问题亦日趋严重，目前已经成为我国重要的公共卫生问题和社会问题。精神卫生工作是保障和改善民生以及加强和创新社会管理的重要举措，关系到构建社会主义和谐社会，被列入国民经济和社会发展总体规划。

2012 年，《中华人民共和国精神卫生法》出台，明确各级政府、有关部门、所在单位、社区、家庭等方面在预防、治疗、康复等方面的责任。2015 年，《全国精神卫生工作规划（2015—2020 年）》以精神卫生法为根基，重点强调政府的组织领导职能，强化落实部门职责，坚持依法防治，将精神卫生防控工作提升到了举足轻重的战略地位。目前，精神卫生防控工作广受国家、政府和社会的关注，相关法律、法规及政策相继出台，以加大该领域的投入与支持，但仍然存在总体资源短缺且分布不均、专业人才匮乏、治疗率偏低、社会歧视严重、精神卫生机构分布不合理等问题，大大降低了精神卫生服务的可及性。本章通过回顾我国精神卫生的发展历史，把握精神卫生防控工作的现状，剖析存在的问题与不足，结合现行精神卫生法律、法规、政策及实施效果，对未来精神卫生防控工作的发展提出合理化的建议。

一　我国精神卫生政策的发展历程

根据不同精神卫生政策的特点，中国精神卫生政策演变经历了五个重要阶段。

第一阶段（1958—1985 年），1958 年第一次全国精神卫生工作会议召开，会议提出"积极治疗、就地管理、重点收容、开放治疗"的工作方针及"药物、劳动、文娱体育和教育"结合的防治策略，正式拉开了精神卫生工作序幕。20 世纪六七十年代"文化大革命"期间，将精神卫生工作重心逐步转移至薄弱地区——农村，并初步搭建包含部分农村和城市在内的精神疾病防治网，通过引进精神疾病先进的治疗方案和技术来开展精神疾病的救治工作。1980—1986 年间，中国在世界卫生组织（WHO）大力支持下先后建立 3 家与精神卫生相关的培训和研究中心，开展精神卫生人才培养、临床技能培训、科研创新及转化，政策咨询等工作。

第二阶段（1986—2000 年），1986 年第二次全国精神卫生工作会议召开。会议针对前一阶段的精神卫生工作突出的难题（即看病难、住院难）进行战略部署。同年，卫生部、民政部、公安部、中国残联四方联手于北京召开全国精神病防治康复工作会议，遵循"提高认识，加强协作，扩大服务，推广技术"的防治原则，提出建立社会化、开放式的精神病防治康复体系的政策。1998 年精神卫生工作从卫生部医政司转至疾病预防控制司，精神卫生正式走入公共卫生领域。

第三阶段（2001—2005 年），2001 年第三次全国精神卫生工作会议召开，大会调整了工作方针，遵循"预防为主，防治结合，重点干预，广泛覆盖，依法管理"的原则，提出动员全社会参与、提高全民心理健康水平的政策。随后，卫生部等部门制定《中国精神卫生工作规划（2002—2010 年）》，确定精神卫生工作的防控目标：防治各类精神疾病，减少和预防各类不良心理行为问题。2004 年国务院办公厅转发《关于进一步加强精神卫生工作的指导意见》，提出建立"政府领导、部门合作、社会参与"的工作机制,建立健全精神卫生服务网络,把防治重点向社区和基层前移。

第四阶段(2006—2011年),2006年卫生部精神卫生处成立,奠定我国精神卫生工作的政治地位。2007年,《卫生事业发展"十一五"规划纲要》首次提出重性精神疾病患者的监管和重点人群心理干预策略。2009年中央印发《关于进一步深化医药卫生体制改革的意见》明确指出精神卫生工作作为公共卫生服务项目,必须设立专项经费,加大政府投入。2011年《国民经济和社会发展第十二个五年规划纲要》又将精神疾病预控纳入重大公共卫生服务项目。诸多系列政策的出台,充分说明精神卫生防控的重大意义和战略地位。

第五阶段(2012年至今),2012年《中华人民共和国精神卫生法》颁布,该法案明确政府、家庭和社会各方法律职责,从规范精神卫生服务,保障患者权益和促进康复等多角度出发,全面推动精神卫生事业的快速发展。该法案的颁布填补了我国精神卫生领域的法律空白,是我国精神卫生领域的里程碑。随着该法案的颁布,卫生部陆续出台了《双相情感障碍等5个重性精神病病种临床路径》、《重性精神疾病管理治疗工作规范》、《严重精神障碍发病报告管理办法》等系列政策,从各级机构职责划分、患者收治标准、治疗流程、病例报告等各个环节对精神卫生工作的开展进行规范。2015年,《全国医疗卫生服务体系规划纲要(2015—2020年)》(国办发〔2015〕14号)明确精神卫生人才队伍建设是健全精神卫生服务体系的核心。同年,多部委印发《全国精神卫生工作规划(2015—2020年)》提出建立政府、社会、家庭三方联合的精神卫生综合服务管理机制,健全和完善与经济社会发展水平相适应的精神卫生预防、治疗、康复一体化服务体系和精神障碍患者救治救助保障制度。2017年,党的十九大报告提出"健康中国战略",将有效防控包括精神障碍疾病在内的重大疾病作为重要战略目标,对精神卫生工作的未来发展提出了更高的要求。

二　现状分析

（一）精神卫生专业机构的财政投入分析

1. 全国精神病医院的收入与财政投入情况

政府财政投入是指政府对公立医院的差额拨款，这部分拨款首先用于工资等人员支出以及必不可少的业务和设备购置开支。2007—2017年，全国精神卫生专业机构的业务收入逐年增多，精神病医院作为精神卫生专业机构的主力军其总收入十年间增长6.1倍，由2007年的82.59亿元上涨至2017年的501.25亿元，年均增长50.7%；其中财政补助由2007年21.50亿元增至2017年的112.59亿元，年均增长42.4%，但财政补助收入占医院总收入的比重却由2007年26.03%下降至2017年22.46%，呈逐年下降的趋势。

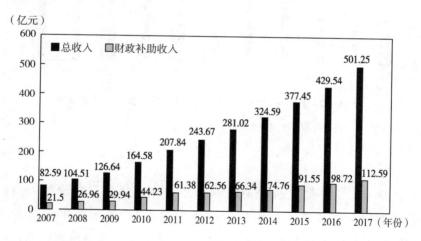

图 15-1　2007—2017 年我国精神病医院总收入与财政投入

资料来源：中国卫生统计年鉴、中国卫生和计生统计年鉴。

2. 全国精神病医院的支出情况

卫生总费用是一个国家或地区全社会卫生资源消耗的货币表现，是衡量国家卫生部门经济状况的重要指标。尽管精神卫生机构总收入不断增长，但其总费用（即总支出）增长势头亦不容小觑。2017 年精神病医院总费用达 464.57 亿元，较 2007 年增长 5 倍，年均增长 48.64%。其中，人员经费支出增长尤为突出，由 2007 年 30.70 亿元增至 2017 年 209.36 亿元，增长 6.82 倍，年均增长速度 58.20%，在总费用的占比亦逐渐增加，十年间由最初的 38.75% 增至 45.07%。因而财政补助的收入在总收入中占比逐渐下降，而人员经费支出在总费用的占比不断增加，呈现严重入不负出的局面。

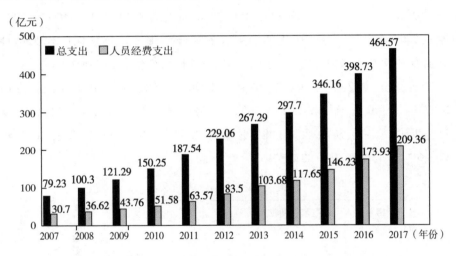

图 15 - 2　2007—2017 年我国精神病医院总支出与人员支出

资料来源：中国卫生统计年鉴、中国卫生和计生统计年鉴。

（二）我国精神卫生服务现状

精神卫生服务即"提供有效精神卫生干预措施，防治各类精神障碍，减少和预防各类心理和行为问题的发生"，属于基本医疗卫生服务。精神卫生服务体系的构成主要包括各级各类和各种所有制形式的精神专科医院、综合医院、基层医疗卫生机构、精神疾病社区康复机构和疾病预防控制机构等。

1. 精神卫生机构及床位资源现状

（1）精神卫生机构

精神卫生机构作为承担精神疾病诊疗任务的主要机构，具有开展精神疾病的预防、治疗、康复等职能，其分布状况和数量与患者接受治疗的方便程度紧密相连，是影响精神卫生服务可及性的重要指标。由图 15-3 可见，自 2007 年以来我国精神病专科医院数量以年均 10.28% 速度增长。截止 2017 年，我国精神病专科医院共 1170 所，较 2007 年增幅 102.77%，其中以农村地区增长更为显著，由 234 所增至 605 所，增长率达 158.55%，年均增长速度为 18.85%。

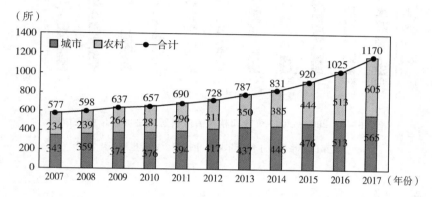

图 15-3　2007—2017 年我国精神病专科医院数量变化情况

资料来源：中国卫生统计年鉴、中国卫生和计生统计年鉴。

自《中共中央国务院关于深化医药卫生体制改革的意见》（中发 [2009] 6 号）出台后，国家积极鼓励社会资本办医，且出台诸多政策以促进民营医院的发展。图 15-4 中，精神病专科医院的主办单位由政府、社会和个人三部分构成，十年间，主办单位尽管以政府为主，但其呈负增长的趋势，而个人办医增长显著，增幅 27%，以 2014—2017 年最为突出，年均增长 4.33%，侧面体现了"以非营利性医疗机构为主体、营利性医疗机构为补充"的社会办医体系初步形成，并且在精神卫生服务方面发挥着越来越重要的作用。

精神病防治所（站、中心）是精神卫生服务体系的底层。2007—2017 年，我国精神病防治所（站、中心）总体增幅并不显著（图 15-5），农村地区增加 9 所，城市地区并无变化。因此，精神病防治所（站、中心）发展的停滞是精神卫生防预体系的短板。

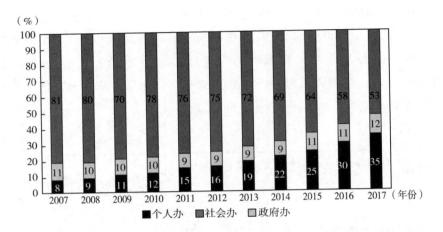

图 15 – 4　2007—2017 年我国精神病专科医院主办单位构成情况

资料来源：中国卫生统计年鉴、中国卫生和计生统计年鉴。

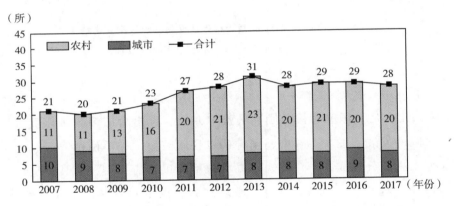

图 15 – 5　2007—2017 年我国精神病防治所（站、中心）数量变化情况

资料来源：中国卫生统计年鉴、中国卫生和计生统计年鉴。

（2）精神卫生床位资源

床位资源是实现卫生服务供给的物质基础，是联接机构与人员的关键，反映医疗服务提供能力的核心指标。2006 年，《国家"十一五"发展规划纲要》明确精神卫生防控工作的政治地位以后，我国精神科床位进入迅猛增长的时期。截止 2017 年，我国拥有精神科床位 44.49 万张，其中医院拥有精神病床43.11万张，占精神科总床位数的96.90%，与2007年相比，精神科床位增长2.8倍，医院精神病床增长2.9倍，且医院精神病床逐年增长速度与精神科床位逐年增长速度基本保持一致（图15-6），成为救治精神疾病的主战场。

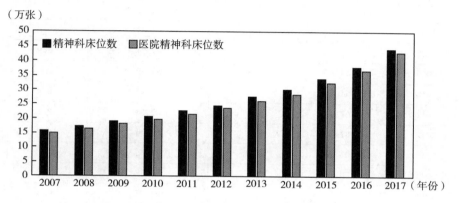

图 15-6　2007—2017 年我国精神科床位配置情况

资料来源：中国卫生统计年鉴、中国卫生和计生统计年鉴。

　　精神卫生床位资源作为评价精神卫生服务能力的标准，其人口分布密度（每万人口拥有床位数）和地理分布密度（一定地理面积的精神卫生资源占有量）反映精神卫生服务的公平性和可及性。根据世界卫生组织 2005 年世界精神卫生地图数据资料，全球低收入、中低收入、中高收入和高收入水平国家每万人精神卫生床位分别为 0.24 张、1.59 张、7.50 张和 7.90 张[1]。结合 2007—2017 年《中国统计年鉴》和《中国卫生统计年鉴》等数据，中国精神卫生服务的人口分布密度由 1.19 张/万人增至 3.10 张/万人，增长率达 160.50%，但仍大大低于中高等国家的平均水平，见表 15-1。目前，我国精神卫生服务的地理分布密度亦改善显著，2007 年每千平方公里仅为 43.81 张，截止 2017 年达每千平方公里 119.74 张。各地区精神卫生床位资源比较，资源分布极不

---

　　[1]　World Health Organization，"The Global Burden of Disease：2004 update"，Geneva. Switzerland；World Health Organization，2008.

均衡，各省份之间、东西部之间的差距较大，优势资源更多集中在东部和沿海地区[①]。

表 15 - 1　　2007—2017 年我国精神卫生资源的人口分布和地理分布情况

年份	人口分布密度（张/万人）	增长率（%）	地理分布密度（张/千平方公里）	增长率（%）
2007	1.19	—	43.81	—
2008	1.29	8.3	47.71	8.9
2009	1.43	10.8	53.12	11.3
2010	1.54	7.9	57.60	8.4
2011	1.67	8.3	62.68	8.8
2012	1.82	8.7	68.44	9.2
2013	2.02	11.2	76.45	11.7
2014	2.20	8.7	83.58	9.3
2015	2.47	12.2	94.25	12.8
2016	2.75	11.6	105.78	12.2
2017	3.10	12.7	119.74	13.20

注：资料来源于中国统计年鉴、中国卫生统计年鉴及中国卫生和计生统计年鉴，其中人口分布密度及地理分布密度分别根据精神科床位数、人口数和地理面积计算而得。

2. 精神卫生人力资源现状

精神卫生人力资源是使用卫生资源和技术，开展精神卫生服务的关键力量。《全国精神卫生工作规划（2015—2020 年）》中明确 2020 年精神卫生人力资源的配置目标：全国精神科执业（助理）医师增加 4 万名，东部地区精神科执业（助理）医师数量≥3.8 名/10 万人，中西部地区≥2.8 名/10 万人[②]。截止 2017 年，精神科执业（助理）医师 2.44名/10 万人，注册护士 4.59 名/10 万人，距离 2020 年中西部地区的预期标准存在较大差距。《2014 年精神卫生地图集》数据显示，高收入国家精神科执业（助理）医师数为 7.9 人/10 万人，注册护士数为 31.9

---

①　陈艳、邹力祥、刘飞跃：《公共卫生服务均等化理念下精神卫生资源空间配置的公平性》，《求索》2015 年第 10 期。
②　国务院办公厅：《国务院办公厅关于转发卫生计生委等部门全国精神卫生工作规划（2015—2020 年）的通知》，2015 年 6 月 18 日，见 http:// www.gov.cn/zhengce/content/2015 - 06/18/content_9860.htm。

人/10 万人，与其相比，我国的人力资源更显匮乏。

表 15 - 2　2007—2016 年我国精神科执业（助理）医师和注册护士情况

年份	精神科执业（助理）医师				精神科注册护士			
	总数（名）	增长率（%）	人口密度（名/10 万人）	地理密度（名/千平方公里）	人数（人）	增长率（%）	人口密度（名/10 万人）	地理密度（名/千平方公里）
2007	16641	—	1.26	1.73	27088	—	2.05	2.82
2008	18015	8.26	1.36	1.88	29250	7.98	2.20	3.05
2009	18842	4.59	1.41	1.96	32210	10.12	2.41	3.36
2010	20213	7.28	1.51	2.11	35104	8.98	2.62	3.66
2011	21117	4.47	1.57	2.20	39131	11.47	2.90	4.08
2012	23070	9.25	1.70	2.40	44037	12.54	3.25	4.59
2013	24574	6.52	1.81	2.56	48309	9.70	3.55	5.03
2014	25617	4.24	1.87	2.67	51906	7.45	3.79	5.41
2015	27733	8.26	2.02	2.89	57589	10.95	4.19	6.00
2016	30051	8.36	2.17	3.13	63444	10.17	4.59	6.61
2017	33389	11.11	2.40	3.48	71777	13.13	5.16	7.48

注：资料来源于中国统计年鉴、中国卫生统计年鉴及中国卫生和计生统计年鉴。

3. 精神卫生服务利用现状

（1）床位资源利用现状

优化医疗卫生资源配置和提高利用效率是我国医疗卫生事业改革的焦点。床位利用指数是衡量医院工作效率的重要指标，综合分析病床使用率和床位周转次数两个指标，客观反映医院病床的利用效率和效益。2007—2017 年，我国医院病床周转次数在 25.1—32.3 次之间，病床使用率在 78.2%—90.1% 之间。可见，我国医院病床工作效率高，使用基本充分（除 2007—2008 年病床有闲置现象外，其余年度处于适宜状态），病床利用效率以年均 3.7% 的速度高速增长。而我国精神病医院病床周转次数、病床使用率均显著落后于全国水平，因而床位利用指数极低（相当于全国水平的 1/5），形成巨大反差，见表 15 - 3。

表 15 - 3　　　　　　　2007—2017 年我国医院病床利用情况及精神病
医院病床利用情况

年份	医院			精神病医院		
	病床周转次数	病床使用率（%）	床位利用指数	病床周转次数	病床使用率（%）	病床利用指数
2007	25.1	78.2	19.6	5.3	91.6	4.9
2008	26.5	81.2	21.5	5.3	90.9	4.9
2009	28.1	84.7	23.8	5.5	94.6	5.2
2010	29.0	87.0	25.1	5.6	96.4	5.4
2011	30.2	88.5	26.7	5.9	97.1	5.7
2012	31.9	90.1	28.7	6.1	97.4	5.9
2013	31.8	89.0	28.3	6.2	96.5	6.0
2014	32.3	88.0	28.4	6.2	97.6	6.1
2015	31.4	85.4	26.8	5.9	95.9	5.7
2016	32.0	85.3	27.3	5.9	95.5	5.5
2017	32.3	79.7	25.7	5.8	94.0	5.5

注：资料来源于中国卫生统计年鉴、中国卫生和计生统计年鉴。

（2）医疗服务的利用现状

随着精神卫生服务需求的增加，精神卫生机构门诊和住院服务量呈现增长趋势，以住院服务利用更显著（表 15 - 4）。每百门急诊入院人数亦增长显著，提示门诊滤筛住院病人不合理，对医院病床使用造成负担。

表 15 - 4　　　　　　　2007—2017 年我国精神病医院服务利用情况

年份	诊疗人次（万人次）	门急诊人次（万人次）	健康检查人数（万人次）	入院人数（万人）	出院人数（万人）	每百门急诊入院人数（人）
2007	1453.94	1395.93	77.90	64.70	63.21	4.5
2008	1630.54	1592.76	87.08	74.29	73.24	4.7
2009	1895.44	1815.52	69.30	83.55	81.60	4.6
2010	2046.13	1990.95	60.01	93.50	91.22	4.7
2011	2309.85	2238.13	85.30	106.03	104.31	4.7
2012	2602.71	2543.14	100.29	120.47	118.78	4.7
2013	2804.40	2742.73	98.69	134.98	132.84	4.9

续表

年份	诊疗人次 （万人次）	门急诊人次 （万人次）	健康检查人数 （万人次）	入院人数 （万人）	出院人数 （万人）	每百门急诊 入院人数（人）
2014	3041.25	2970.72	99.97	148.60	145.40	5.0
2015	3250.61	3184.89	90.41	159.70	156.12	5.0
2016	3500.92	3405.71	111.35	175.12	172.33	5.1
2017	3853.23	3750.60	116.17	202.36	198.63	5.4

注：资料来源于中国卫生统计年鉴、中国卫生和计生统计年鉴。

医师日均担负诊疗人次与医师日均担负住院床日是衡量医院卫生人力工作效率的两个重要指标，前者反映医院门急诊劳动生产率，后者则体现医院卫生人力在病房的劳动效率。2017 年底，全国各医院医师日均担负诊疗 7.1 人次，日均担负住院病床 2.6 张，而精神病医院却形成巨大反差，医师日均担负诊疗 4.7 人次，仅为全国各医院医师日均门诊工作量的 66.2%，但日均担负住院病床高达 9.8 张，是全国各医院医师病房工作量的 3.8 倍，出现门诊资源利用不足，住院资源极度使用的现象。

4. 重性精神疾病管理现状

（1）全国开展重性精神疾病管理现状

WHO 在《2001 年世界卫生报告》[1] 中指出目前全世界共约有 4.5 亿各类精神和脑部疾病患者，诸多国家视其为最脆弱的群体。重性精神疾病因其具有低病死率和高致残率的特点，在我国疾病总负担排名中位居首位[2]。在精神疾病患者中因病致贫占比严重，因此，WHO 在全球范围内倡导"精神科非住院化运动"，即精神障碍急性期的患者经过医院治疗，病情稳定后，转入社区，使其在熟悉、完善的家庭和社会支持系统中进一步接受治疗、康复服务，逐步步入正常社会。2001—2005 年我国一项关于中、重度精神病患者寻求专业帮助的调查显示，仅 1.7% 患者寻求过非精神卫生专业人员帮助，而 24.8% 的患者从未寻求

---

[1]　World Health Organization, "The World Health Report 2001, Mental Health：New Understanding, New Hope", Geneva：World Health Organization, 2001.

[2]　殷大奎：《齐心协力脚踏实地全面推进新世纪精神卫生工作》，《中国心理卫生杂志》2002 年第 1 期。

过帮助①。2004 年我国出台了"重性精神疾病管理治疗"项目，探索政府领导、多部门合作、社会参与、社区卫生服务机构为载体的社区精神康复服务模式②；2009 年，重性精神病患者管理服务首次被列入公共卫生服务项目，同时加大对重性精神疾病患者的经济补助；2011 年建立"国家重性疾病基本数据收集分析系统"专网，并出台《重性精神疾病信息管理办法》，国家重性精神疾病信息管理系统正式建成，并在国家制定重性精神病防治策略及相关政策方面发挥信息情报作用。

　　2004 年 12 月，中央补助地方重性精神疾病管理治疗项目（简称"686"项目）启动，其目的是拓展重性精神疾病的服务模式，降低精神疾病患者肇事肇祸引发的社会和经济风险，规范精防人员的服务行为，提升其对重性精神疾病的防控能力，帮助患者顺利回归社会。"686"项目覆盖范围由 2005 年 31 个省、直辖市、自治区 60 个城市和农村示范区发展到 2012 年底 217 个市（州）和 4 个直辖市的 1 578 个区县③，该项目的主要内容是开展重性精神疾病患者的登记、评估、随访、免费治疗和应急处置管理。2004 年，全国登记评估重性精神疾病患者 430 万例，其中 315 万患者获得社区精神卫生服务；截止 2010 年底，建档重性精神病患者 28 万例；随访 20 万例次；提供免费药物治疗累计 9.4 万例次，免费收治患者 1.24 万人次。2007—2013 年全国残疾人监测研究显示④：2007—2013 年，≤17 岁的精神残疾儿童接受治疗训练率由 23.5% 上升至 43.9%，并且≥18 岁的精神残疾者接受治疗率也从 49.5% 上升至 66.9%，接受康复率从 21.8% 上升至 58.7%，充分说明我国精神残疾者接受治疗康复率显著提高。与之相比，治疗康复方

　　① Hillips MR, Zhang JX, Shi QC, et al, "Prevalence, Treatment, and Associated Disability of Mental Disorders in Four Provinces in China during 2001 – 05: an Epidemiological Survey", *The Lancet*, Vol. 373, No. 9680, 2009, pp. 2041 – 2053.
　　② 马弘、刘津、何燕玲等：《中国精神卫生服务模式改革的重要方向：686 模式》，《中国心理卫生杂志》2011 年第 10 期。
　　③ 康慧敏、管丽丽、王勋等：《"686 项目"31 个示范市（州）重性精神疾病患者经济水平及参保和治疗情况分析》，《中国公共卫生》2015 年第 8 期。
　　④ 刘天俐、陈功、温煦等：《2007—2013 中国精神残疾治疗康复变化趋势》，《中国心理卫生杂志》2017 年第 3 期。

式却差强人意，≥18 岁有精神残疾者以药物和心理治疗为主，辅以日间照料与托养，对于回归社会的技能训练相对不足。从精神疾病死亡率来分析重性精神疾病管理成效，效果显著。2007—2017 年我国城市和农村精神疾病死亡率均呈下降趋势，2007 年城市死亡率高于农村 1.28/10 万人，随后，城市精神疾病死亡率以年均 6% 速度下降，截止 2017 年，已略低于农村 0.07/10 万人（图 15 - 7）。

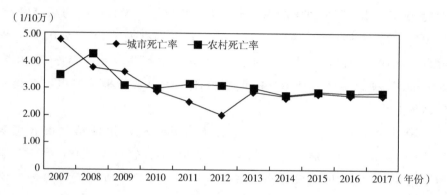

图 15 - 7 2007—2017 年我国城市和农村精神疾病死亡率

资料来源：中国卫生统计年鉴、中国卫生和计生统计年鉴。

对 "686" 覆盖的 31 个示范市（州）重性精神疾病患者深入调查发现，患者家庭收入在低保线以上为 53.73%，在当地低保线以下为 13.02%，无收入来源为 13.2%；基本医疗保险中城镇职工医疗保险占 21.24%，城镇居民医疗保险占 21.73%，新农合占 45.40%，无医保占 11.63%；是否接受治疗方面，连续治疗者占 37.17%，间断治疗者占 45.17%，未治疗者占 17.66%；不同地区比较显示，东部地区经济状况好，参保比例高，但中部地区患者连续治疗占比高于其他地区。以上数据充分显示，重性精神疾病患者总体经济水平较差，医保的覆盖率低于全国水平，未规范接受治疗的患者比例高，且患者的经济水平、参保及治疗情况存在地域差异①。

---

① 康慧敏、管丽丽、王勋等：《"686 项目"31 个示范市（州）重性精神疾病患者经济水平及参保和治疗情况分析》，《中国公共卫生》2015 年第 8 期。

（2）各地开展重性精神疾病管理现状

上海市 2004 年开始实施"686"项目，2016 年 3 月 1 日登记在国家严重精神障碍信息系统中的所有金山区重性精神病患者 4778 例，稳定患者占 99.10%。其中，参与正常工作患者仅有 18.08%，参与简单家务劳动的患者为 54.54%，另有 15.17% 的患者不参与社会；0.80% 为易肇事、肇祸患者。4778 例在册重性精神病患者中，治疗方式以门诊为主，占 76.50%，仍有 15.11% 的患者未采取治疗措施，无自行购药治疗患者；45.02% 的患者能够定期就诊；45.44% 的患者有人陪诊，22.02% 的患者自行就诊。辖区内在册重性精神病患者危险行为发生率低于 2010 年底"686"项目地区管理治疗的重性精神疾病患者的平均肇事、肇祸率（1.1%）①。

2015 年 1 月至 2016 年 4 月，甘肃省共计检出重性精神疾病患者 70538 例，其中纳入居家干预管理者 57195 例，管理率为 81.08%，服药率为 42.16%，规律服药率为 24.74%。全国重性精神疾病患者居家干预管理率为 86.4%，服药率为 48.7%，规律服药率为 30.4%，可见甘肃省目前管理现状均低于全国平均水平②。

截止 2011 年 12 月末，四川省共调查出重性精神疾病 119313 例，同意并实施网络管理的重性精神疾病 54700 例，管理率为 45.85%。精神疾病患者经济状况处于当地贫困线以下为 61.77%；间断服药和不服药者分别为 27.9% 和 33.5%；危险行为发生率为 21.56%，其中肇事、肇祸发生率为 7.84%，远高于国内常模（据公安部门 2005 年的全国调查显示，全国重性精神疾病患者平均肇事、肇祸率为 2.68%）③。

根据海南省 2013 年人口统计调查，全省共有 895.28 万人，在 19 个市县（农场除外）中仅有 8 个市县设有精神病医院（科）或精神病防

① 马弘、刘津、何燕玲等：《中国精神卫生服务模式改革的重要方向：686 模式》，《中国心理卫生杂志》2011 年第 10 期。
② 蒋霞、赵文莉、潘卫民等：《甘肃省 70538 例居家重性精神疾病患者管理效果评价》，《中国神经精神疾病杂志》2017 年第 1 期。
③ 文红、黄宣银、梁晓琼、王维、彭蓉、吴俊林、雷蕾、李清金：《2011 年四川省在库重性精神疾病分析》，《四川精神卫生》2012 年第 4 期。

治所，21 个农场医院没有精神科。截至 2014 年 6 月 1 日零时，全省建档的重性精神疾病患者 29582 人，除去死亡患者，在册 28998 人，检出率 3.31‰，建档管理率 84%，检出患者管理率 71%，到访率 19.5%，患者贫困率为 74.71%。

三 存在的问题

（一）政府投入不充足，严重影响精神卫生服务的公平性和生产效率

财政支出是国家根据经济社会发展需要将财政收入通过合理预算分配到各个职能管理部门，以改善资源配置状况、促进技术进步来提升全要素生产率。中国医疗卫生支出具有较强的人力资本效应。2007—2017年财政补助持续增长，但财政补助收入占精神病医院总收入的比重由 2007 年 26.03% 下降至 2017 年 22.46%，呈逐年下降的趋势，人员支出成本却持续增高，2017 年人力成本占总费用的 45.07%，因而财政投入难以弥补精神病医院人力成本，必需依靠业务创收来维持正常运行，这势必影响医疗服务的公平性。长期以来，医院为满足人民群众日益增长的精神卫生服务需求，在财政补助不足或未及时到位的情况下，主要依靠自筹资金保证医院的正常运营，2017 年我国精神病医院负债 183.36亿元，负债率达 23.74%，日常运行面临巨大的挑战，故而严重影响精神卫生服务供给的生产效率。

（二）精神卫生领域相关医疗资源配置不均衡，防控体系不健全

多部委印发《全国精神卫生工作规划（2015—2020 年）》明确指出健全完善精神卫生预防、治疗、康复服务体系，基本满足人民群众的精神卫生服务需求。充足的精神卫生服务资源，是保障精神卫生服务可及性的先决条件。全球范围内都存在不同程度精神卫生资源缺乏，在中低收入国家尤为严重。我国精神卫生资源严重不足，2000 年以来，国家在精神卫生方面投入增加，精神卫生资源有了实质性的增长。近十年来，我国精神卫生机构、人员、服务量等都显著增加，但与高收入国家相比仍然存在很大差距。

1. 精神卫生机构以精神病医院为主，精神病防治机构严重缺乏

精神病防治机构是精神卫生防控体系的底层，担负精神疾病预防和康复管理的重任，急需聚焦优势资源加大基础建设，缓解精神病医院的压力，降低服务成本，提高精神卫生服务的可及性。2007—2017年精神病防治机构的发展令人堪忧，仅农村地区增加9所，城市地区不增反降。可见，有限的卫生资源更多集中于精神疾病的治疗，而非防控和康复管理，这将形成一个恶性循环，政府财政投入的增长永远无法满足医院高额的费用支出。以云南省以例，云南省辖16个州（市）和129个县（区），但是，截止2015年，仍有1个州尚无精神卫生专业机构或综合医院精神科；县级精神卫生服务机构也仅覆盖14个县（区），县（区）级精神卫生服务机构覆盖率仅为10.85%。

2. 精神卫生床位资源匮乏，且分布不均

首先，与全国医院床位资源的占比相比，床位资源过度集中于精神病医院（占精神卫生机构的95%，高出全国医院床位资源占比21个百分点），精神卫生防治机构床位资源扩张受限。可见，从总体布局角度，过度挤占以预防和康复为核心的精神卫生防治机构中心的发展市场，让大量的优势资源聚焦于以治疗为主体的精神病医院，这严重背离了新时期国家提出的"预防为主"的精神卫生工作方针。其次，精神卫生床位资源的人口分布和地理分布密度低，影响了服务的可获得性和地理的可接近性。精神卫生服务需求市场的不断扩大，床位资源作为精神卫生服务供给的物质基础，人均获得床位资源的机会和床位资源在地理面积的占比却处于较低水平，难以胜任物资保障的重任。第三，精神卫生床位资源呈现高度空聚现象，导致公平失衡。我国精神卫生床位资源的人口分布更多聚集于经济较发达的东部和沿海地区，省际之间、城乡之间差距显著。但就国内具有优势资源的上海市而言，其床位资源的人口密度也远远低于中高等收入国家的平均水平。床位资源的地理分布也同样存在公平性问题，明显东聚西疏趋势，中西部较多地市、县甚至出现床位"空白区"[1]，因此，

床位资源的缺失引发应住院而未住院的精神病患的比率高，这对当地居民精神健康、社会稳定及全国精神卫生事业发展都极为不利。

3. 精神卫生人力资源不足，服务供给能力受限

精神卫生人力资源也存在资源过度集焦于医疗卫生投入较多、经济发展较好的地区，总体呈现由东部向中西部阶梯状递减的分布特征。人力资源空间聚焦的原因：（1）政府的精神卫生投入政策是人力资源流动的关键因素。政府投入在机构收入占比越大的地区，越能对人力资源产生巨大的虹吸作用。（2）经济发展水平的空间差异是影响精神卫生人力资源的配置另一要因。地方政府的财政投入是公共卫生支出的主体，而财政投入受地方经济发展水平制约，因此地方经济发展水平的差距可直接转化为精神卫生资源配置上的不均衡。市场规模越大的地区，工资水平越高，越能形成人力资源流动的洪流。（3）知识溢出影响精神卫生人才集聚。东部地区由于政府的支持和发达的经济吸引了大量精神卫生人才，这些专业人才通过同行之间的专业交流促进医疗知识和技术的更新，同时借助精良的医疗设备，促进精神卫生学科的发展。因此，知识溢出带来的支持优势同样对人力资源产生强大的吸引力。

精神卫生人力资源的素质决定服务供给的质量。目前，部分精神卫生机构，尤其是基层卫生机构难以提供专业性的服务供给。首先，我国现有相当一部分精神科医师和护士无精神科专业背景，主要通过在职培训实现专业能力的提高，培训也主要以生物学为导向，缺乏系统性。其次，部分高校尽管开设了精神医学本科专业，但多数院校近两年才获批，招生人数有限且处于基础学习阶段，短期内无法实现精神卫生专业人员的供给。第三，精神卫生职业存在风险，社会地位低[1]，人才的流失率高，高素质专业人才引进面临重重困难。因此，精神卫生人力资源的素质不高影响了服务供给。

---

[1]　肖云芳、杨小丽、杨咪：《重庆市精神卫生人力资源现状分析与对策研究》，《卫生经济研究》2017 年第 12 期。

（三）精神卫生资源利用不充分，存在服务转移

有限资源的最大利用方能实现成本效率的最大化。在全国医院病床利用加速、高效运行的大环境下，精神病医院并未紧随其后，一直呈现慢速、超负荷的运行状态，始终处于全国各类医院床位利用排名中为数不多的最低层，使本就数量不足，配置不均的床位资源更加低效运行，造成服务需求的过度累加，导致供需严重失衡。

门诊服务与住院服务相辅相成，共同实现医院服务的供给。我国精神病医院出现"门诊挤住院"的现象。首先，每百门急诊入院人数以年均 1.4% 的速度增长，说明门诊量减少，住院率持续上涨，过度消费了住院服务。其次，精神病医院医师住院病房的劳动强度高，工作负荷大，面临服务供给无力的局面，而门诊医师的劳动强度不饱和与未充分履行预防、控制职能并存，服务供给不足。第三，医疗保险政策偏重住院费用报销的给付结构，间接影响患者的就诊行为——患者会减少对门诊和预防性医疗的利用，更愿意选择住院治疗。因此，门诊服务向住院服务不合理的流动。

（四）精神疾病患者经济负担沉重

精神疾病患者经济负担重的原因与个人支付能力、社区卫生体系的供给和服务利用过度有关。（1）精神疾病患者支付能力有限。精神疾病很多是青少年时期开始发病，治疗周期长，易复发，致残率高，无劳动能力，因此，家庭的经济负担重，因病致贫、因贫致病的现象，尤为突出。（2）社区精神卫生防控体系不健全，未能从预防与康复管理两方面入手来加强精神卫生的防控工作。再加上各种社会歧视和经济原因，精神疾病患者通常延迟治疗，导致病情不断恶化加重其经济负担。（3）精神卫生意识增强，不理性消费影响资源的合理使用，至直接和间接经济负担不断上升。目前精神疾病的经济负担已超越耗资巨大，发病率排名前位的糖尿病等疾病的经济负担，预测 2030 年精神疾病的经济损失将达到 47000 亿美元[1]。

---

① 徐俊芳、王健、程峰：《山东省 2005—2013 年精神疾病患者的经济负担分析》，《中国卫生统计》2017 年第 2 期。

（五）康复模式仍以住院康复为主，向社区转型困难重重

首先，住院康复仍是精神卫生专科服务的重点，成本高，侧重于改善患者的阴性症状康复，忽视患者的社会能力改善，不利于患者回归社会。其次，目前社区康复模式内容局限于社区随访、服药指导、简单干预，精神残疾康复模式提供者具有医疗背景但受限于精神科专业知识不足，在满足基本精神卫生服务需求的情况下，对患者回归正常社会生活的康复指导、个案管理仍未有效开展。同时，社区康复需要运用政府行政和社区管理资源，以保证工作顺利开展，但易使社区中的精神疾病患者被标签化，增加"社会耻辱感"。第三，绝大多数精神疾病患者的家庭希望患者长期住院治疗，以减轻精神和生活压力，降低病情变化引发的风险。

四　中国精神卫生防控工作的建议与展望

（一）强化政府责任，遵循公平原则

政府的职责是让不同的人群均等化地享有基本卫生服务。卫生资源应根据其需求来提供，并非支付能力来分配。（1）投入与补偿。首先，政府加大中央财政的调剂比例，矫正层层下移的卫生投入模式，设计完善的财政转移支付体系，使所有地区至少能配置基本的精神卫生服务资源。其次，政府应根据需要而不是根据盈利能力进行投入，防止政府投入经费的流向被市场控制。在当前市场化力量主导资源配置的大背景下，市场份额大的医院其强大盈利能力会引起优势资源的高度聚集，其结果必然导致政府的有限投入不能矫正市场失灵，反而被市场力量控制。因此，政府必须尽快遏制这种趋势。第三，减少"只给政策不给钱"的政策性投入策略。政策性投入对于财政能力强的地区来说是提高精神卫生投入的政策依据，而对财政能力弱的地区而言只是一纸空文。第四，损益补偿。通过倾斜性政策或措施给尚未达到精神卫生资源最低配置标准的地区以补偿性投入。（2）合理规划布局。针对精神卫生资源的空聚现象，政府应结合我国国情，对精神卫生专业机构、床位

资源、机构基础设施进行合理配置。尤其是对于精神卫生资源匮乏的中西部地区，应成为精神卫生资源投入的重点，推动基础设施建设以及医疗设备的更新从而保证精神残疾患者对精神卫生服务的可获得性及有效利用。同时，制定精神卫生人才留守、流转等激励和约束政策，引导人力资源合理流动，防止空聚现象。（3）整合现行制度，提高精神疾病患者社会保障待遇。精神疾病需要长期甚至终身治疗，而且精神疾病患者往往经济困难，因此，政府应在普惠医保政策的基础上，针对贫困的精神疾病患者建立特惠的医保补充政策，如为贫困精神疾病患者代缴参保费用、门诊免费提供医保目录内精神药物、取消住院"门槛"费用、加大住院治疗的报销比例等，对特别困难、一年内多次住院、个人自付费用仍较多的患者，民政部门应再给予临时性救助，最大程度提高精神障碍患者的经济可负担性[①]。其次，促进医疗保障制度与残疾人福利事业有机结合，使精神残疾患者通过康复治疗重返社会，实现自我价值；促进医疗救助与最低生活保障的衔接，确保精神残疾患者基本生活与基本医疗需求同时得到满足，减轻社会和患者家庭负担。

（二）建立健全精神卫生分级诊疗制度，提高服务效率

在短期不可能培养出大批精神卫生专业技术人员的情况下，借鉴发达国家实践经验，我国应尽快建立起行之有效的精神卫生分级诊疗制度，根据各地禀赋优势形成合理布局和层级分工，搭建精神卫生机构服务供给协作系统，避免扎堆化集聚或无序化恶性竞争，防止卫生资源要素从低效率的地区流向高效率的地区，降低资源错配效率损失。同时，通过服务供给空间协同促进服务供给专业化分工，提高服务供给效率和供给质量，比如，精神病医院的服务重点放在急性重症发病期精神障碍患者的治疗上，针对病情较为稳定的轻症精神障碍患者，应通过完善社区精神卫生服务体系，实现患者的有序流动，从而节约资源，提升精神卫生服务的效率与质量。

[①] 何宇、杨小丽：《试论精神卫生服务可及性的政府责任》，《卫生经济研究》2017年第12期。

（三）建立高效的社区精神卫生防控体系，填补服务"空白区"

近年来，我国社区精神卫生服务体系建设取得了一定进展，但与发达国家相比仍存在较大差距，特别是专业人才缺乏，部分地区存在精神卫生服务的"空白区"等短板更为明显。因此，我国首先需根据精神医学的特殊性及其内在发展规律，加强和完善精神卫生继续教育培训机制，从而加大精神卫生人才在我国的覆盖率；其次，在完善精神卫生服务体系过程中，应建立更为高效的社区精神卫生服务体系与精神专科医疗机构联动机制，在明确分工的基础上实现技术的融合，全面提高精神卫生服务水平和服务效率，提供预防、治疗和康复多元化的服务供给。第三，依托现有城乡三级卫生服务体系对精神卫生服务网点空白地市开展布点工作[1]，以确保偏远落后地区的精神障碍患者获得专业诊治、康复指导、日常管理和定期随访。

（四）拓展精神卫生防治康复工作模式，提高服务的可及性

精神疾病防治工作重心应在防，而非治，从源头上降低发病风险远比发病后的治疗和康复有效。因此，早期干预至关重要。（1）利用医院、社区和精神卫生防治中心的专业优势开设心理健康咨询，开展心理卫生健康普查及知晓率调查，使居民正确认识精神病、改变不良卫生行为。（2）加强各级学校的心理健康素质教育，实现师生双方心理健康的共同提高，借助教师职业的特殊性，传递正确的健康观，通过学生健康观的根植，降低精神疾病的发病率。

借鉴和引入新的社区精神卫生管理与治疗模式是可行的解决措施之一，比如，主动性社区治疗，借助家庭签约医师团队的力量开展精神疾病防控，社工纳入医院社区一体化服务模式等[2][3]。精神卫生防治机构只有不断深化公共卫生职能，延伸服务功能，拓展服务模式，最大限度

---

[1]　刘飞跃、肖水源、曾望军：《论政府在精神卫生服务体系建设中的责任边界》，《湖南师范大学社会科学学报》2012 年第 1 期。

[2]　单金凤：《精神障碍患者家庭签约服务管理模式的实效性研究》，《中国卫生标准管理》2018 年第 12 期。

[3]　郑宏：《社会工作者介入重性精神疾病医院社区一体化服务模式研究》，《中国全科医学》2015 年第 25 期。

地发挥现有精神卫生资源的效能，才能适时满足新形势下社会建设、经济建设和广大人民群众的心身健康需求。

（五）调动多种社会资源，弥补精神卫生服务需求的巨大缺口

从日本等发达国家经验看，协调配置精神科医师、护士、精神卫生辅助服务人员、非政府组织和社会志愿者等多种社会资源，是完善社区精神卫生服务体系建设的重要途径。随着我国人口老龄化趋势的加剧，家庭结构向"核心家庭"化发展，精神疾病患者存在医疗服务和生活服务双重需求，客观上造成了患者的长期住院倾向。我国在构建社区精神卫生服务体系的过程中，应充分调动、发挥多种社会资源的作用，拓宽对精神障碍患者的医疗护理与生活照护服务项目的覆盖范围，提高社会支持力度，重构患者的社会属性[1]。目前，我国出台了多项政策和文件支持社会资本办医，从放宽审批准入、加强资金支持等多个方面为民营医院的发起营造宽松的环境，创建良好的市场竞争环境，以发挥优化精神卫生资源配置，提高服务效率的作用。在实际运行中，民营医院尽管依然面临着诸如医保支付、人才流动等方面的困境，国家在制度设计与政策实践方面可逐步向其倾斜，激励更多的社会资本积极注入医疗服务行业，通过建立以职业技巧培训、人际交往训练、模拟就业为主的一系列社会公益性机构和组织，帮助患者恢复自信，重构其原有的社会属性，为我国医疗服务行业注入新的发展活力。

（石河子大学　林陶玉）

---

① 张建：《日本精神卫生服务体系的改革发展及启示》，《卫生经济研究》2018 年第 6 期。

第十六章　中国意外伤害防控现状、问题与展望

　　意外伤害防控是指预防和控制一些无意识的、意料之外的突发事件导致身体受到损伤。伤害是威胁人类健康的重要疾病之一，是一个重大的世界性的公共卫生问题，目前世界卫生组织将伤害与传染性疾病和非传染性疾病并列为三大公共卫生问题①。

　　近年来，我国经济的快速发展推动着健康保护措施的不断完善，加上科技对环境的改变以及生活质量的提高，意外伤害引起的死亡问题，越来越引起人们的关注。在中国，每年各类伤害发生约 2 亿人次，因伤害死亡人数近 75 万人，占死亡总人数的 9% 左右。每年因伤害引起的直接医疗费达 650 亿元，因伤害休工而产生的经济损失达 60 多亿元。意外伤害不仅给伤者造成躯体和精神上的痛苦与障碍，甚至会给伤者的家庭带来沉重的经济负担。因此加强对意外伤害的预防以及控制工作是当前的首要任务。但与每年伤害导致死亡的人数相比，显然我国对意外伤害的防控工作做的并不到位，目前伤害的防控工作远远落后于传染性疾病和慢性非传染性疾病的防控工作。本章节在对中国意外伤害防控的现状进行比较分析的基础上，指出目前我国意外伤害防控工作存在的问题，并借鉴国内外相关的文献研究，为我国意外伤害防控工作提出宝贵意见。

---

　　①　赵仲堂：《流行病学研究方法与应用》，科学出版社 2000 年版。

一　意外伤害的相关概况

（一）意外伤害的背景介绍

我国经济的快速发展，极大地促进了我国医疗设施及医疗技术水平的进步，传染性疾病和非传染性疾病的发生率与死亡率都明显下降，但在全球范围内意外伤害的出现呈现出一个高发的趋势。无论是发达国家还是发展中国家，意外伤害已经成为居民死亡的第四或第五位原因，同时也是导致 1—14 岁儿童死亡的第一原因。目前，意外伤害已经是一种常见性的疾病问题，在全球范围内被确认为一大重要的公共卫生问题。

（二）意外伤害的相关概念内涵

1. 意外伤害的有关概念

意外伤害是指凡是因为能力（包括各种物理、化学及生物方面因素的影响等）传递或干扰超过人体的耐受性造成的损伤，或窒息导致的缺氧，影响正常的活动，需要医治或康复。这种损伤包括躯体方面和精神方面的伤害；可能导致躯体暂时失去能力，或造成永久性残疾或障碍，严重者可导致伤者死亡[1]。"意外伤害"常被用于保险业，照保险业的常见定义，意外伤害是指外来的、突发的、非本意的、非疾病的使身体受到伤害的客观事件。由保险业引申出的有关概念即意外伤害保险，又称为意外或伤害保险，是指投保人向保险公司缴纳一定金额的保费，当被保险人在保险期限内遭受意外伤害，并以此为直接原因造成死亡或残废时，保险公司按照保险合同的约定向保险人或受益人支付一定数量保险金的保险。

2. 意外伤害的类型及特点

按照国际疾病分类标准第 10 版（ICD－9E 编码）[311]，意外伤害可以分为以下 14 种类别：坠落，交通伤害、碰撞伤害、切割伤害、烧伤烫

---

[1]　阳红、查红、裴柯平：《国际疾病分类（ICD－10）的应用》，《西南国防医药》2004 年第 14 期。

伤、异物咔嚓进开放部位受到的伤害、咬伤、碰击伤、挤压伤、砸伤、爆炸伤、中毒、触电、环境或自然因素造成的伤害。意外伤害的特点在于外来的、突发的、非本意的，所导致的死亡率较高，后遗伤残较多，并且意外伤害造成的总体损失巨大。目前，意外伤害已成为我国居民死亡的主要因素之一。

3. 意外伤害的影响因素

意外伤害的发生是多种因素共同作用下产生的结果。而不同类型的伤害，其影响因素都不尽相同，从社会的整体性出发，确定各种类型的意外伤害发生的共性因素，对于预防和控制意外伤害都具备重要意义。从病因论的角度来看，意外伤害发生的的原因不外乎宿主、环境和致病因子 3 个方面，通过采取适当的措施可以有效的预防和控制伤害的发生[1]。宿主主要涉及的是伤者的性别、年龄、性格、个人的行为习惯、自我保护意识以及对意外伤害的认知及了解程度；环境可以分为以下几种：个人的家庭环境（家庭的类型、收入情况、整体的和谐度）、社会环境（社区的公共服务设施、社区的治安情况、社会的经济发展状况、和谐社会的构建）、国际大环境（国际对意外伤害的重视度、国家的综合实力、国际的安全水平）；致病因子分为服务设施的安全性、道路交通情况、玻璃器具的可获得性等。

（三）意外伤害的发生原因及结果

1. 意外伤害的发生原因

意外伤害的发生是多重因素共同作用的结果，受地域、社会发展水平、文化以及生活方式等多方面差异的影响造成不同的意外伤害的原因也不尽相同，总的来说，交通事故、自杀、意外跌落、淹溺和意外中毒等是造成意外事故的五大主要原因。同时，社会因素也是影响意外伤害发生的一个不可忽略的重要因素，如个人的意外伤害防控意识，社区的安全保障设施及安全教育的宣讲以及社区的治安环境，国家颁布的相关政策、法规等等。

---

[1]　Garzon，Dawn Lee，"Contributing Factors to Preschool Unintentional Injury"，*Journal of Pediatric Nursing-nursing Care of Children & Families*，20，6（2005）：441 - 447.

2. 意外伤害导致的结果

意外伤害不仅威胁着我国人群的健康与安全，还给国家的社会经济资源造成了巨大的损失。根据《我国死因监测的现状与发展》显示，截至目前伤害依旧是我国第五大死亡原因，伤害已经成为居民第4 或第 5 位的死亡原因，对我国的健康构成威胁。致死性的意外伤害对伤者而言造成生命的影响，非致死性的意外伤害不仅给伤者的身体落下残疾，对伤者的精神上也是一种永久性的巨大打击，甚至还会给伤者的家庭造成沉重的经济负担影响。我国每年因伤害引起的直接医疗费达 650 亿元，因伤害休工而产生的经济损失达 60 多亿元；全国每年因伤害急诊服务和住院治疗的直接费用为 641.1 亿元，约占卫生总费用的8.44%[1]，由此导致一系列巨大的经济损失，同时也给卫生服务工作带来了难度。

（四）社会适应性行为与意外伤害

适应是指独立的个体与整体的环境之间的协调关系，社会适应性行为一般是指独立的个体适应社会大环境的有效性，是个体社会生活能力水平的表现，即个体独立处理日常生活和承担社会责任，达到其年龄和所处的社会文化条件所期望程度的能力，包括适应良好和适应不良的条件两种[2]。在社会心理学辞典中，社会适应即个体和群体调整自己的行为以适应其所身处的大环境的过程。社会适应状态是否良好，意味着个体与环境是否处于一种协调、平衡的状态，整个适应的过程是个体与环境的双向互动的过程。

社会适应性行为分为内外两种：社会适应外显行为和社会适应内隐行为。社会适应外显行为包括助人、攻击行为等，而社会适应内隐行为表现为自尊、自信、抑郁等。国内外不少研究都表明行为问题与意外伤害之间存在着密切的关系。人们行为气质、行为动机的能力等方面都与

---

① 卫生部疾病预防控制局、卫生部统计信息中心、中国疾病预防控制中心：《中国伤害预防报告》，2007 年。

② 刘可、冯启璋、张惠洁：《广州市儿童发生意外伤害与其父母知识、态度和行为的相关性研究》，《中华护理杂志》2004 年第 39 期。

意外伤害的发生具有一定的关联性。事故倾向性理论认为，个体之间由于心理行为或其他行为特征的不同而具有差异，这种差异恰好与伤害发生的可能性相关联，且具有行为冲动、情绪不稳定等心理与行为特征的人比其他人在本质上更容易发生伤害。

（五）意外伤害的预防与控制

1. 意外伤害的预防干预理论

意外伤害的控制与预防的根本在于设计、装备、立法监督与教育。目前较为成熟的意外伤害预防干预理论为"四 E 干预"，即工程干预（对环境与产品的设计和革新，使其伤害风险减少或无风险）、经济干预（通过经济鼓励手段或罚款来影响人们的行为。）、强制干预（国家通过法律措施对增加伤害危险的行为进行干预）与教育干预（通过健康教育增强人们对伤害危险的认识）。意外伤害分为三个阶段：伤害前阶段、伤害阶段和结局阶段。因此，意外伤害的预防措施大致上也分为三个方面：预防伤害的发生（一级预防），院前急救和医院就诊治疗（二级预防），社区康复（三级预防）。对意外伤害的预防和控制工作是一项新的目标，更是一个新挑战，需要社会各级力量的共同参与，综合运用系统的科学方法，不断探索能适应我国国情发展的意外伤害预防、控制方案及规划。

2. 意外伤害的预防与控制实践

随着我国社会和经济的不断向前发展，意外伤害已经成为影响我国公众身体健康安全的一个重要问题，预防和控制工作是摆在我们面前的首要任务。目前随着意外伤害的重要性越来突出，我国对意外伤害的预防与控制工作上正在逐步的推进。我国对意外伤害的研究起步比较晚，大部分是对意外伤害的发生率、死亡率以及发生原因等进行一般性描述阶段，对其发生的社会因素、家庭及心理因素、是否可以预防因素等还未开展深入、全面的研究。国际上，在社区开展意外伤害预防与控制是最理想的模式，全球已经有 53 个社区被 WHO 认定为安全社区（Safe Communities）示范点。美国开展的行人安全（Walk Safe）干预方案，英国利用虚拟现实技术培养儿童安全穿越马路的技巧，我国近年来建立的"社区儿童意外伤害综合干预"三级网络模式等，都对意外伤害的发生起到了一定的减少作用。

（六）我国意外伤害的特征

根据《中国伤害预防报告》显示，中国每年各类伤害发生约为 2 亿人次，因伤害死亡的人数达到 70 万—75 万（平均每天 2000 人左右），每年发生需要就医的各类伤害约为 6200 万人次，占全年居民患病需要就诊总人数的 4.0％。有关数据显示，我国伤害死亡率自 20 世纪 50 年代以来在死因构成中居第九位，到了 70 年代上升至第七位，如今我国伤害的死亡率仅次于呼吸系统疾病、恶性肿瘤以及脑血管疾病之后，位居第四位，其中因车祸导致死亡成为我国男性和城市居民的意外伤害死亡的第一位。我国的自杀死亡率居于世界首位，车祸死亡也位居前列，暴力和他杀导致死亡均有上升趋势①。同时意外伤害死亡也是儿童死亡的首位死因，我国每年约有近 7 万儿童死于溺水、交通事故等意外伤害，意外死亡占儿童死亡率的 26.1％。

由于全国疾病监测系统所具有的代表性，根据《全国疾病监测系统死因监测数据集》②，我国伤害呈现出以下几个特点：第一，中国人因自杀而导致的死亡率稳居世界第一，大约每年世界人口的 42％的自杀死亡发生在中国人中；第二，中国女性的自杀率远远高于男性，这种现象主要表现在农村；第三，由于车祸导致意外死亡的频率一直呈现上升的趋势，目前交通事故死亡是中国人特别是中国男性意外死亡的第一位死因（中国男性的意外伤害风险明显高于女性，男性的总体意外伤害风险约为女性的 1.3 倍，尤其是中青年（20 岁—59 岁）阶段，男性意外伤害风险更是女性的 2.38 倍③。）；第四，淹死是导致我国人群意外死亡的第三位死因，并且他杀的死亡率近年来逐渐呈现快速上升的趋势。近年来由于全球化对我国经济以及社会等多方面的影响，我国的伤

---

① 李鲁：《社会医学》第 2 版，人民卫生出版社 2003 年版。
② 中国疾病预防控制中心：《全国疾病监测系统死因监测数据集》，军事医学科学出版社 2005 年版。
③ 程楠：《中国保险行业协会发布中国保险人群意外伤害风险研究报告》，《中国社会组织》2017 年第 18 期。

害模式逐渐朝向世界趋同的方向发展。

我国意外伤害的发生率在不同的地区也存在差异，如 2002 年同在哈尔滨市的城区和城郊区的意外伤害发生率分别为 3.84% 和 6.36%①；浙江省农村的意外伤害发生率为 15.30%②，而广西省农村地区的意外伤害率仅为 3.17%③④。由于受当地的经济、社会发展水平以及伤害统计标准不一致性的影响，各地的意外伤害发生率不同。

二　意外伤害防控的现状分析

对意外伤害的预防和控制工作是一项繁杂的系统化工程，需要多方面的组织机构相互配合完成。目前我国许多的组织机构以及学者已建议将伤害的防控工作纳入国家的卫生政策及疾病预防控制工作中；2016年 10 月国务院发布的《"健康中国" 2030 规划纲要》中也明确提出"建立伤害综合检测体系，开发重点伤害干预技术指南和标准"⑤，一系列措施都表明国家正在努力将伤害的防控工作当做一个重要的公共卫生问题来对待，我国的伤害防控工作从无到有取得了不少进展。但是近年来受诸多因素的影响，我国的伤害防控工作并未得到进一步深入的发展，以下分别从四个角度来展开分析。

（一）公众层面

在社会大众的认识中，人们潜移默化的将意外来形容一些类似车祸、溺水以及食物中毒等非故意性伤害。"意外"一词包含着公众认为的伤害事件是不可预料到的，具有偶然性，很明显社会公众对意外伤害的认识存在误解，从主观性的角度就认为意外伤害事件不可预防，人们

---

①　丰维加等：《2002 年城市居民意外伤害特征分析及疾病负担研究》，《中国公共卫生管理》2003 年第 19 期。

②　陈雅萍等：《浙江省四社区不同人群居民跌伤现况研究》，《中华预防医学杂志》2005 年第 39 期。

③　陈娜萦等：《广西农村地区居民伤害现况分析》，《华南预防医学》2005 年第 31 期。

④　徐乐、王文瑞：《我国死因监测的现状与发展》，《中国保健营养》2017 年第 27 期。

⑤　中国共产党中央委员会、中华人民共和国国务院：《"健康中国 2030" 规划纲要》，《中国实用乡村医生杂志》2017 年第 24 期。

对其束手无策。谭爱春等人对公共卫生从业人员的调查结果显示，超过20% 的被调查这认为 "自然灾害、他杀、窒息等原因造成的伤害是不可预防的" 或 "不知道是否可以预防"[1]。刘佩霞等对中小学生及家长对意外伤害的认知程度和行为的调查中，有 1/3 的家长认为意外伤害是不能预知的，因此是无法预防的[2]。

（二）我国相关学者及科研人员层面

我国有关意外伤害防控研究开始于 20 世纪 90 年代，近年来随着越来越多的学者和部分社会组织的关注，意外伤害防控的研究日益增加。通过节选 2010—2017 年来，中国知网上有关 "伤害预防" 主题的相关研究来分析目前我国相关学者对意外伤害防控的研究现状。（图 16 - 1）

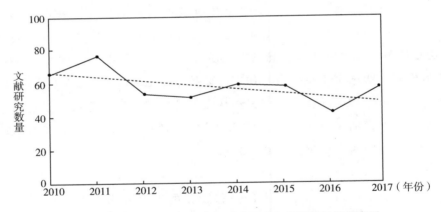

图 16 - 1　2010—2017 年伤害预防研究文献量与年份散点图

根据中国知网检索结果，2010—2017 年有关伤害预防研究文献共1157 篇，数量较少，且呈现出随着时间的推移，对伤害预防的研究趋势逐渐减弱的趋势。有关伤害的文献研究是从事伤害防控工作者科研活动与成果的主要表现形式，不仅反映了他们对伤害防控工作认识的程度

① 高林等：《部分卫生从业人员及大学生对 "意外伤害" 用语含义认知的调查》，《伤害医学》（电子版）2013 年第 2 期。
② 刘佩霞：《中小学生对意外伤害认知和行为的调查分析》，《医学与社会》2006 年第 19 期。

与特征，同时也对公众以及政府工作的开展具有一定的借鉴性意义。在这 1157 篇文献中，仅有 641 篇文献研究具有基金项目，占总文献量的 55.4%，一定程度上反映了我国政府对伤害防控科研的支持力度不够，国家仍然没有将伤害防控工作作为重要的研究问题进行处理。大部分的研究仅仅是对某一所学校、某一城市或者是某一小范围的人群进行开展，研究的内容较为单一；且研究设计不够严谨，调查问卷或表格未经专家咨询不具备可信度和效用价值；对大范围的调查内容较为繁杂，缺乏质量控制措施等。

（三）政府层面

1. 伤害防控工作的组织机构

防控工作的机构是开展伤害防控工作的重要载体，对防控工作的开展具有至关重要的作用。2003 年上海市疾病控制预防中心成立伤害防治科；2004 年中国疾病控制中心以及广西壮族自治区也逐渐开始设置专人负责伤害控制工作；2005 年中华预防医学会伤害预防控制分会在北京成立；汕头大学、华中科技大学同济医学院和浙江大学等成立的伤害防控研究中心，全国各地举办不同类型的伤害培训班。

但截止目前，我国政府并未设置伤害防控的独立组织机构，也未明确牵头执行伤害防控的机构以及各部门的职责，导致我国的防控工作无法科学有序的开展，防控职责没有得到落实，各部门之间缺乏有效的沟通，实施效率较低。根据有关数据显示，全国仅有上海疾病控制预防中心和广西壮族自治区疾病控制预防中心设置了伤害防治科，其余省市疾病控制预防中心均未设置伤害防治科①。

2. 伤害防控工作的专业队伍及经费

有关研究对我国 38 个省（市、自治区）的疾病预防控制中心开展了调查，结果显示仅有 126 名人员参与了当地的伤害防控工作（专职人员与兼职人员的比例分别为 37.30% 和 62.70%），大部分省市仅仅只指派一人负责开展伤害防控工作或同时兼顾其他疾病控制工作，不足

---

① 严红虹：《中国伤害预防控制机构建设和专业队伍现况调查》，《中华流行病学杂志》2010 年第 31 期。

30%的疾控中心配备了专业的伤害防控人员，远远满足不了防控工作开展的需求，缺乏充足的专业队伍。防控工作的经费总投入也不足，2005年—2008年总投入在 50 万元以上的省市仅仅占全国的 28%，且我国超过 77%的西部地区每年投入防控工作的经费都在 2 万元以下[①]，导致伤害防控工作根本无法得到持续性的开展。

（四）商业保险层面

根据我国统计局有关意外伤害保险的保费及赔付的数据显示，我国意外伤害险保费无论是在财产保险还是人寿保险中，所占比例都较小，分别为 2.7%和 2.3%。且意外伤害险的赔付额度并不高，仅仅只占投保费用的 20%—30%左右，基本无法起到投保人自身对意外伤害的防控作用。（表 16 - 1）

表 16 - 1　　　　　　　我国意外伤害险的保费及赔付情况　　　　　单位：亿元

	总保费	意外伤害险保费		赔付额	
		费用	比例（%）	费用	占投保额比（%）
财产保险	9265.7	247.9	2.7	81.5	32.8
人寿保险	21638.2	502.9	2.3	102.5	20.4
合计	30903.9	750.8	2.4		

（五）国家层面

关于意外伤害，目前我国的基本医疗保险对有第三方责任的意外伤害是不赔付的，主要是靠商业保险来赔付，大部分的公众针对意外伤害都会去选择购买意外伤害险，这也是造成我国当前老人自己摔倒要赖扶起人的扭曲社会问题。结合 2012—2016 年我国保险行业对意外伤害险保费的收入情况，发现无论是财产保险公司还是人寿保险公司关于意外伤害险的收入越来越多，购买的群众也越来越多，这说明随时间的推移意外伤害的发生频率正在逐步上升，并且意外伤害的增速也在逐年的递增。（图 16 - 2）

---

① 王声湧：《建设我国伤害预防与控制机构与伤害防控专业队伍的倡议书》，《中华疾病控制杂志》2011 年第 15 期。

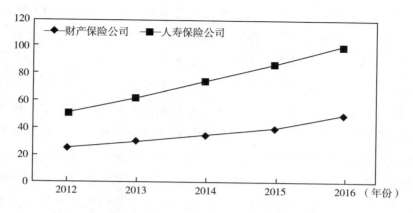

图 16 – 2　2012—2016 年保险公司关于意外伤害保费收入情况

三　我国意外伤害防控工作存在的问题

近年来，我国有关伤害防控工作进度较为缓慢，没有取得较大的发展。从国际的角度看，我国对伤害防控的能力尚未跟上我国社会经济的发展水平，与我国的综合实力以及国际地位不相符合；从国内的角度看，我国伤害防控工作明显落后于相关疾病的防控。

（一）公众对意外伤害的错误认识

某些意外伤害的发生本身确实具有一些偶然性，但大多数的意外伤害是可以预防和控制的。将意外伤害的发生控制在一定的范围内，不仅有效的节约了公共卫生资源，也极大的推动国家的经济和社会效益。将伤害的发生归咎于命运的观点普遍存在我国公众的潜意识中，极大的阻碍了我国对伤害防控工作的开展。

（二）关于意外伤害防控的科研力度不够

科学的研究对引领我国的科技进步和社会经济发展起到了重要作用，开展关于意外伤害防控的研究是维护我国人民的生命健康和财产安全的重要保证，对我国社会的稳定以及经济的发展更是具有巨大的推动作用。我国对意外伤害防控的研究尚处在起步阶段，从现有的研究资料来看，这些研究主要针对个别地区、个别对象或仅涉及单一的伤害类型，其研究结果缺乏足够的代表性，质量不高，难以对公众以及政府工作的开展产生积极地导向作用。

（三）缺乏完整的伤害防控的工作体系

对意外伤害的预防和控制是一项系统化的社会工作，需要多部门的机构相互协作共同完成。目前国家并未设置一个带头执行防控工作的相关组织机构，各部门的工作职责都不明确，多部门相互协作的机制无法形成，缺乏完整的防控工作体系，导致各部门的防控职责无法落实，大部分机构的防控职责仅仅只是收集意外伤害的信息或进行日常的伤害调查，缺乏专职人员负责防控工作。同时专业人才队伍的建设无法满足防控工作的需要，甚至防控工作的经费也极为不足，对防控工作的开展产生了极大的阻力。

（四）我国关于意外伤害的保障力度不够

目前我国基本医疗保险并没有将对有第三方责任的意外伤害险纳入其中，关于意外伤害的防控还是在依靠商业保险来进行。但由于商业保险过于追求利润的天性导致了对意外伤害保障力度不足的问题，说明仅仅依靠商业保险无法完整的实现对意外伤害的防控。且近年来，意外伤害发生的频率越来越多，更需要国家从相关政策、法规角度来加强对意外伤害的保障力度。

四　对未来我国意外伤害防控工作的建议及展望

意外伤害不仅是威胁公众生命质量和安全的危险因素，更是对社会乃是国家发展产生了一定的影响作用。针对当前我国的意外伤害防控工作存在的问题，提出改进的建议及对未来工作的展望。

（一）加强公众伤害防控教育，提升伤害防控的社会意识

意外伤害的预防控制与社会公众的行为、认知密切相关，因此对伤害防控知识的普及是必不可少的内容。政府应加大有关伤害防控的宣讲力度，以教育讲座、知识宣讲会或漫画图片等公众喜闻乐见的形式在社会中传播正确的伤害防控知识，转变公众对伤害防控的错误认识，提高

公众对意外伤害的警觉性以及对意外伤害防控的社会意识及能力，将个人的危险性行为降至最低，引导公众形成健康安全的生活习惯，杜绝意外伤害的发生。

（二）积极开展意外伤害防控的科研，创立专职伤害防控研究中心

伤害是可以被认识并且被预防和控制的一个公共卫生问题，对伤害采用科学的公共卫生分析方法及措施，那么其所造成的损失不仅将会大大减小，而且可能会带来一定的效益。因此开展意外伤害防控的科学研究是势在必行的一项任务。从科研人员或学者角度，应积极围绕有关意外伤害的主题展开系统的研究，将科研成果应用与解决我国目前有关意外伤害防控的社会问题；从政府的角度的来看，政府应加大对伤害防控科研的支持力度，将伤害防控工作作为重要的研究问题进行处理，从政策上和资金上给与一定的帮助，提高伤害防控的科研的质量。如美国在各大高校设立伤害预防与控制研究中心，提供必要且持续的经费投入，在这种模式下，美国的伤害预防与控制研究工作顺利的进行并取得了一系列成果，伤害的发生率与死亡率向明显下降的趋势发展。

（三）建立对意外伤害的监测系统，及时准确的了解伤害信息

通过建立意外伤害的网络检测系统，实现对意外伤害信息的收集、核对分析并利用，分析意外伤害发生的分布信息以及影响因素，方便社会各大机构对意外伤害的了解及重视程度，为一些科研机构或相关意外伤害研究中心提供科学的研究资料，以便为政府制定科学的伤害防控政策提供依据。

（四）完善我国伤害防控工作体系，建立多部门相互协作的机制

政府需重视伤害防控工作，完善我国伤害防控工作体系，加快设置相应负责的组织机构，积极地促进有关部门的协作交流，提升伤害防控工作的办事效率。伤害防控工作是一项系统的社会化系统，这就需要政府结合我国的国情从实际出发对相关部门在防控工作体系中的职责进行划分，建立不同部门之间相互协作交流的机制。同时也需要社会各界群众的积极参与，切实做好社会公共场所等地的安全设施建设与管理。

构建健康和谐的社会是我国各级政府的责任，意外伤害作为我国居

民死亡的主要因素之一对和谐社会的构建产生了极大的阻力，政府对其预防控制有着义不容辞的责任。政府不仅需要明确自身在意外伤害防控工作中的主导地位，还有对其他相关部门的职责进行科学的划分。由政府来制定并颁布防控工作开展的方案、策略及规划，其余各部门相互协调，各司其职，将伤害防控工作做到效率最大化。

（五）积极培养专业的意外伤害防控队伍，加强能力建设

政府可在各大高校或专业的医学院校开设有关伤害防控知识的课程，设立相应的专业进行学习，方便培养高层次的伤害防控人才，并对现有的在职工作人员定期展开教育培训及检测，不断完善他们的能力建设。在有关政府机构里，积极组建专业的伤害防控队伍，专职于各级政府的伤害防控工作，提高办事的效率及质量。

（六）建立健全的意外伤害防控网络，对不同伤害采取不同对待

负责意外伤害防控工作的各部门及其工作人员也应积极转变自身观念，将意外伤害当做一个重要的公共卫生问题来对待。各级政府、主管部门及专职人员应在自己的辖区范围内，建立起意外伤害的检测系统和数据库，并与其他的社区或政府机构进行信息互通共享，形成一个有关意外伤害的防控网络，提高各部门对意外伤害防控的能力建设。同时由于意外伤害类型的多样性，政府在制定相关意外伤害预防和控制的措施及规划时，应当充分考虑不同类型伤害的特殊性，根据不同的情况采取相应的综合控制策略及措施，有效的防止意外伤害的发生。

（七）积极推动安全社区的建设，鼓励个体全方位的参与防控工作

安全社区是针对所有人、环境和条件的积极安全预防项目，并且具有包括政府、卫生服务机构、志愿者组织、企业以及个人共同参与的工作网络地方社区。安全社区的核心是强调所有类别的安全和伤害的预防，以社区为单位来开展进行伤害预防控制工作的项目。鼓励社区内的所有个体都参与到伤害防控工作中来，每个人都可以为其出一份力，极大的提高防控工作的效率。

（八）制定相关的政策法规，制定国家对意外伤害的防控规划

法律是预防意外伤害发生最有力的保障。目前我国对一些被证实有

效的法规政策还未推行实施。应根据目前最近的科研成果及试行证据，及时的完善相关的法律及规章制度，并以此为依据严格执行。结合我国的《健康中国 2030 行动纲要》，科学制定我国对意外伤害的预防控制规划，逐步健全意外伤害的监测系统及防控网络，根据实际情况定期发布我国对意外伤害的防控报告，并结合规划目标对执行情况进行评估监测，对不足的地方及时反馈并完善相关政策。

（九）逐步将意外伤害纳入医保范畴

我国现行的基本医疗保险制度主要是对参保人因病就医发生的一系列就医费用给予补偿，而对因第三人造成的意外伤害是不予赔付的。但随着近几年意外伤害事故的多频率发生，仅仅依靠商业保险的保障力度是远远不够的，更需要国家出台相应的规章制度，将意外伤害纳入到基本医疗保险的范畴中去。社会医疗保险是保障人民基本医疗需求的基础，在商业保险保障力度不够的情况下，依靠社会医疗保险发挥最低限度化解意外风险的作用是必要的举措。

（湖北大学　张霄艳　杨诗雨）

第十七章　中国疫苗管理体系发展现状、问题与展望

　　疫苗是指某种病原微生物以及其蛋白质、多糖和核酸，通过灭活、减毒或基因工程等技术制备出的具有生物活性的生物制品，能诱导机体产生相应的免疫力，起到预防、控制或治疗疾病的作用①。广义的疫苗是指针对人和动物的传染病以及非传染病（如：肿瘤或慢性病）的预防性疫苗和治疗性疫苗。本章节所指的疫苗，是根据《疫苗流通和预防接种管理条例》（2016 年修订）的定义：为了预防、控制传染病②的发生、流行，用于人体预防接种的疫苗类预防性生物制品。

　　我国的疫苗接种经历了三个阶段：计划免疫前期（1950—1977）、计划免疫时期（1978—2000）和免疫规划时期（2001—至今）。第一个阶段普及重大传染病的预防接种，消灭了天花；第二个阶段扩大了预防接种疫苗的种类和服务形式、统一全国儿童免疫程序、建立冷链系统、监测疫苗可预防传染病以及实现了无脊髓灰质炎（以下简称"脊灰"）的目标；而在免疫规划时期，我国的疫苗管理体系不断完善，增加并修订了相关的法律法规，扩大了免疫规划疫苗种类（目前 14 种）以及修订了免疫接种程序（如：脊灰疫苗 IPV）。

----

　　①　刁连东、翟如芳：《疫苗应用与安全问答》，中国医药科技出版社 2017 年版，第 33 页。
　　②　在《中华人民共和国疫苗管理法（征求意见稿）》中将疫苗定义中的"传染病"改为"疾病"。

　　然而，近年来疫苗问题仍然频发，一方面是由于国家更加重视疫苗的质量监督，另一方面也反映社会群众对健康权益的要求不断提高，如"长春长生疫苗事件"、"山东非法疫苗案"以及"乙肝疫苗事件"。问题疫苗不仅对疫苗受种者造成了身心的损害，随着媒体的曝光还降低了社会对国产疫苗的信任，给传染病的防控带来了挑战，我国的疫苗管理体系有待完善。

　　在发达国家，疫苗的监管经历了相当长的探索，形成了较为成熟的疫苗管理体系，如：美国1902年的《生物制品控制法》，德国1874年的《疫苗法》，日本1948年的《预防接种法》[①]。而我国的第一部《生物制品法规》在1952年颁布，随后才陆续颁布了一系列法律、行政法规和规章制度[②]，我国疫苗管理体系正在不断地完善。本章节就我国疫苗管理体系的发展现状、存在问题和未来发展分别进行阐述和讨论，提升读者对疫苗管理体系的认知。

一　我国疫苗管理体系发展现状

　　由于疫苗制品特殊的生物学性质，其管理体系与常规的药物管理体系有所差别。疫苗管理体系主要分为研发生产、流通、接种与接种后异常反应监测四个环节。它要求国家各级食品药品监督管理局（简称食药监）、人民政府、卫生行政部门对疫苗生产企业、疫苗配送企业、疾病预防控制机构（简称疾控机构）、预防接种单位进行监督和管理。各部门单位根据疫苗相关的法律、行政法规和规章制度严格执行疫苗管理体系的四个环节，完备的法律体系是预防接种规范化、科学化的重要保障。

　　（一）疫苗管理体系的组成：

　　1. 相关法律法规的颁布

　　疫苗作为一类特殊的生物制品药物，需遵守药品的研发与生产经营质量管理等相关法律规范，如《中国药典》《中国生物制品规程》《药品

---

① 张宇宁：《疫苗监管法制研究》，硕士学位论文，广西大学，2017年。
② 张岩：《我国疫苗安全监管法律研究》，硕士学位论文，延边大学，2017年。

管理法实施条例》《药物非临床研究质量管理规范》（GLP）、《药物临床试验质量管理规范》（GCP）等。另一方面，疫苗作为国家基本公共卫生服务的保障药品，其运输环节对环境温度有特定的要求，再加之其生物学特性会产生免疫反应，因此在储存运输、接种与接种后异常反应监测环节须遵守《疫苗流通和预防接种管理条例》《预防接种规范》《预防接种异常反应鉴定办法》等相关法规。

2. 组成管理体系的相关部门

国家食药监[①]，包括其下辖各级药品监督管理部门、国家食品药品检定研究院、药品评审中心、药品认证管理中心、国家药品评价中心（药品不良反应监测中心），以及国家卫生和计划生育委员会[②]及其下属各级卫生计划生育委员会（简称卫计委），作为疫苗管理体系的主要监督者，覆盖研发生产、流通、预防接种与接种后异常反应监测环节。

中国疾病预防控制中心以及其下属各级机构，各预防接种单位，包括：社区卫生服务中心、乡镇卫生院以及产科、开设预防接种门诊的医疗机构等，为疫苗管理的实施者，包括免疫规划的制定、疫苗的流通、免疫接种率、疫苗可防控传染病的监测、疑似预防接种异常反应的监测等工作。

疫苗生产企业以及疫苗配送企业是疫苗管理体系中的被监督对象，是疫苗预防接种中非常重要的一环，保证疫苗的质量以及供应量对于传染病预防显得尤为重要。

此外，国务院财政部门、各级人民政府及其财政部门为疫苗管理的强有力支持者，除了免疫规划的财政预算和支出，还包括统筹协调各部门协作，处理应急事件。

综上所述，我国的疫苗管理体系主要由监督部门、实施部门、被监督者以及保障者组成，分别在疫苗的四个环节中发挥着重要的作用，详

---

① 张宇宁：《疫苗监管法制研究》，硕士学位论文，广西大学，2017 年。

② 2018 年 3 月，全国第十三届人大一次会议将国家卫生和计划生育委员会撤销，重新组建国家卫生健康委员会，但更名和重组在陆续实施中，尚未全面完成，所以在本文中沿用"卫计委"。

见图 17－1。接下来我们将详细描述各个环节中的管理现状。

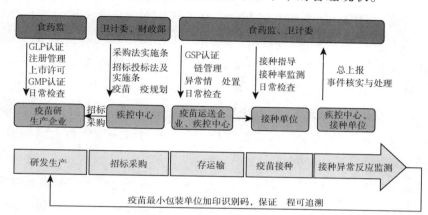

图 17－1　国家疫苗管理体系示意图

（二）疫苗研发环节的管理

新疫苗的研发是一个疫苗生产企业持续发展的动力，近年来我国疫苗研发水平不断进步，在预防性/治疗性乙肝疫苗、SARS 疫苗、HIV 疫苗、HPV 疫苗等研究领域均有突出表现。国家食药监药品评审中心、国家食品药品检定研究院公开提供统一的质量标准和技术指导性文件供研发机构参考。研发机构在研发过程必须遵守《药典》《中国生物制品规程》、GLP 等相关规定。

1. 临床试验前期管理

新疫苗进入临床试验前，研发机构需向省级药品监督管理局提出申请，根据《药品注册管理办法》的生物制品分类确定疫苗注册类型，提供申请资料（包括：研究项目方案、实施、结果和评估、病原微生物资料、生产细胞基质、实验动物合格证明、产品质量研究资料、临床试验方案等）。收到申请的药监部门需要对资料进行审查，并需要现场核查（包括：疫苗研发成品需在 GMP 认证的车间生产、随机抽取 3 批样品送国家级或省级食品药品检定研究院对疫苗质量进行技术评估），药品评审中心对申请材料以及检定研究院检查报告进行评估，达到标准后提交至国家食药监进行临床试验的审批。

2. 临床试验期管理

临床试验期，研发机构需与合作临床机构向国家食药监、药品评审中心和本省药监局备案（包括：临床研究方案、临床研究审批文件、伦理委员会同意书等），整个临床试验研究过程必须遵守GCP，经过 I 期、Ⅱ期和Ⅲ期临床试验后，需要向药品评审中心提交一系列资料（包括：临床研究总结报告、疫苗的改进及效果评价、疫苗的保质期、连续3批产品的质检等）申请新疫苗证书，经过现场核实检查后送国家食药监审批并下发批准文号。

此外，疫苗的研发还包括上市后不良反应的监测（Ⅳ期临床试验），疫苗上市前应该有一般免疫反应的说明，用以区分接种后不良反应，由接种单位收集不良反应信息上报给疾控机构，经核实诊断后汇报给卫生行政部门、药监部门和疫苗生产企业，用于疫苗质量的深入分析和改进。

（三）疫苗生产环节的管理

《药品生产质量管理规范》（GMP）对药品生产整个过程进行质量控制和管理的标准，最早在1963年由美国提出，其后各国及WHO分别制定了针对本国以及世界的标准。疫苗作为一类特殊的生物制品，其生产的过程比其他药品更需要考虑生物安全及污染风险，因此出现了对应人生物制品的GMP，包括对生产相关人员、厂房设施、生产过程、动物饲养及质量控制进行规范。我国的GMP自1988年开始实施，分别在1992、1998和2010年进行了修订，而2010年版GMP生物制品标准与欧盟标准一致①。

国家药品认证管理中心承担生产企业现场定期检查的工作，包括：对生产相关人员，必须具备相应背景知识和专业技能，并要进行免疫接种预防感染，操作规程必须符合标准生产规范，不能污染生产资料；对厂房和设备，应该控制生产环境中的微粒物和微生物污染，生产操作台和仪器需干净整洁并灭菌，不同的疫苗生产车间应相互独立防止交叉污

---

① 王军志：《疫苗的质量控制与评价》，人民卫生出版社2013年版，第11—12页。

染，活的病原体生产区域的废物应处理后再排放；对生产过程，所有的生产原料需要符合质量要求以及按照标准的生产流程进行，并真实记录，种子批和细胞库的匹配以保证连续批次间的质量一致性，对于灭活病原体的操作必须验证以保证安全性；对试验动物，需在 SPF 级的清洁环境下饲养，各操作区应相互隔离，在进行动物实验时必须坚持"3R"原则以符合动物伦理学；最后根据所有检查项目进行综合评估并认证。

在批签发实际工作中，国家食品药品检定研究院对生产原料和生物活性关键成分、生产记录、各工艺流程参数、以及批生产检定记录进行审核，审核的重点在于疫苗的活性成分效价、安全性、稳定性以及批次间产品质量的一致性。最后批签发的审核结果经由 NRA 和 NCL 协商做出决定，不合格产品需要在药监局的监督下进行销毁。

（四）疫苗流通环节的管理

1. 疫苗的采购

根据《疫苗流通和预防接种管理条例》，将疫苗分为第一类疫苗和第二类疫苗①。第一类疫苗，是指政府免费向公民提供，公民应当按照政府的规定受种的疫苗，包括国家免疫规划确定的疫苗，省、自治区、直辖市人民政府在执行国家免疫规划时增加的疫苗，以及县级以上人民政府或者其卫生行政部门组织的应急接种或者群体性预防接种所使用的疫苗；第二类疫苗，是指公民自费并且自愿受种的其他疫苗。

根据国家免疫规划程序和本地区传染病预防控制工作的需要，乡镇卫生院、社区卫生服务中心和其他接种单位制定本区域内第一类疫苗使用计划，上报县级疾控机构，县、市、省级疾控机构对下级上报的计划进行汇总、审核、调剂后，制定本级下年度第一类疫苗使用计划，报同级卫生行政部门，并报上一级疾控机构，省级疾控机构需向负责采购第一类疫苗的部门报告，由省级卫生行政部门、疾控机构组织招标采购。第二类疫苗由县级疾控机构汇总辖区接种单位购买计划后，在省级公共资源交易平台集中采购。政府集中采购主要以公开招标、竞争性谈判以

---

① 在《中华人民共和国疫苗管理法（征求意见稿）》中，将疫苗分为：国家免疫规划疫苗、国家免疫规划外的其他免疫规划疫苗、非免疫规划疫苗。

及单一来源采购方式为主。

2. 疫苗储存和运输

疫苗在储存、运输的全过程始终处于规定的温度，定时监测，记录温度，不得脱离冷链，以保证疫苗质量①②。省级疾控机构、疫苗生产企业、疫苗配送企业及疫苗仓储企业应配备普通冷库、低温冷库、冷藏车和自动温度监测器材或设备等；设区的市级、县级疾控机构应配备冷库或冰箱、冷藏车或疫苗运输车、冷藏箱（包）、冰排和温度监测器材或设备等；接种单位应当配备普通冰箱、冷藏箱（包）、冰排和温度监测器材或设备等。药监部门根据《疫苗储存和运输管理规范》以及GSP规范，对疫苗在储存、运输、供应、销售、分发和使用等环节中的质量进行监督检查（定期检查、专项检查、飞行检查），并将检查结果及时向同级卫生行政部门通报。

3. 分发和接收

第一类疫苗由疫苗生产企业向省级疾控机构或其指定的其他疾控机构供应，省级疾控按照疫苗使用计划将第一类疫苗分发给设区的市级或县级疾控机构，再由县级疾控机构分发到接种单位。当传染病暴发或流行时，设区的市级以上疾控机构可直接向接种单位分发第一类疫苗。第二类疫苗由疫苗生产企业直接向县级疾控机构配送，或委托具备冷链储存、运输条件的配送企业配送③。

疾控机构、接种单位在接收第一类疫苗或购进第二类疫苗时，应当向疫苗生产企业或配送企业索要由药品检验机构签发的并加盖疫苗生产企业印章的批签发合格证复印件、疫苗生产企业的销售记录、疫苗储存及运输全过程的温度监测记录，进口疫苗还需提供加盖企业印章的药品通关单复印件；对疫苗运输工具、疫苗冷藏方式等内容进行核实并做好

----

① 食品药品监管总局、国家卫计委：《疫苗流通和预防接种管理条例》，食药监药化监，2016年第 74 号文件。
② 国家卫计委：《疫苗储存和运输管理规范》（2017 年版），国卫疾控发，2017 年第 60 号文件。
③ 食品药品监管总局、国家卫计委：《疫苗流通和预防接种管理条例》，食药监药化监，2016年第 74 号文件。

记录，依照国务院卫生行政部门的规定，建立真实、完整的购进、储存、分发、供应记录，做到票、账、货、款一致。记录"疫苗出入库登记表"或建立疫苗出入库登记表电子档案信息。对不能提供全过程温度监测记录或不符合冷链运输温度要求的疫苗，不得接收或购进，同时应立即向所在县级人民政府药监部门、卫生行政部门报告。

（五）疫苗接种环节的管理

1. 预防接种资质

县级以上卫生行政部门指定的符合标准的医疗卫生机构承担预防接种工作。接种单位应当具备下列条件：

（1）具有医疗机构执业许可证件；

（2）具有经过县级卫生行政部门组织的预防接种专业培训并考核合格的执业医师、执业助理医师、护士或者乡村医生；

（3）具有符合疫苗储存运输管理规范的冷藏设施、设备和冷藏保管制度。

2. 预防接种服务

根据国务院卫生行政部门制定的预防接种工作规范[①]，预防接种分为常规接种、临时接种、群体性预防接种及应急接种四类，按接种服务形式可分为定点接种和入户接种，社区卫生服务中心每周至少3天进行预防接种服务，乡镇卫生院每周提供1—2天进行预防接种服务，村级接种单位每月至少提供2次预防接种服务，实施入户接种的地区每月至少提供1次预防接种服务。

3. 预防接种证、卡（簿）管理

国家对儿童实行预防接种证制度，接种单位为适龄儿童建立预防接种证、卡（簿），按照儿童的居住地实行属地化管理。当儿童迁移时，儿童监护人应在原接种单位办理儿童既往预防接种证明，转入迁入地接种单位。预防接种证由儿童监护人长期保管，预防接种卡（簿）由接种单位保管，已全面实现儿童预防接种信息化管理的地区，可以使用儿童

[①]　国家卫计委：《预防接种工作规范》（2016年版），国卫办疾控发，2016年第51号文件。

预防接种电子档案逐步取代预防接种卡（簿）。对流动儿童的预防接种实行现居住地管理，在暂住地居住多于3个月的流动儿童，由现居住地接种单位负责预防接种并建立预防接种卡（簿），少于3个月的流动儿童，由现居住地接种单位提供预防接种服务并出具预防接种证明。

4. 预防接种实施

预防接种应在足够安全、宽敞及卫生的条件下进行，预防接种室及接种工作台应设置醒目标记。实施预防接种前接种人员需确定受种对象，通知儿童监护人或受种者，领取或购进疫苗，准备预防接种器材，准备药品和器械等等；预防接种工作人员在预防接种现场需核实受种对象，告知疫苗相关信息、可能出现的不良反应以及注意事项等，并询问受种者的健康状况，对疫苗的品种、质量进行检查，做到"三查七对"无误后予以预防接种。

5. 报废疫苗处理

疾控机构、接种单位发现包装无法识别、超过有效期、脱离冷链、经检验不符合标准、来源不明的疫苗，应当逐级上报，其中，第一类疫苗上报至省级疾控机构，第二类疫苗上报至县级疾控机构。疫苗统一回收至县级以上疾控机构，在同级食品药监部门和卫生行政部门的监督下销毁。

国家建立疫苗全程追溯制度，由国务院药监部门及卫生行政部门建立疫苗全程追溯协作机制，由疫苗生产企业、疾控机构、接种单位建立疫苗追溯体系，记录疫苗的流通和使用信息，实现疫苗最小包装单位的生产、储存、运输、使用全程可追溯。

（六）疑似预防接种异常反应处置及补偿机制

疑似预防接种异常反应（adverse events following immunization，AEFI）是指在预防接种后发生的怀疑与预防接种有关的反应或事件。异常反应是指合格的疫苗在实施规范接种过程中或过程后造成接种者机体组织器官、功能的损害，相关各方均无过错的药品不良反应。一般不包括一般反应、偶合疾病、诱发或加重反应、预防接种事故及心因性反应等。2010年，国家卫生部与食药监颁布了《全国疑似预防接种异常反应监测方案》①，规范了全国疑似预防接种异常反应监测的报告、调查诊断及处置流程等。

当发现或接到疑似预防接种异常反应报告时，责任报告单位和报告人应及时向受种者所在地的县级行政部门、药监部门报告，并在48小时内向受种者所在地的县级疾控机构报告。县级行政部门、药监部门逐级向上报告。县级疾控机构在核实并收集调查相关资料后对案例进行调查诊断。当发现怀疑与预防接种有关的死亡、严重残疾、群体性疑似预防接种异常反应、对社会有重大影响的疑似预防接种异常反应时，责任报告单位和报告人应在2小时内向受种者所在地的县级行政部门、药监部门报告，并以电话等方式向受种者所在地的县级疾控机构报告，县级疾控机构经核实后通过全国预防接种信息管理系统进行网络直报，需要进行调查诊断的，由市级或省级疾控机构组织调查诊断专家组进行调查诊断。若受种方对调查诊断结果存在异议，可提交至市、省级医学会进行鉴定；若对鉴定结果仍旧存在异议，可以提出法律诉讼解决。

目前大部分省份对接种第一类疫苗引起的预防接种异常反应的由政府支付补偿费用，接种第二类疫苗引起的预防接种异常反应由生产厂家承担补偿费用。国家鼓励建立通过商业保险等形式对预防接种异常反应受种者予以补偿的机制，逐步建立包括基础保险、补充保险在内的多层次补偿体系，提高预防接种异常反应补偿效率。

（七）接种率监测

接种率监测包括预防接种报告和预防接种调查、评价。预防接种报告是由接种单位和报告单位，通过国家免疫规划信息管理系统，按照规定的报告程序和报表格式，连续、系统地汇总预防接种实施情况进行的报告。按照疫苗接种情况分疫苗、分剂次报告第一类疫苗应种和实种数据，按照第二类疫苗接种情况报告第二类疫苗接种剂次数。

县级及以上疾控机构应当定期或根据实际工作需要对辖区内儿童国

---

① 国家卫计委：《全国疑似预防接种异常反应监测方案》，卫办疾控发，2010年第94号文件。

家免疫规划疫苗的接种率进行抽样调查。调查内容包括适龄儿童建卡率、建证率及预防接种卡、证填写符合率；国家免疫规划疫苗的接种率；未接种原因等。

二　我国疫苗管理体系存在问题

经过了多年的努力，我国疫苗管理体系日益成熟，而近年来频发的疫苗事件也折射出我国疫苗管理体系存在的问题，接下来我们将探讨监管者在疫苗各个环节的管理中存在的一些问题，以期引发读者的思考。

（一）研发生产环节存在问题

在研发环节，越来越多的企业开始联合疫苗及多价疫苗的研发，其优势在于可预防多种传染病、减少免疫程序、节约接种费用等。然而联合疫苗难以避免交叉污染，生产质量、工艺流程和检定方法的标准化无法及时更新，减慢了生产企业的研发及申请注册效率。新的疫苗产品不断出现，如合成肽、重组蛋白质、病毒样颗粒以及肿瘤细胞疫苗等，使原有的评价标准难以满足新疫苗注册及临床试验申请。另一方面，疫苗的注册申请环节，审批环节效率不高，行政干预较重，公开透明度不够（近年来有所改观），不利于企业研发的健康发展。此外，对于进口疫苗，由于整个研发生产过程并不能监管，虽然常规的检定项目可以检验，但其潜在危害并不能完全发现，存在严重的安全隐患。

（二）招标采购环节

在招标采购环节，国家免疫规划疫苗由各省招标采购，效率低，成本高。一方面，第一类疫苗的使用规划量与实际用量差距较大，导致有的省份供应不足而有的省份剩余过多，计算方法考虑的不够全面，如开放二胎政策对疫苗需求量的影响；另一方面，某些第一类疫苗不能正常供货，如脊髓灰质炎灭活疫苗和A＋C群流脑疫苗，主要原因有：国内疫苗生产企业产能不足，单一企业生产供应，招标流程复杂等；此外，我国第一类疫苗招标定价较低，经费预算未考虑疫苗市场价格上涨情况，美国无细胞白破疫苗价格约100元/剂次，而国产采购价是3.4元/

剂次①，生产企业盈利微薄，使疫苗生产企业的人才、工艺和设备无法提升，产能下降，对疫苗的研发也不利。

（三）储存运输环节

在疫苗储存运输环节，经过 2016 年"山东非法疫苗案"之后，我国《疫苗流通和预防接种管理条例》进行了很大的调整，提出疫苗的全程溯源系统的建立。而不同地区由于经济原因并不能完全覆盖全程监控，以及温度信息上传不及时；疫苗储存运输链条太长，消耗了大量的人力物力和财力；部分疾控机构和接种单位冷链设备不足且陈旧，容易出现温度异常情况；部分未配备备用冷机组、发动机组或双路电路，一旦发生停电或设备故障则造成大量疫苗浪费。疫苗出现温度异常情况时有发生，国家缺乏相关情况的处理方式的详细规定，各有关单位对温度异常的评估以及对疫苗处理的执行标准不一致；此外，药监部门、卫生行政部门、疾控机构与接种单位的协作不够，信息沟通滞后，疫苗事件出现后处理不及时。

（四）预防接种环节

在预防接种环节，由于接种单位、人员普遍配置不足以及服务人口不断增加，预防接种服务质量下降，接种人员没办法逐一详细告知疫苗的作用、禁忌不良反应等注意事项以及仔细询问受种者健康状况，没有做好"三查七对"工作，导致接种差错事故时有发生。预防接种工资待遇与工作量不对等因素导致接种单位人员的工作积极性大大降低，接种人员流失现象普遍。此外，对不同病理状况下儿童，尤其对有免疫异常儿童的不同种类疫苗的预防接种问题，一般接种单位缺乏专业鉴别能力和经验，国内也缺乏专业性的免疫接种指导意见。

（五）疑似预防接种异常反应（AEFI）监测及处置环节

在疑似预防接种异常反应（AEFI）监测及处置环节，因为涉及疫苗纠纷，所以在处置环节存在问题较多；加上监测网络的全面铺开，疫苗媒体事件及公众对疫苗关注度提高，将会导致 AEFI 报告例数上升，加重

---

① 王永庆：《加快疫苗产业自主发展，确保国家生物安全》，《经济界》2015 年第 3 期。

了卫生行政部门、疾控机构和接种单位工作人员的负担；异常反应的调查诊断过程繁琐，不同地区调查诊断技术参差不齐，补偿标准不统一，并且第一类疫苗的补偿给政府公共财政增加了负担。上访事件频发，影响社会稳定，缺乏调解机构，目前仅少数省份成立的医调委、商业保险公司也正在试行阶段，增加的环节虽然细化了处置流程，减轻了疾控机构和卫生行政部门的工作，但是各部门机构的职能衔接和沟通仍存在问题。

（六）信息共享和公布环节

新闻媒体的法律责任需要规范，每当疫苗事件出现时，媒体存在不实或过度言论，如"毒疫苗"，"致死疫苗"，造成中国疫苗质量的信任度下降[①]，减少疫苗接种以及激化疫苗纠纷问题。在这个问题中，药监部门、卫生行政部门一般低调处理不良事件，直到媒体曝光后才出来回应，准确权威的信息发布不及时会导致社会舆论走向极端的局面。

（七）案例分析

案例一：2015年4月济南警方成功破获一起涉案价值高达5.7亿元的非法经营人用疫苗案件，涉案人员庞某伙同其女孙某共同参与非法经营包括乙脑、狂犬、流感等25种人用二类疫苗和生物制品，通过"全国生物制品总群"等QQ群与国内上/下线人员联系交易，加价流入全国20多省份，整个过程无证经营，未经过冷链储存和运输。2016年3月，澎湃新闻一篇报道将此事推向舆论的风口浪尖，全国震惊，中央出面组织调查，清理出45家涉案药品经营企业，357名公职人员。

分析：庞某母女自2011年开始涉嫌非法买卖二类疫苗，伙同药企编造销售记录、租借证件执照、挂靠走票，严重违法《药品管理法》、《疫苗流通和预防接种管理条例》和GSP等法律法规，但直至2015年才被抓捕，表明CFDA对疫苗的管理监督力度非常薄弱，最后357名公职人员被处分；2015年4月份就查获的未经冷链保存的疫苗，直到新闻报道出来后才启动毒性和效力检验，可见监管人员对此事缺乏责任心；疫苗生产企业在生产时未做最小包装的编号或标签，非冷链经营的疫苗流入市场

---

① 朱文轩：《微信朋友圈谣言传播原因溯源——以"疫苗之殇"事件为例》，《新媒体与信息科技》2016年第14期。

后，并不能对其进行追踪，预防接种是否有效难也以评估；另一方面，庞某之所以能非法经营这么久，根本原因就是利益问题，二类疫苗经过层层分发后，会使接种单位购入的价格较高而盈利变少，因此接种单位特意绕过上级疾控购入疫苗以保证更大收益，却并未对疫苗质量把关。

针对此次疫苗事件，国务院也紧急公布了《疫苗流通和预防接种管理条例》（2016 修订版），坚持问题导向，分别对二类疫苗的销售渠道、冷链储存运输等进行了修改，推进疫苗全程追溯制度，加大处罚问责力度，一定程度上促进了流通环节监管体系的完善。

案例二：2018 年 7 月 16 日，长春长生生物经人举报在冻干人用狂犬病疫苗生产过程中存在记录造假等严重违反 GMP 行为，经国家药监总局组织飞行检查发现：从 2014 年 4 月起，长生生物在狂犬病疫苗生产过程中混入过期原液、在填写日期和批号时造假。目前已召回不合格产品并向受种者提供免费补种。

分析：早在 2017 年 11 月，长生生物和武汉生物生产的各一批次共计 65 万余支百白破疫苗效价指标不符合标准规定，被中检院查出后由食药监总局查出并责令企业整改。然而这并没有起到实质性的管理约束作用，说明监督机构执法不严，抑或是执法权力有限；此次调查为国家药监局专门成立的飞行检查，也反映出省级药监局对行政区域内的疫苗生产企业监管不严格，在日常检查中并未严格按照 GMP 执行，企业与省级监管机构间是否存在利益纠葛无法得知，但一定存在监管不到位的情况。

案例三：广东云浮患儿潘某于 2018 年 7 月 13 日接种一针 EV71 疫苗后，出现全身皮疹。经调查：患儿接种疫苗全程可追溯，在生产及流通环节并无异常，并且工作人员持有预防接种上岗证，接种实施符合国家免疫程序，按照《预防接种工作规范》进行。最后诊断结论：患儿过敏性皮疹属于预防接种异常反应。但患者坚持赔偿 5 万元，并且利用"长春长生疫苗事件"施加舆论压力。在此过程中，医调委积极介入调解过程，加强卫生行政部门、接种机构以及受种者家庭之间的沟通，遵守法律程序，坚持原则，合理谈判，最后将赔偿费用降低至 1.2 万元。

分析：近年来，AEFI 监测系统不断完善，疑似不良反应事件逐渐增加，家长维权意识提高，导致疫苗纠纷增多，医调委的参与明显减轻了接种机构和卫生行政部门的经济和精力负担，尤其是遇到无理取闹的家长，也使 AEFI 的处置变得更加专业化，此外，购买商业保险也能降低政府的财政负担。

三　展望

（一）完善疫苗监管立法体系，建立严格的问责机制

"长春长生疫苗事件"和"山东非法疫苗案"反映出疫苗生产和流通环节缺乏监管，以及过轻的行政处罚，给了不法分子可趁之机。因此完善行政立法，加强立法队伍的建设，提高立法技术，完善相关配套细则、加大行政处罚显得尤为重要。起草与疫苗安全监管相关的法律法规时应邀请长期处于疫苗生产、流通、接种等环节的，具有丰富经验的一线工作人员参与，同时也要召开各种形式的座谈会以听取群众的意见或建议，使疫苗法律法规更具有针对性，解决实际可能产生的问题。拟定法律法规时使用语言必须精炼、准确、严密，使法律各条文间既不互相冲突，又能紧密结合，同时需制定相关配套细则，避免法律漏洞存在。

（二）招标采购提升公平性

对于紧缺疫苗，尤其是第一类疫苗，政府应当与生产企业积极沟通，关于疫苗的招标价格可以适当调整，以保证疫苗供应为重，招标环节需要精简，提高效率；招标采购环节需要提高透明度，提升公平性，有助于市场良性发展，从整体上提高疫苗质量。此外，考虑是否需要引入非价格因素来作为采购的依据，如监督机构给生产企业平时的生产质量评分，并上传到省级公共资源交易平台。

（三）助力疫苗研发

国内研发实力已达到世界水平，政府应出台相应政策支持企业疫苗研发。在面对不断出现的新疫苗时，如 HIV、HBV、和肿瘤疫苗，CFDA 能在短时间内更新疫苗质量评估标准及生产技术要求，并在标准的制定前能公开透明地进行研讨，政府应鼓励国产多价疫苗和多联疫苗的研发，简化疫苗接种程序和降低接种成本，减轻免疫规划财政负担；此外，我国的《药典》、《生物制品规程》、GLP、GCP 以及 GMP 标准可进一步提高，达到或超越欧美发达国家的水平，为国产研发的疫苗走向全球市场奠定基础。

（四）保证疫苗质量

严格的监督和执法能营造一个公平的竞争环境，有利于生产企业的良性发展。监督机构可根据各种检查结果给生产企业做质量评分，并在省疾公共资源交易平台上公开，以作为疾控机构采购时的依据，而不是根据社会关系以及利益往来。

（五）完善疫苗信息管理系统，建设疫苗全程追溯体系

各疫苗生产企业、配送企业、区域仓储企业、疾控机构及接种单位采取信息化手段，在疫苗生产、储存、运输及使用全过程推进建设疫苗全程追溯体系，逐步实现疫苗最小包装单位生产、储存、运输及使用全过程追溯。可以扩大免疫规划的信息化，如：疫苗信息化、温控信息化，以及门诊、预约、知情同意等服务信息化有利于提升接种的质量。

（六）保障疫苗规划收入，提升预防接种人员专业水平，加大预防接种健康宣教

疫苗接种人员作为疫苗接种环节的主要参与者，在整个预防接种服务体系中至关重要。近年来，疑似预防接种异常反应报告不断上升，一方面是我国疫苗不良反应监测系统覆盖率越来越广，报告越来越精准，另一方面也反映了可能存在部分儿童在疫苗接种前有隐藏疾病，在接种疫苗后被诱发或加重，或者疾病发生与疫苗接种在时间上相近造成了偶合反应等，使疑似预防接种异常反应报告增多。因此，预防接种人员在实施预防接种前需贯彻落实预防接种工作规范的要求，在接种前详细询问受种者的身体状况，告知接种疫苗相关信息、禁忌及可能出现的不良反应等，使受种者或儿童监护人明确知道疫苗可能发生的相关不良情况，以减少后续可能发生的医疗纠纷事件。可参考广东省珠海市开展的"家长课堂（育苗班）"的模式，以讲座的形式给家长集中普及疫苗相关知识、疫苗接种的必要性、安全性等。

（七）完善疫苗预防接种异常反应的处置机制

《疫苗流通和预防接种管理条例》提出鼓励建立通过商业保险等形式对预防接种异常反应受种者予以补偿的机制，《"健康中国2030"规划纲要》明确要求建立预防接种异常反应补偿保险机制，《国务院办公厅关于进一步加强疫苗流通和预防接种管理工作的意见》提出，鼓励建立通过商业保险等形式对预防接种异常反应受种者予以补偿的机制，逐步建立包括基础保险、补充保险在内的多层次补偿体系，提高预防接种异常反应补偿效率。

目前预防接种异常反应补偿机制将通过部分省市试点逐步过渡到全国推广补偿保险模式。但由于保险是一个商业行为，会有很大的市场化特性，所以各地区会形成不同的补偿保险机制。总体来说，形成"基础保险"加"补充保险"的预防接种异常反应多层次补偿体系，可借助政府与社会多方力量提高异常反应受种者的补偿水平，能减轻政府、疫苗生产企业、接种单位的压力，将疾控机构和接种单位从纠纷中解放出来，专注于疫苗管理、接种，而保险公司专注于补偿等，最终形成疫苗补偿险的良性循环，公众参保率越来越高，商业保险覆盖面越来越广，保费进一步降低的补偿保险机制新局面。

（八）完善疫苗信息共享、公布以及处理体系

建立疫苗质量安全、疫苗疑似预防接种异常反应等信息共享机制，重大疫苗安全事故及其调查处理信息和国务院确定需要统一公布的其他信息由国务院药监部门会同有关部门公布。疫苗预防接种异常反应报告情况，由卫生行政部门统一公布，未经授权不得发布。药监部门发现可能误导公众和社会舆论的疫苗质量安全信息，应当立即会同卫生行政等部门、专业机构、相关上市许可持有人进行核实、分析，并及时公布结果。任何单位和个人不得编造、散布虚假疫苗质量安全信息。

（中山大学　郝元涛　黄　强　张燕婷）

第十八章　中国突发公共卫生事件应急体系建设现状、问题与展望

突发公共卫生事件属于突发公共事件，是一种紧迫的公共危机事件，它不仅严重威胁着人民群众的生命健康安全，也不利于国家社会的长治久安。建立完善的突发公共卫生事件应急体系，对迅速有效地应对突发公共卫生事件，保障人民群众生命健康安全，维护国家安全和社会稳定具有重要意义。

本章对我国突发公共卫生应急体系建设现状从概念、内容、建立、发展以及"一案三制"的建设现状进行了描述，并分析了突发公共卫生事件应急体系各方面存在的问题，结合现行政策的实施效果，对突发公共卫生事件应急体系的未来发展进行了展望。

一　我国突发公共卫生应急体系建设现状

（一）突发公共卫生事件的概念与内容

突发公共卫生事件①（public health emergency），是指突然发生，造成或者可能造成社会公众健康严重损害的重大传染病疫情、群体性不明原因疾病、重大食物和职业中毒以及其他严重影响公众健康的事件。根

---

① 中华人民共和国国务院：《突发公共卫生事件应急条例》，中国方正出版社 2003 年版。

据"突发公共卫生事件"的相关定义，将其分为四类事件：重大传染病疫情、群体性不明原因疾病、重大食物和职业中毒、其他严重影响公众健康的事件。此外，根据突发公共卫生事件的性质及严重程度，可将其分为特别重大（Ⅰ级）、重大（Ⅱ级）、较大（Ⅲ级）和一般（Ⅳ级）四级。

（二）突发公共卫生应急体系的建立与发展

我国的公共卫生应急管理可以追溯到清末暴发的大鼠疫，1910 年，东北发生大规模鼠疫，以伍连德博士①为首的专家们开展了防治鼠疫的行动，该行动首次探索了中国公共卫生应急管理的模式与方法。新中国成立后，党和政府高度重视公共卫生工作，逐步建立了中国特色的突发公共卫生应急体系，其过程可以大概分为三个阶段：新中国建立至改革开放（1949—1978 年）、改革开放至 SARS 暴发（1978 年—2003 年）、SARS 暴发后（2003 至今）。

1. 新中国建立至改革开放

新中国建立后，百废待兴，当时各类危害极大的传染病、寄生虫病等不仅对人民群众生命健康造成了严重威胁，也不利于政权稳定和经济发展，是新政府不得不面对的一个巨大挑战。对此，党和政府制定了卫生工作四大方针②并将公共卫生工作列在高度优先的地位。在具体实践中，首先，利用高度集中的计划经济体制优势，动员广大人民群众参与，坚持"预防第一"的原则，探索建立了"政府主导加群众参与"的卫生应急模式，大力开展爱国卫生运动；其次，设立了各级卫生防疫站，初步建立了国家公共卫生服务体系，为卫生应急工作的开展提供了组织支撑；最后，针对封建社会遗留下来的各种不健康的生活方式及恶劣的生活环境等影响群众健康的主要危险因素，政府深入开展了健康宣传教育活动，通过破四旧、防疫教育等方式提升了群众健康素养，改善了其卫生条件和生活环境。在此阶段，新中国的突发公共卫生应急工作取得了巨大成效，各类烈性传染病得到了消除或者控制，地方病和寄生虫病的发病率也大幅度降低。

---

① 冯世鑫、顾金祥、姚元翼、伍连德：《中国卫检的先驱》，《中国检验检疫》2002 年第 12 期。
② 兰迎春：《我国卫生工作方针的历史沿革》，《卫生经济研究》1999 年第 11 期。

2. 改革开放至 SARS 暴发

改革开放以来，许多地方实行了"唯 GDP"的发展政策，而被视为财政支出"负担"的公共卫生则缺乏相应的重视与资金投入，这就导致卫生防疫机构、基层卫生机构缺乏资金来开展工作，甚至许多基层医疗机构纷纷开始创收，公共卫生服务职能缺位，突发公共卫生应急体系的发展处于停滞阶段。此阶段突发公共卫生应急管理主要存在以下问题：政府投入严重不足，政府支出占卫生总费用的比例持续下降，在 SARS 暴发的前一年，一度降至 15%①，而政府支出大部分又集中在医疗机构，分配在公共卫生的支出更是不足，导致公共卫生服务机构无力开展相关服务，对传染病和寄生虫病的防控也有所减弱；缺乏专设机构来管理突发公共卫生事件，在 2001 年之前，我国的各级卫生行政部门都未设立专门的卫生应急机构和专家组，而与此同时，突发公共卫生应急的法律体系也未建立起来，缺乏有效应对突发公共卫生事件的应急管理体制与机制；由于医疗机构的逐利行为，预防为主的方针被弱化，传染病监测体系也未有效地建立起来。

3. SARS 暴发后

2003 年，一场突如其来的公共卫生事件——SARS（Severe Acute Respiratory Syndrome，严重急性呼吸道综合症，简称为"SARS"或者"非典"）疫情席卷了全国，为期半年多的疫情暴露出我国在卫生应急管理中存在的严重问题，凸显出原有的单一病种防灾减灾机制的重大缺陷，原有的"条块分割"的管理体制无法适应于改革开放以来复杂的社会情况。这场 SRAS 疫情不仅引发了卫生健康危机，还对经济社会发展、国家稳定造成了严重影响，自此，中国政府和社会认识到了公共卫生应急管理的重要性，从而全方位、系统性地开始了突发公共卫生应急体系的建设工作。

（三）突发公共卫生事件应急体系建设现状

1. 概述

突发公共卫生事件应急体系是整个应急管理体系的重要组成部分，

———————

① 杨维中：《中国卫生应急十年》，人民卫生出版社 2014 年版。

管理主体是各级卫生健康行政部门及各级卫生技术专业机构，主要任务是管理和应对各类突发公共卫生事件及其引发的各种公共卫生问题，保护人民群众生命健康，维护国家经济社会稳定。在 SARS 事件后，中国逐步建立和完善了以"一案三制"（预案、法制、体制、机制）为核心框架的突发公共卫生事件应急体系，在该体系中，政府、各级卫生服务机构与各类社会组织之间相互合作、相互作用，构成了一个高效的、结构功能完善的系统。

2. 预案建设

应急预案，是各级政府、企事业单位及其他相关社会组织为保证依法、迅速、科学、有效地应对突发事件，减少或消除突发事件及其造成的影响而预先制定的有关计划或工作方案[①]。突发公共卫生事件应急预案属于应急预案的一种，是针对各类潜在的或可能造成公共卫生威胁的事件，而预先制定的计划或方案。预案是应急管理体系的前提，是对应急事件做出响应的直接依据，应急预案编制和管理的质量决定了卫生应急响应的质量。

2003 年 SARS 疫情爆发后，国务院出台了《突发公共卫生事件应急管理条例》[②]（以下简称《条例》），明确规定："国务院卫生行政主管部门制定全国突发事件应急预案，省、自治区、直辖市人民政府应根据全国突发事件预案，结合本地实际情况，制定各行政区域突发事件应急预案"。此后，党和政府全面启动了突发公共卫生事件预案体系建设，截至目前，根据国务院的预案编制指南，我国已基本形成了突发公共卫生事件应急体系框架。该体系主要包括：2 个专项预案、7 个部门预案、22 个单项预案、1 项《突发公共卫生事件社区（乡镇）应急预案编制指南（试行）》以及多项地方预案。这些预案涉及范围广，种类全，不仅涵盖传染病暴发、突发中毒事件等突发公共卫生事件，也包括各类自

---

① 陈建安、刘建波、吕红频：《全面加强应急预案管理　着力健全公共安全体系》，《中国应急管理》2013 年第 11 期。

② 中华人民共和国国务院：《国家突发公共卫生事件应急预案》，《中国食品卫生杂志》2006年第 18 期。

然灾害、社会治安、生产事故等突发公共事件。此外，原卫生部还联合多个部委制定了若干部门应急预案。预案体系框架如图 18 – 1 所示。

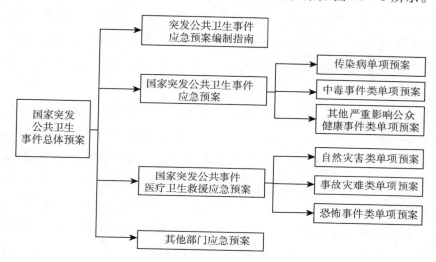

图 18 – 1　我国突发公共卫生事件预案体系结构图

其中，《国家突发公共事件总体预案》①（下称《总体预案》）是全国应急预案体系的总纲，是由国务院制定的应对各类突发公共事件的综合性预案。《总体预案》确立了应对突发公共事件的工作原则，体现了以人为本的工作理念，细化了突发公共事件的分类分级，明确了总体的应急领导机构及其职责、应急方针与政策、应急行动的总体思路等，是指导应对各类突发公共事件的规范性文件；

国务院及卫生行政部门针对某一类或某几类公共卫生应急事件而制定的预案被称为突发公共卫生事件应急专项预案；

国家突发事件公共卫生应急部门预案是国务院有关职能部门根据《总体预案》《国家突发公共卫生事件应急预案》《国家突发公共事件医疗卫生救援应急预案》及部门职责，为有效应对突发公共卫生事件及其引发的公共卫生问题而制订实施的应急预案；

———————

① 中华人民共和国国务院：《国家突发公共卫生事件应急预案》，《中国食品卫生杂志》2006年第 4 期。

在地方层面，各级政府指根据国家层面的《整体预案》、专项预案及部门预案，结合当地实际情况，根据分类管理、分级负责的原则，制定的适用本行政区的突发公共事件总体应急预案、专项应急预案和部门应急预案地方应急预案被称为地方突发事件公共卫生应急预案；此外，还有企事业单位公共卫生应急预案和其他公共卫生应急预案等。

3. 法制建设

2003年的SARS危机一方面暴露了我国在卫生应急与传染病防控法律体系建设中的严重滞后问题，在另一方面也为我国开启应急法律体系建设提供了契机。2003年5月，国务院总理温家宝签署第376号国务院令，公布《突发公共卫生事件应急条例》（以下简称《条例》）。《条例》内容分为六章五十四条，分别对突发公共卫生事件发生前的预防准备工作、发生时的报告与信息发布工作、发生后的处置工作以及法律责任等做了明确的规定。《条例》是一项特殊的立法，其一，《条例》的出台弥补了当时应对SARS疫情工作中无法可依的窘迫问题，顺应了应对SARS疫情的紧迫需要，其二，《条例》作为非常时期立法的一个典型案例，是中国卫生应急法律体系建设的开篇之作，对中国卫生应急管理法律体系建设具有划时代的意义。

根据应急管理法制的内涵和外延，我们将其分为广义和狭义两种。狭义的公共卫生应急管理法制是指与突发公共卫生应急管理活动相关的各项法律、行政法规及部门规章的集合。而广义的应急管理法制还应包括各项具体制度，如会议制度、学习制度、日常工作制度、财务制度、人事制度、应急物资管理制度等。卫生应急法律体系是国家在突发公共卫生事件下政府采取应急管理的依据，是中国现行的有关卫生应急的法律、行政法规、地方性法规、规章技术性法规等一系列法律规范的总称。以宪法为指导，我国已基本形成了以《突发事件应对法》为基本法，各类单行法、行政法规、地方法规等并行的突发公共卫生事件应急管理体系。

（1）宪法与法律

宪法作为一个国家的基本大法，是制定一切法律规范的基本依据，在卫生应急法律体系中处于最高的位阶，是中国所有卫生应急法律规范指定的纲领性文件。在 2003 年《条例》颁布实施后，中国"一案三制"的突发公共卫生事件应急管理体系全面开始建设，卫生应急相关立法也开始稳步推进。2007 年 1 月《突发事件应对法》正式开始实施，《突发事件应对法》首先明确了"突发事件"的概念，并将其分为自然灾害、事故灾难、公共卫生事件和社会安全事件四类，确立了"突发公共卫生事件"在整个"突发事件"的地位，标志着应急管理体系的构成。相对于《条例》而言，《突发事件应对法》体现出了一个更加完备科学的应急管理体系，内容从预防与准备到应急处置，再到恢复重建，体现了对突发事件全过程的管理。在应急管理基本法之外，我国还有许多卫生应急管理单行法，所谓单行法，即依据一事一立法的思路，针对于某类突发公共卫生事件的立法，主要包括《传染病防治法》《食品安全法》《职业病防治法》《放射性污染防治法》《动物检疫法》等。

（2）行政法规

行政法规是指国务院为根据宪法和法律，按照《行政法规制定程序条例》制定的有关行使行政权力，履行行政职责的规范性文件的总称。除了上述提及的《条例》外，关于突发公共卫生事件的行政法规还有《重大动物疫情应急条例》《医疗废物管理条例》等，这些行政法规分别对各自所涉及领域的突发公共卫生事件的预防准备、监测预警、应急处置、善后恢复等做出了具体规定，是我国卫生应急管理体系的重要组成部分。

（3）地方性法规与部门规章

各级卫生行政部门及地方政府制定了众多的有关突发公共卫生事件的地方性法规与部门规章，如《突发公共卫生事件与传染病疫情监测信息报告管理办法》《突发公共卫生事件交通应急规定》《食物中毒事故处理办法》《职业病危害事故调查处理办法》等。

（4）技术指南、标准等规范性文件

为了方便贯彻实施卫生应急相关法律法规，卫生行政部门制定了数量众多的技术指南、标准等管理规范。

自《条例》出台以来，十多年间中国已经形成了以宪法为指导，以《突发事件应对法》为纲领，以《条例》为核心，包含数量众多的卫生应急单行法、行政法规、地方性法规与部门规章和技术指南、标准等规范性文件的卫生应急法律体系，标志着我国卫生应急法制建设取得了巨大成就，同时也为中国突发公共卫生事件应急管理提供了强有力的法律支撑。

4. 体制建设

突发公共卫生事件应急体制也称卫生应急管理体制，是指为了预防和减少突发公共卫生事件的发生，控制、减轻、消除突发公共卫生事件引起的严重社会危害，保护人民生命健康，维护国家安全，建立的以政府为核心，社会组织、企事业单位、基层自治组织、公民个人乃至国际社会共同参与的体系。①

在新中国成立之初，我国就建立了国家卫生行政部门管理体系，中央政府设立了卫生部，县级以上政府都设立了卫生行政部门，分管医政、药政、防疫等部门，但并未设置卫生应急管理部门。另外，我国逐渐构建了以各级疾病控制中心和卫生监督局（所）构成的卫生防疫专业组织管理体系。但由于时代局限性，在 SARS 疫情暴发之前，我国并未把应对突发事件作为日常工作的一部分，因此大部分卫生行政部门并未设置专门的卫生应急机构，医疗专业机构也并未设置相应的应急队伍。在各级卫生行政部门中，疾控、医政、卫生监督等部门都是卫生应急工作的相关责任部门；而在卫生专业技术机构中，防疫科、消杀科、流病科、食品卫生科、放射防护科等业务科室是卫生应急的责任部门。但是这些部门的相关业务人员都有自己的业务工作，并未设置专门的卫生应急岗位，卫生应急工作往往是以"临时灭火"的形式开展的。虽然此"救火"式的卫生应急管理体制模式在 20 世纪特定时期发挥了一定的作用，但是在迈入 21 世纪后，随着全球一体化进程的加快，人类

① 朱凤才、沈孝兵：《公共卫生应急——理论与实践》，东南大学出版社 2017 年版。

社会交往日益密切，突发事件越来越牵一发而动全身，对于突发公共卫生事件的应对已经超越了卫生部门的职权范围，需要多部门共同参与，设置专门的应急管理机构已成大势所趋。

　　按照《突发事件应对法》规定，以"统一领导、综合协调、分类管理、分级负责、属地管理"为原则，我国建立了国家、省（自治区、直辖市）、市、县四级卫生应急管理组织体系，体系框架如图 18-2 所示。现行的卫生应急组织体系可分为卫生应急指挥机构、卫生应急日常管理机构、卫生应急专家咨询委员会、卫生应急专业技术机构、其他组织等。

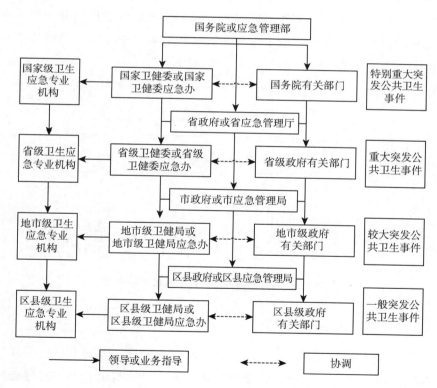

图 18-2　我国突发公共卫生事件应急管理体系框架图

5. 机制建设

应急管理体制建设主要搭建了各级应急管理机构，决定了应急管理体系的"硬件"配置，但要使这个体系有效运转起来，则需建立运行各种制度化、程序化的应急管理方法和措施。SARS 疫情等突发公共卫生应急事件的应对和处理使党和政府积累了丰富的经验，这些经验以制度的方式确定下来，成为我国卫生应急机制的基础，与卫生应急预案体系、卫生应急法制建设、卫生应急体制建设一起构成了我国突发公共卫生应急体系。

卫生应急机制是指以卫生应急法律法规为依据，以卫生应急管理体制为基础，卫生体系内各要素之间、卫生应急体系与其他社会组织之间相互影响、相互作用、相互协调的运行方式、手段和具体制度的综合。卫生应急机制建设是一个持续的过程，我们将卫生应急机制分为卫生应急组织、卫生应急资源供应、卫生应急过程管理、卫生应急关键环节管理四个方面，如图 18-3 所示。

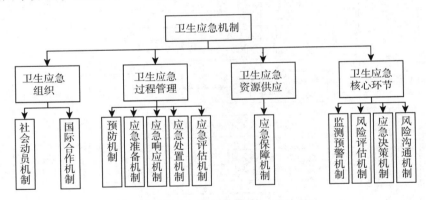

图 18-3　突发公共卫生事件应急机制结构图

（1）卫生应急组织

突发公共卫生事件影响复杂，牵一发而动全身，无法单靠一个部门来解决问题，因此，在应急管理的过程中需要强调组织管理，通过动员全社会参与，共同应对突发公共卫生事件。卫生应急组织包括社会动员机制、国际合作机制等。

（2）卫生应急资源供应

应急资源是预防和应对突发公共卫生事件所需的全部要素，是保障应急处理能力的核心要素，通过建立卫生应急资源保障机制，实现对卫生应急有关的人、财、物、信息等资源的有效管理，保证应急效果。

（3）卫生应急过程管理

根据卫生应急过程管理的逻辑顺序，可将其分为预防、准备、响应以及评估四个阶段，各阶段涉及内容不同，故涉及不同的应急机制，包括预防与应急准备机制、分级响应机制、应急处置机制、督导评估机制等。

（4）卫生应急关键环节管理

在卫生应急工作中，往往存在一些关键点能够对工作全局起到决定性的作用，根据这些影响应急工作的关键点，制定了监测预警机制、风险评估机制、应急决策与协调机制、风险沟通机制以及激励奖惩机制等。通过对这些关键点进行制度化的规范管理，以提升应急效果。

二　我国突发公共卫生应急体系问题

当前我国已基本建立了突发公共卫生事件应急体系，并在近年来防控各类突发公共卫生事件时取得了一定的成效，如三鹿婴幼儿奶粉事件、H1N1型禽流感事件、寨卡病毒疫情等，但是在对这些事件进行应急处置时仍然暴露出一些问题，因此我国突发公共卫生应急体系仍然需要持续完善和改进。

（一）突发公共卫生事件预案管理存在的问题

1. 应急预案体系建设不够完善、统一

当前我国已经基本建成了突发公共卫生事件应急管理预案体系，但是由于中国各地区经济发展水平、卫生状况不尽相同，各地的应急预案体系建设进展不尽一致。这就导致我国各地区之间，上级机构和基层机构之间应急预案结构存在着一定的差异，不利于形成一个"横向到边、纵向到底"的突发公共卫生事件应急体系。此外，当前各种预案编制过程中出现了一些现行法律法规的尚未明确的内容，相关立法工作需要跟上。

2. 应急预案体系缺乏动态管理机制与协调机制

不同的应急预案都反映了当时的编制背景，当突发事件及其所处环境发生变化时，应急预案也需要做出变化以适应新形势的需求。当前现存的应急预案缺乏动态管理机制，当有关法律法规或上位预案做出改变时，并未做到及时更新，如有些预案是2003年前制定的，与当前预案体系整体思路并不兼容。此外，不同类型与层级之间的卫生应急预案之间缺乏协调性，国家、省、市、区县不同层级之间的预案之间缺乏联动性，未规范不同层级规范重点，导致预案可操作性不强。

（二）突发公共卫生事件法制建设存在的问题

1. 《条例》的内容需要修改和完善

《条例》是在SARS暴发的背景下出台的，是为了解决在SARS应对中的无法可依的问题，因此，《条例》的核心内容侧重于"突发公共卫生事件"应急处置，在"应急准备""应急保障"等方面列举了一些条目，但是并未详细展开。当前我国卫生应急工作出现了一些新的理念和内容，如"预防为主""全过程管理"等，这些内容在《条例》中也未得到相应的体现。另外，《条例》主要侧重于应对"传染病"相关的突发公共卫生事件，并不能完全符合其他类型突发公共卫生事件应对的要求，存在着一定的局限性。

2. 现有法律法规不够协调、统一

由于建立突发公共卫生事件法律体系是一件长期的循序渐进的工作，因此不同法律、法规、规章出台的时间不尽相同，这就导致一些法律规范的内容会出现不一致的现象。此外《国际卫生条例（2005）》的相关规定和内容也应在与中国现行法律体系相适应的情况下，逐步落实。

（三）突发公共卫生事件体制建设存在的问题

1. 机构设置不全

很多地区尚未设置独立编制的卫生应急管理机构，在基层这种现象尤为突出，县乡村三级联动机构在绝大部分地区未能形成，当前我国基层的突发公共卫生事件专设的应急管理机构只到了县一级，如在县卫计局设立应急管理办公室，人员借调、一套人马两块牌子的现象比较普遍。同时，乡镇一级政府实行大部制方式，其对于农村突发公共卫生事件重于应对、失于预警。村委会一级，通常由支部副书记或村委会副主任分管该工作，缺乏专人负责。

2. 各级政府之间、政府与社会组织之间的缺乏协调

当前我国的公共卫生事业是以政府主体建设的，这就导致卫生应急管理工作过度依赖政府部门，而由于卫生应急并未实行垂直管理，各地的卫生应急管理机构一方面在人权、财权、事权上受所在地政府管辖，一方面又要受上级卫生应急管理机构的业务指导，这就导致同级政府间的各个部门之间的横向沟通机制不健全，协作效率低。此外，突发公共卫生事件传播迅速、影响范围大，应该动员全社会参与，加强政府和社会组织之间的协调工作。

3. 应急资源配置不合理

首先，在人力资源方面，专业人才缺乏，人力资源配置不合理。虽然我国的医学教育体系培养了大量的公共卫生专业人才，但是由于区位、经济等原因，这些人才往往倾向于在大中城市就业，而在经济欠发达地区尤其是偏远农村地区则十分缺乏具备相应技能的人才；其次，在财政投入方面，基层分配到的资金不足，这就导致基层人力资源和物力资源短缺，现有的资源无法应对突发公共卫生事件应急的需求。

（四）突发公共卫生事件机制建设存在的问题

1. 应急经费投入不足，保障机制不健全

虽然政府对于卫生健康事业的支出逐年增加，但是由于长期存在的"重医疗，轻预防"理念的影响，对公共卫生的支出尤其是对于卫生应急管理的支出仍显不足。再加上公共卫生具有公益性，当前公共卫生事业的经费主要由政府承担，城乡之间的差距导致基层卫生部门缺少卫生应急物资、缺乏卫生应急演练。从我国现有的财政体制及其支付能力来看，基本可以应对小规模的、破坏程度小的突发公共卫生事件，但从整体卫生应急管理发展来看，政府投入的不足仍然制约着我国突发公共卫生事件应急能力的提升。

2. 预警机制有待完善

由于突发公共卫生事件预警工作所产生的成绩很难得到体现，因此我国一直以来还是存在着重事后处置，轻事前预警的传统，当前我国现有的预警机制对于预警的可操作性和实用性关注不够，这就导致在突发公共卫生事件发生时，预警机制并不能发挥很好的效果。另外，当前我国突发公共卫生事件预警工作信息化建设不健全，并未实现智能预警，需要专业的人员对信息进行再次加工汇总，也降低了预警效率。

3. 社会动员、风险沟通机制不健全

突发公共卫生事件具有突发性和不确定性的特征，其发生难以预测，在平时无法感知其威胁，极易导致应急意识的缺失。在某些地区，一些官员存在着侥幸心理，未将应急管理视为常态管理，应急工作浮于表面，忽视了应急预案的编制和演练工作。再加上公共卫生应急宣传教育力度不够，无法引发人民群众积极投身公共卫生应急事件相关知识学习和实践的兴趣和热情，导致其自救能力低，容易听信网络谣言，引发舆情危机。

三　我国突发公共卫生应急体系发展趋势展望

根据当前国家公共卫生安全战略规划，立足于政府机构大部制改革的背景和"互联网＋政务"等治理变革及趋势，针对当前我国突发公共卫生应急体系建设现状及存在的问题，提出以下几点参考建议。

（一）建立应急管理综合协调部门

新一轮国务院机构改革方案设立了中华人民共和国应急管理部，负责国家日常应急管理工作，以应急管理部为中心，逐步完善全国应急管理体制，是未来应急管理的核心工作。应急管理部的成立，整合了原先分散在各个部门的应急管理资源，作为国家负责应急管理的常设机构，可以针对突发事件的预防、响应、处置、恢复重建、评估等流程进行全方位、系统性地协调管理。在卫生部门也应建立与之对应的突发公共卫生事件应急管理部门，建议以中央及地方 CDC 承担卫生应急管理协调应对工作，隶属于同级卫生健康行政机构，在业务上接受同级卫生健康部门和应急管理部门的双重指导。通过建立卫生应急管理综合协调部门，推动各职能部门加强协作、资源共享，优化整合卫生应急资源，发挥系统地整体效能，提升突发公共卫生应急体系运作效率和能力，避免临时"救火"机构引发的权责不清、管理混乱等问题。

（二）突发公共卫生事件扁平化管理

当前我国实行由国家、省、市、县、乡镇组成的中央到地方的五层纵向管理体制，除乡镇一级之外，均构建了以"一案三制"为核心的突发公共卫生事件应急管理体系。但是此管理体制及其体现的应急管理效果来看，中间环节过多导致当危机来临时响应速度和反应效率的降低，导致错过最佳应对时间。我们建议减少管理层级，实现卫生应急三级乃至两级管理体系，减少信息流通环节，提升系统效率。首先，在国家层面，以中央 CDC 为协调中心，负责协调卫生部门和其他机构应对特大型突发公共卫生事件及需要卫生部门参与的其他应急事件，并对涉及卫生专业领域的行为提供技术指导，在常规状态下，中央 CDC 主要负责收集下属机构上传的卫生应急信息和国外疫情情报。其次，在省（自治区、直辖市）和部分特大城市方面，由本省、市级 CDC 为突发公共卫生事件应急协调机构，接受同级卫生行政部门和同级应急管理厅（局）的业务指导，在危机发生时，负责处理大型突发公共卫生事件及其他需要卫生部门参与的应急事件，协调整合全省卫生应急资源，执行中央 CDC 的决策命令，并向上传相关卫生应急信息。在中小城市及县级层面，以市、县级 CDC 为突发公共卫生事件应急管理机构，在事件发生后，协调整合区域内卫生应急资源，及时处理并上报。

（三）加强应急管理教育，动员全社会参与

政府及相关卫生应急部门应采取有效手段，加强应急管理教育。根据"预防为主"的卫生应急方针，通过编制卫生应急宣传手册，组织社区、学校、企业等开展卫生应急知识讲堂，互联网新媒体宣传等多种手段，普及卫生应急常识，加强广大群众的公共卫生知识水平和卫生应急自救能力，动员全社会参与，提升其参与突发公共卫生事件预防和应对的主动性。政府应充分尊重群众的知情权，及时、主动地公开卫生应急相关信息，并建立突发公共卫生事件的舆情监测机制，防止信息失真或极端分子通过造谣导致社会恐慌。

（四）建立基于大数据的突发公共卫生事件应急管理平台

大数据产业的兴起为政府工作增添了新的活力，李克强总理在 2016 年政府工作报告中指出要大力推行"互联网 + 政务"，将大数据技术应用于突发公共卫生事件应急管理平台，有利于提升平台的智能化、科学化、精准化管理水平，从而提高整体卫生应急效率。根据《国家电子政务标准规范体系》，建立卫生应急信息的统一数据标准，实现不同领域、不同机构、不同系统之间的系统地互联互通，方便数据交换。通过云计算、云存储、数据挖掘等信息化手段，收集、汇总、整理、分析卫生应急相关信息，通过政务内网或互联网，实时联机相关部门，方便统一指挥，提升反应速度，进而减少管理成本。此外，还可以通过计算机语言和机器学习等方法建立专家模型库[1]，以辅助获得突发公共卫生事件的响应方案。

（五）加强卫生应急学科建设，促进国际交流合作

科学的理论体系是卫生应急事业发展的学科支撑，在过去抗击突发公共卫生事件的历程里，我国卫生应急管理工作在探索中前行，积累了大量宝贵的经验，同时也产生了许多问题，包括一些学术问题。有关科研院校可以对我国卫生应急工作进行分析和总结，发现问题，提出问题，研究问题，解决问题，建立健全突发公共卫生应急理论体系，以理论指导实践工作。同时，国际上许多卫生应急的经验也值得借鉴，通过与国际交流合作，促进技术和人才的交流，推动我国卫生应急事业发展。

（华中科技大学　岳靖凯）

---

[1]　马自强：《用现代智能化手段提高城市应急管理水平》，第三十一届中国（天津）2017 IT、网络、信息技术、电子、仪器仪表创新学术会议，2017 年。

第十九章　基本公共卫生服务均等化的现状、问题和展望

　　我国自 2009 年开始实施基本公共卫生服务项目，它是实现人人享有基本医疗卫生服务的重要内容，是深化医药卫生体制改革的重要工作。基本公共服务均等化将有效的促进公民健康意识的提高和生活方式的转变，是改善民生、推进城乡一体化的重要举措，有利于实现人的全面发展、人民安居乐业、国家经济社会稳定，有利于加快实现"健康中国"战略，更是促进社会和谐、建设全面小康的必由之路。

　　本章对我国基本公共卫生服务均等化的实施现状进行了描述，分析了基本公共卫生服务均等化存在的各方面问题，并结合社会经济的发展趋势和现行政策的实施预期，对基本公共卫生服务均等化的未来发展进行了展望。

一　我国基本公共卫生服务的现状

（一）相关概念

　　基本公共卫生服务均等化是指，每个公民都能平等地获得大致均等的基本公共卫生服务。其核心是机会均等，而不是简单的平均化和无差异化[①]。均等化从保障公民健康权益的角度看，意味着人人享有服务的

　　[①] 蒲川：《促进基本公共卫生服务均等化的实施策略研究——以重庆市为例》，《软科学》2010 年第 24 期。

权利是相同的；而在服务的内容的提供上是根据居民的健康需要和政府的财政承受能力确定的，既有例如建立居民健康档案、传染病的防治等面向全体居民的公共卫生服务，也有像预防接种、妇女儿童保健等面向不同群体的，这些都属于基本公共卫生服务。在这个意义上，均等化并不意味着每个人都必须得到完全相同、没有任何差异的基本公共卫生服务。基本公共卫生服务均等化是实现健康公平的重要手段，体现了人人平等，符合卫生事业的发展规律，有利于提高居民健康水平。

（二）基本公共卫生服务发展概况

基本公共卫生服务均等化是一个渐进的、发展的过程，其内涵也将伴随着我国社会经济水平的发展而不断丰富和扩展[1]。自 2009 年国家正式提出基本公共卫生服务均等化实施项目以来，为适应深化医药卫生体制改革，全面建设小康社会等需要，政府和社会不断地规范基本公共卫生服务的管理，不断地总结经验教训，形成了日益完善的基本公共卫生服务体系。

1. 基本公共卫生服务政策及内容的演变情况

国家基本公共卫生服务项目数量在逐年增加，由 2009 年的 9 类 35 项增加到 2017 年的 12 类 46 项。基本公共卫生服务规范内容也在不断完善。几年来在逐渐修改内容范围，使其覆盖范围更加全面，更加规范高效，也更贴合基层具体情况。

表 19 - 1　　　国家基本公共卫生服务不同版本的具体项目增设情况[2]

序号	《服务规范（2009 年版）》	《服务规范（2011 年版）》	《服务规范（第三版）》
一	城乡居民健康档案管理	城乡居民健康档案管理	城乡居民健康档案管理
二	城乡教育服务	城乡教育服务	城乡教育服务
三	0—36 月儿童健康管理	0—6 岁儿童健康管理	0—6 岁儿童健康管理
四	孕产妇健康管理	孕产妇健康管理	孕产妇健康管理
五	老年人健康管理	老年人健康管理	老年人健康管理
六	预防接种	预防接种	预防接种

① 王伟、任苒：《基本公共卫生服务均等化的内涵与实施策略》，《医学与哲学》2010 年第 31 期。
② 李莹星：《我国农村基本公共卫生服务供给与需求研究》，中国农业出版社 2017 年版。

续表

序号	《服务规范（2009 年版）》	《服务规范（2011 年版）》	《服务规范（第三版）》
七	传染病报告及处理	传染病及突发公共卫生事件报告及处理	传染病及突发公共卫生事件报告及处理
八	高血压、糖尿病患者健康管理	高血压、糖尿病患者健康管理	高血压、糖尿病患者健康管理
九	重性精神病患者管理	重性精神病患者管理	重性精神病患者管理
十	—	卫生监督协管服务	卫生监督协管服务
十一	—	—	结核病患者健康管理
十二	—	—	中医药健康管理服务

资料来源：2009—2018 年度政府公开政策文件。

为贯彻国家的基本公共卫生服务项目，各地方省市都相应制定了本地区的的基本公共卫生服务政策，使基本公共卫生服务更加具体化，更加符合本地区的具体实际情况，增强了基本公共卫生服务的可落实性。形成了中央和地方相互配套的基本公共卫生服务体系。

2. 基本公共卫生服务经费投入情况

（1）经费补助标准和实际补助情况

由表 19 - 2 可以看出，国家基本公共卫生服务经费人均补助标准在逐年提高，推进成效显著，显示出政府对基本公共卫生服务的重视，且每年的实际补助标准均高于政策要求标准，落实效果较好。

表 19 - 2　　　　国家基本公共卫生服务补助经费标准及使用情况

时间	基本公共卫生服务经费人均补助标准（元）	经费用途	基本公共卫生服务经费人均实际补助标准（元）
2009 年 7 月	15	—	15.1
2011 年	—	—	17.5
2011 年 5 月	25	新增经费主要用于扩大服务人群，增加服务项目，提高服务质量	26.8
2012 年	—	—	27.7

续表

时间	基本公共卫生服务经费人均补助标准（元）	经费用途	基本公共卫生服务经费人均实际补助标准（元）
2013 年 6 月	30	新增经费主要用于做实、做细、做深现有基本公共卫生服务，同时进一步扩大受益人群范围，强化基础性服务项目。1. 用于扩大建立居民电子健康档案、高血压和糖尿病患者健康管理、老年人健康管理覆盖面；2. 适当提高预防接种、重性精神疾病患者健康管理、传染病及突发公共卫生事件报告和处理、卫生监督协管等服务项目补助水平；3. 将中医药健康管理服务纳入基本公共卫生服务范围。各地要结合本地区实际情况，科学测算各项服务的补偿水平，合理确定工作任务目标，要以提高基本公共卫生服务质量为重点，进一步健全项目管理制度，强化绩效考核，改进服务方式，提高服务水平，切实保障群众受益	32.9
2014 年 9 月	35	加大对基层机构支持力度，农村地区新增人均 5 元经费全部用于村卫生室，城市地区新增经费统筹用于社区卫生服务中心和服务站	37.7
2015 年 6 月	40	项目调整主要是巩固现有项目，扩大服务覆盖面，扩展服务内容，提高服务水平；同时突出重点，适当增加新项目，预防和控制重大疾病	42.6
2016 年 6 月	45	新增经费主要用于提高服务质量效率和均等化水平及开展国家基本公共卫生服务项目签约服务，并适当增加高血压、糖尿病和严重精神障碍（原重性精神疾病，下同）患者的管理人数	45.6
2017 年 6 月	50	新增经费主要用于以下方面：1. 巩固现有项目，扩大服务覆盖面，适当提高服务补助水平，细化和完善服务内容，提高服务质量；2. 统筹安排免费提供避孕药具和健康素养促进两个项目经费	—
2018 年 6 月	55	新增经费主要用于以下方面：1. 巩固 12 类项目，扩大服务覆盖面，适当提高服务补助水平，细化和完善服务内容，提高服务质量；2. 统筹安排免费提供避孕药具和健康素养促进两个项目经费）。进一步加快资金拨付进度，采取"先预拨、后结算"的方式，确保资金及时足额到位。对于乡村医生提供的基本公共卫生服务，通过政府购买服务的方式，根据核定的任务量和考核结果，将相应的基本公共卫生服务经费拨付给乡村医生，新增经费重点向乡村医生倾斜，用于加强村级基本公共卫生服务工作	—

（2）筹资模式的制度安排

国家基本公共卫生服务项目资金筹资采取中央和地方逐级分担投入模式，综合服务人口数量、区域经济发展情况、绩效评价情况等因素，确定不同地区的资金拨付比例。中央资金重点向困难地区倾斜，按照2016年确定的《公共卫生服务补助资金管理暂行办法》，对西部、中部地区分别按照80%、60%的比例，对东部地区按照50%—10%的不同比例予以补助；重大公共卫生服务项目补助资金根据任务量和补助标准确定对各地的补助金额，或根据项目分类特点，采取因素法进行分配[①]。逐步形成了中央和地方共同投入的筹资模式，保证筹资标准的均等化。

（3）基本公共卫生服务卫生经费投入占比情况

2009—2016年，各级财政累计投入 > 3000亿元，其中中央投入1692亿元，比例达55%，基本公共卫生服务经费成为卫生计生系统内仅次于新农合的第二大笔资金[②]。

政府卫生支出的比重在提高，个人卫生支出的比重在下降，但投入到基本公共卫生服务的经费比重仍然较低。政府卫生支出中基本公共卫生经费投入呈缓慢上升趋势，总体稳定维持在5%左右。基本公共卫生服务在整个卫生总费用中所占比例也较低，总体维持在1.5%左右。

---

① 国家卫生健康委员会财务司：《公共卫生服务补助资金管理暂行办法》，《国家卫健委财务司》2016年第2期。

② 国家卫生计生委基层司：《立足基层卫生面向健康中国推动国家基本公共卫生服务项目深入开展》。

表 19－3　　我国卫生费用基本情况及基本公共卫生服务经费占比情况①

	2009 年	2010 年	2011 年	2012 年	2013 年	2014 年	2015 年	2016 年	2017 年
人均卫生总费用（元）	1314.3	1490.1	1807.0	2076.7	2327.4	2581.7	2980.8	3351.7	21206.8
政府卫生支出（亿元）	4816.3	5732.5	7464.2	8432.0	9545.8	10579.2	12475.3	13910.3	15517.3
个人卫生支出（亿元）	6571.2	7051.3	8465.3	9656.3	10729.3	11295.4	11992.7	13337.9	14874.8
基本公共卫生经费占政府卫生支出的比例（%）	4.2	4.3	5.0	5.3	5.4	5.5	5.0	5.1	—
基本公共卫生经费占当年卫生总费用的比例（%）	1.1	1.2	1.5	1.58	1.61	1.65	1.53	1.52	—

资料来源：《2017 年中国卫生统计年鉴》、2017 年我国卫生健康事业发展统计公报。

3. 基本公共卫生服务绩效考核

基本公共卫生服务系统绩效是指在一定的公共卫生资源条件下，基本公共卫生服务系统目标的实现程度。为促进绩效管理工作，两部委联合组织开展绩效考核工作，2012 年起专门设置中央补助地方基本公共卫生服务考核资金，每年 6500 万元②。2011 年—2017 年，国家卫生计生委联合财政部，连续 7 年对各地基本公共卫生服务项目开展情况进行考核。同时，基本公共卫生服务的考核标准日益完善。一方面根据基本公共卫生服务规范的项目增设同步更新考核指标，另一方面随着社会健康文化观念的进步，考核指标随之增设信息管理情况调查、居民的知晓率和满意度调查、项目的创新性调查等。

① 注：基本公共卫生经费的占比情况 2009—2011 年资料来源《我国农村基本公共卫生服务供给与需求研究》2012—2016 年数据依据《2017 年中国卫生和计划生育统计年鉴》第四章卫生经费中卫生总费用、政府卫生支出；第十四章人口指标中各年年末总人口和国家基本公共卫生服务项目阶段性评估结果报告（2009—2015）中关于各年基本公共卫生服务经费实际补助标准计算得出；基本公共卫生经费占政府卫生支出的比例（%）＝（当年国家基本公共卫生服务经费实际补助标准×当年年末总人口）/政府卫生支出；基本公共卫生经费占当年卫生总费用的比例（%）＝（当年国家基本公共卫生服务经费实际补助标准×当年年末总人口）/卫生总费用。

② 国家卫生计生委项目资金监管服务中心：《2010—2014 年度国家基本公共卫生服务项目绩效考核专题报告集》，2016 年。

4. 小结

《"健康中国2030"规划纲要》明确指出：优化健康服务，强化覆盖全民的公共卫生服务[①]。实施国家基本公共卫生服务项目仍然是未来一段时间甚至是相当长时期内国家卫生与健康的工作重点，同时也是实现"健康中国2030"既定目标的重要支撑。

今后国家基本公共卫生服务项目的经费补助及其项目内容还会随着经济社会发展、公共卫生服务需要和政府财政状况等适时进行调整。积极应对新环境、新问题，使基本公共卫生服务均等化获得更加长足的发展。

（三）基本公共卫生服务的实施质量

孕产妇保健、儿童保健、老年人、慢性病人的健康管理以及疫苗接种管理是基本公共卫生服务项目的主要内容。电子健康档案建档率；适龄儿童国家免疫规划疫苗接种率；儿童健康管理率；孕产妇的早孕建册率、产后访视率；老年人、重点慢性病人、严重精神障碍患者、肺结核患者的规范管理率；老年人、儿童中医药健康管理率；传染病、突发公共卫生事件报告率；居民健康素养水平等是评判基本公共卫生服务均等化效果的重要指标。下文即选取相关数据来展示国家基本公共卫生服务的实施质量。数据主要来自各年度《医改工作进展监测结果报告》、各年度《中国卫生和计划生育统计年鉴》、《国家基本公共卫生服务项目阶段性评估结果报告（2009—2015年）》以及《国家第五次卫生服务调查分析报告》等。其中部分年份、指标数据或有缺失，本部分根据数据的可得性，对其中数据相对完善的指标进行分析。

1. 总体管理率和管理人数

2011年到2016年基本公共卫生服务项目主要任务落实指标及其当年任务目标指标情况。除缺失的部分年份或相应数据无法进行比较，仅有2014年居民电子健康档案建档率、2015和2106年糖尿病患

[①]　中国共产党中央委员会，中华人民共和国国务院：《"健康中国2030"规划纲要》，《中国实用乡村医生杂志》2017年第24期。

者管理人数未达到该年任务目标，其余主要任务落实情况指标均达到该年规定目标。各项任务指标总体上均呈逐年递增趋势。

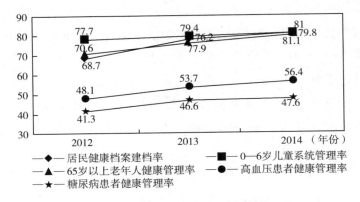

图 19 - 1　2012—2014 年国家基本公共卫生服务项目进展情况（%）

资料来源：国家基本公共卫生服务项目阶段性评估结果报告（2009—2015 年）。

2. 孕产妇管理

早孕建册率和产后访视率是国家基本公共卫生服务的重要评价指标，图 19 - 2 选取了 2009 年—2017 年孕产妇建卡率，系统管理率，产前检查和产后访视率指标数据。由图 19 - 2 数据显示，四项指标在总体上均呈逐年递增趋势，其中孕产妇系统管理率增长幅度最大。在 2014 年，四项指标均达到 90% 以上。

3. 儿童管理

图 19 - 3 显示，新生儿访视率、3 岁以下儿童系统管理率和 7 岁以下儿童保健管理率呈逐年递增趋势。其中 3 岁以下儿童系统管理率从 2009 年的 77.2% 上升到 2017 年的 91.1%，提高了 13.9 个百分点。

对于预防接种建卡率，在 1993 到 2013 年五次卫生服务调查中，5 岁以下儿童预防接种的建卡率逐渐提高，农村的上升幅度大于城市，2013 年调查建卡率达到 99.4%，农村和城市相等。见图 19 - 4。

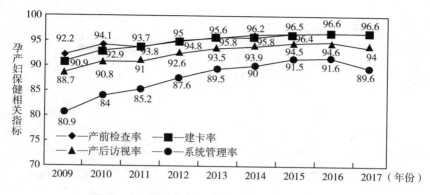

图 19 - 2　不同年份孕产妇保健相关指标① （%）

资料来源：中国卫生和计划生育统计年鉴。

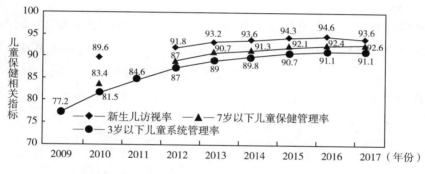

图 19 - 3　2009—2017 年儿童保健相关指标② （%）

资料来源：中国卫生和计划生育统计年鉴。

4. 重点慢性病人管理

随着国家基本公共卫生服务项目的实施，管理覆盖人群逐年增长，同时如图 19 - 5 可见，通过管理，高血压、糖尿病和重性精神疾病的病

---

①　注：孕产妇建卡率指年内孕产妇中由保健人员建立的保健卡（册）人数与活产数之比；产前检查率指年内产前接受过 1 次及以上产前检查的产妇人数与活产数之比；产后访视率指年内产后接受过 1 次及以上产后访视的产妇人数与活产数之比；孕产妇系统管理率指年内孕产妇系统管理人数与活产数之比。

②　注：新生儿访视率是指接受 1 次及以上访视的新生儿人数与活产数之比；3 岁以下儿童系统管理率是指年内 3 岁以下儿童系统管理人数与当地 3 岁儿童数之比；7 岁以下儿童保健管理率指 7 岁以下儿童保健覆盖人数与 7 岁以下儿童数之比。

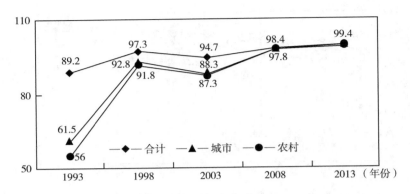

图 19 - 4　不同年份调查的 5 岁以下儿童预防接种建卡率（%）

资料来源：第五次卫生服务调查数据。

情得到控制，高血压的控制成果显著。但糖尿病的控制率在 2014 年有所下降。通过第五次卫生服务调查数据了解，71.3% 的高血压患者在近 3 个月内得到了随访和指导，农村患者的随访率为 80.3%，高于城市患者的 64.5%，东、中和西部地区的 3 个月的随访率差异不大。

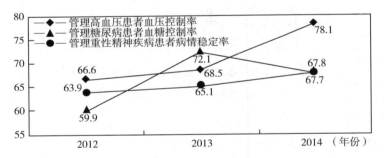

图 19 - 5　2012—2014 年管理慢性病患者病情稳定情况（%）

资料来源：国家基本公共卫生服务项目阶段性评估结果报告（2009—2015 年）（14 省（区、市）监测点数据）。

5. 居民健康素养水平

由图 19 - 6 可见，从 2008 年到 2017 年，我国居民健康素养总体水平在逐年增加，2017 年较 2008 年提高了 7.7 个百分比。2017 年，健康素养水平已达到 14.18%，但距离"健康中国 2020"中 20%、"健康中国 2030"中 30% 的目标指标还存在明显差距，全民健康素养水平的提高还任重道远。

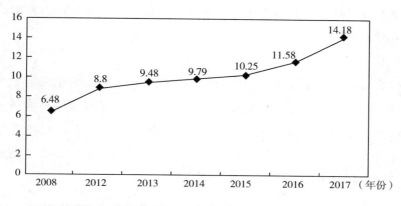

图 19 – 6　2008—2017 年健康素养总体水平（%）

资料来源：2017 年中国居民健康素养检测结果。

（四）基本公共卫生服务可及性与社会满意度

1. 卫生服务可及性

卫生服务物理可及性改善，存在地区差异。与以往调查相比，居民 15 分钟到达最近医疗点的比例增加，但是西部农村仍然明显低于其他地区。

由 2013 年第五次全国卫生服务调查的数据得，调查有 63.9% 的家庭离最近医疗机构在 1 公里以内，家庭距离最近医疗机构在 5 公里以上的占 3.4%。城市居民距离最近医疗机构不足 1 公里的比例为 71.0%，高于农村 56.7%。无论城市还是农村，西部地区距离最近医疗点在 1 公里以内的比例均明显低于东和中部地区，西部农村距离最近医疗点在 1 公里以内的比例仅为 47.0%，在 5 公里以上的比例达 9.0%。城市不同地区的差别小于农村，西部地区城乡差异大于东、中部地区。

从时间上，2013 年调查，15 分钟以内能够到达最近医疗点有 84.0% 的家庭，20 分钟及以上的比例为 8.1%。城市、农村 15 分钟能够到达最近医疗点的比例分别为 87.8% 和 80.2%。

城市不同地区的差别小于农村，西部地区 15 分钟以内能够到达最近医疗点的比例最差，且西部地区城乡差异大于东、中部地区。从距离和时间上看，基本公共卫生服务的可及性较好，但城乡、中东西部间地域差距明显。

2. 居民满意度

居民对于卫生服务提供的满意度与卫生服务提供的质量和效果与基本公共卫生服务均等化的成效相关联。图 19 - 7 显示我国居民接受各项卫生保健服务的满意度情况，总体满意度均在 95% 以上，总体满意度较高。其中满意度最好的为高血压患者的健康管理服务，最低为糖尿病患者健康管理服务。

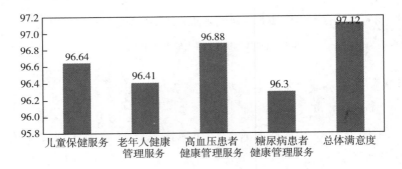

图 19 - 7　居民对国家基本公共卫生服务的满意度（%）

资料来源：国家基本公共卫生服务项目阶段性评估结果报告（2009—2015 年）（10 省现场评估结果）。

（五）卫生资源及利用情况

下表分别从医疗机构的数、基层和专业公共卫生机构人员数、乡村医生人员数、全科医生数等方面对卫生资源及利用情况进行分析。

表 19 - 4 数据显示，社区卫生服务中心的数量随时间呈现逐年增长趋势，疾控和妇幼保健院无明显变化，乡镇卫生院数量在逐年递减。但总体变动不大，基层机构建设较平稳。

表 19 - 4　　　　　　　　　　各年份医疗卫生机构数　　　　　　　单位：个

年份	社区卫生服务中心	乡镇卫生院	疾病预防控制中心	妇幼保健院
2010	32739	37836	3513	3025
2011	32860	37295	3484	3036
2012	33562	37097	3490	3044
2013	33965	37015	3516	3144
2014	34238	36902	3490	3098
2015	34321	36817	3478	3078
2016	34327	36795	3481	3063
2017	34652	36551	3456	3077

资料来源：《中国卫生与计划生育统计年鉴》。

　　基本公共卫生服务关注的是居民健康的预防保健，决定了其更多落实在基层和专业卫生机构，因此基层和专业卫生机构的人员数是考察基本公共卫生服务资源充实性的一个重要指标。表 19 - 5、19 - 6、19 - 7 数据显示，基层医疗机构、专业公共卫生机构卫生技术人员总数以及乡村医生和卫生员数均呈逐年递增趋势。同年间乡镇卫生院卫生技术人员数最多。在各类医疗机构间，只有疾病预防控制中心的执业（助理）医师数在逐年递减，其余机构的执业医师和注册护士数均增长。说明人力资源在逐步充实，人员分配上更加注重基层。基本公共卫生服务项目也在这一过程中得到完善。

表 19 - 5　　　　　　　　　　基层医疗机构卫生人员数　　　　　　　单位：人

年份	社区卫生服务机构			乡镇卫生院		
	卫生技术人员	执业（助理）医师	注册护士	卫生技术人员	执业（助理）医师	注册护士
2010	331322	144225	106528	973059	422648	217693
2011	—	—	—	—	—	—
2012	386952	167414	128652	1017096	423350	247355
2013	406218	173838	139104	1043441	434025	270210
2014	417503	176998	145672	1053348	432831	281864
2015	431158	181670	153393	1078532	440889	298881
2016	446176	187699	162132	1115921	454995	318609

续表

年份	社区卫生服务机构			乡镇卫生院		
	卫生技术人员	执业（助理）医师	注册护士	卫生技术人员	执业（助理）医师	注册护士
2017	474010	198203	175984	1151278	466049	340952

资料来源：中国卫生和计生统计年鉴表。

表 19 – 6　　　　　　　**专业公共卫生机构卫生人员数**　　　　　　单位：人

年份	疾病预防控制中心			妇幼保健院（站、所）		
	卫生技术人员	执业（助理）医师	注册护士	卫生技术人员	执业（助理）医师	注册护士
2010	147347	78608	11616	202365	85932	73195
2011	145198	74239	11945	216149	87069	82131
2012	141261	72342	12199	235741	91335	94065
2013	143101	72675	13050	254911	96553	104225
2014	142297	71450	13467	270674	78748	114212
2015	141698	70709	13798	291361	105832	124414
2016	142492	70734	14488	320748	116524	138266
2017	142114	70839	14898	353168	127399	155190

资料来源：中国卫生和计生统计年鉴。

表 19 – 7　　　　　　　　**乡村医生和卫生员数**　　　　　　　单位：人

年份	乡村医生和卫生员	平均每村乡村医生和卫生员	每千农村人口乡村医生和卫生员
2010	1091863	1.68	1.14
2011	1126443	1.91	1.20
2012	1094419	1.86	1.14
2013	1081063	1.83	1.12
2014	1058182	1.64	1.09
2015	1031525	1.78	1.07
2016	1000324	1.79	1.04
2017	968611	1.73	1.01

资料来源：中国卫生统计年鉴。

　　全科医生体系的建立代表基层医疗卫生队伍的完善，能够有力推动基本公共卫生服务项目的实施。表 19 – 8 数据显示，自 2012 年建立全科医生制度以来至今，全科医生数和每万人口全科医生数均呈逐渐上升的趋势。表 19 - 9 数据显示，从地域上来看，东部地区全科医生数明显高于中部和西部地区，存在差距。

表 19 - 8 　　　　　　**各年全科医生数及每万人口全科医生数**　　　　单位：人

年份	2012	2013	2014	2015	2016	2017
全科医生数	109794	145511	172597	188649	209083	252717
每万人口全科医生数	0.81	1.07	1.27	1.38	1.51	1.82

表 19 - 9 　　**2017 年各地区全科医师数以及每万人口全科医生数**　　单位：人

地区	全科医生数	每万人口全科医生数
合计	252717	1.82
东部	58224	2.42
中部	22608	1.46
西部	15403	1.33

资料来源：中国卫生统计年鉴。

（六）城乡居民健康状况

国际上通常用婴儿死亡率、孕产妇死亡率和平均期望寿命三个指标来表示健康结果。数据表明，2009 年到 2017 年监测地区 5 岁一下儿童和孕产妇死亡率均呈逐年下降趋势，其中新生儿死亡率下降 5.7 个百分点，婴儿死亡率下降 8.1 个百分点，5 岁以下儿童死亡率下降 9.4 个百分点，孕产妇死亡率下降了 14.6 个百分点。2017 年的数据表明新生儿死亡率农村是城市的 2.0 倍，婴儿死亡率农村是城市的 1.2 倍，5 岁以下儿童死亡率农村是城市的 2.3 倍，孕产妇死亡率农村和城市间差别最小。城乡之间差距在近年逐渐缩小，但是城乡差距依旧存在，较为清晰的反映了这一趋势。各项指标逐年递减的趋势，表示居民健康状况在逐年改善，但这些指标受很多因素的影响，基本公共卫生服务并不是唯一的因素，但其中的作用也不容忽视。

二　基本公共卫生服务均等化发展中存在的问题

实施国家基本公共卫生服务项目是深化医改的重要内容，是新时期落实预防为主工作方针、实现健康中国建设目标的重大举措，是从以疾病为中心向以健康为中心服务模式转变的典范。但是，推进基本公共卫生服务均等化的过程也显现了一些突出问题。具体体现在以下几个方面。

（一）含义理解不透彻，法律条例不健全

目前基本公共卫生服务项目的实施中，存在对"基本公共卫生服务"理解不到位的现象，即一方面错误地认为开展基本公共卫生服务仅仅是基层卫生机构的事情，导致疾控、卫监、妇幼等职能部门没有参与到基本公共卫生服务的提供中来。另一方面错误地认为基层卫生机构开展的公共卫生服务才是基本公共卫生服务，而将承担大量公共卫生服务的各级专业公共卫生和医疗机构排除在外。

由于我国公共管理改革起步较晚，现阶段我国均等化立法体系相对缺失，均等化制度建设也不配套。从总体上看，我国有关基本公共卫生服务均等化的法律规定比较零散，立法层次过低，亟需进一步完善与系统化。

（二）地域区间不均等，城乡之间差异大

基本公共卫生服务在地域间和城乡间的不均等现象在我国均有不同程度的表现。

1. 医疗卫生资源分配不均等

在卫生经费方面，各省份在基本公共卫生服务领域投入的经费存在明显差异。广东、浙江等东部省份的基本公共卫生服务经费远远超过中西部省份，而西部地区基本公共卫生服务支出所占一般公共服务支出比例不到20%。

在卫生机构数量上，东部地区分别是中部和西部地区的1.16倍和1.16倍，其中中部和西部差距不大。在卫生人力方面，东部地区的卫生人员总数也是远超中西部。值得引起重视的是，一些中西部地区尤其是老少边穷地区基本公共卫生服务体系薄弱的问题尚未得到根本解决[1]。

---

[1]　王双彪：《我国基本公共卫生服务均等化：现状、挑战及对策》，《职业与健康》2013年第29期。

表 19 – 10　　　　　**2017 年各地区基层医疗卫生机构工作情况**

地区	机构数（个）	人员总数（人）	诊疗人次数（人次）
东部	342779	1582060	216413
中部	295937	1157358	121331
西部	294308	1086816	105148

资料来源：国家卫生和计划生育统计年鉴。

而这种卫生资源的差异在城乡之间也表现得尤为明显。近 5 年间，我国总体医疗卫生机构数量呈上升趋势，但基层医疗卫生机构数量增长缓慢，且其中乡镇卫生院、村卫生室数量逐年下降。在卫生人力资源方面，我国卫生人员总量不断增长，但乡村医生和卫生员的数量却在不断减少。

表 19 – 11　　　　　**2012—2016 年基层卫生医疗机构情况**

年份	2012	2013	2014	2015	2016	2017
（1）医疗卫生机构数（个）	950297	974398	981432	983528	983394	986649
基层医疗卫生机构	912620	915368	917335	920770	926518	933024
其中：社区卫生服务中心（站）	33562	33965	34238	34321	34327	34652
乡镇卫生院	37097	37015	36902	36817	36795	36551
村卫生室数	653419	648619	645470	640536	638763	632057
（2）卫生人员数（万人）	911.57	979.05	1023.42	1069.39	1117.3	1174.9
其中：乡村医生和卫生员数	109.44	108.11	105.82	103.15	100.03	96.86
（3）医疗机构床位数（万张）	572.48	618.19	660.12	701.52	741.05	794.03
其中：基层医疗床位数	132.43	134.99	138.12	141.38	144.19	152.85
每千农村人口乡镇卫生院床位数（张）	1.14	1.18	1.2	1.24	1.27	1.35

资料来源：国家统计局年度数据。

2. 居民健康水平不均等

人民健康水平是衡量医疗卫生服务利用最终效果的有效工具，一般可以用人均期望寿命、新生婴儿死亡率等指标来进行评价。数据显示，2016 年，我国城市新生儿死亡率为 2.9‰，农村新生儿死亡率为 5.70‰；从 2000 年到 2016 年，婴儿死亡率、5 岁以下儿童死亡率、孕产妇死亡率等指标，农村地区显著高于城市。由此可见，城乡居民的健康状况存在一定的差距。农村居民经济收入水平偏低，医疗服务利用率也较低，使得他们健康水平低于城市居民。

（三）人才结构不合理，人员配置不匹配

现阶段我国公共卫生服务从业人员队伍在专业素质上欠佳，在人员结构上不够合理，基本公共卫生服务从业人员年龄、资质及学历上较为低下，且以初级职称为主，见表 19－12。甚至还存在从业人员无医学教育背景和无任何职称，影响其完成基本公共卫生服务均等化任务。基本公共卫生人员在分布结构上也不合理，过度集中于条件环境较好的城市地区，而在欠发达地区，由于工作环境和待遇等方面的问题，基本公共卫生服务人员数量不足且不稳定（表 19－10），流动性较大。

表 19－12　　　　我国卫生技术人员学历及技术职务构成情况　　　　单位：%

年份	按学历结构划分				按技术职务结构划分			
	本科及以上	大专	中专	高中及以下	高级	中级	初级	待聘
2015	30.6	38.9	28.2	2.3	7.6	21.3	60.8	10.3
2016	32.2	39.3	26.5	2.0	7.6	20.6	61.4	10.4
2017	34.0	39.1	25.1	1.8	7.8	20.5	61.4	10.3

资料来源：2015、2016 年我国卫生和计划生育事业发展统计公报、2017 年我国卫生健康事业发展统计公报。

此外，基本公共卫生服务项目增加与人员配置不匹配。随着基本公共卫生服务经费增加，各省、市、县也普遍逐级增加了服务内容，在基层编制不变的情况下，项目逐年"提质扩面"，基层医务工作人员的工作量也越来越繁重，普遍存在基本公共卫生服务项目增加与人力配置不匹配问题。[①]

（四）经费投入不充足，资金使用效率低

我国是世界上最大的发展中国家，同时也是第二大经济体，人口众多，卫生服务总量需求大，卫生总费用投入基数大，与发达国家相比，我国目前对基本公共卫生的投入还处于"低标准、广覆盖"的状态，基本公共卫生经费仅占政府卫生支出的 5% 左右，国家基本公共卫生服务包含 12 大类 26 项的项目内容，具体落实到每个单项的补助标准

————

① 秦江梅：《中国慢性病及相关危险因素流行趋势、面临问题及对策》，《中国公共卫生》2014 年第 1 期。

太低。

同时，专项资金是由中央政府拨款给地方政府卫生部门，再由地方部门拨款到相应的机构，导致经费并不能一步到位，这对资金的使用效率有一定的影响。主要表现在：

1. 部分地区项目资金使用不合理拨付不及时

部分地区由于地方政府对政策理解不透，财政将项目经费与人员经费打包拨付，减少对基层医务人员基本工资和基础性绩效工资补助，导致经费使用不合理。并且打包形式的财政补助，在补助项目内容、补助标准等方面的清晰度、透明度不够，影响了财政资金使用效率。

2. 资金使用范围缺乏统一标准

2015年财政部、卫生计生委等部门联合印发的《公共卫生服务补助资金管理暂行办法》规定，补助资金主要用于开展基本公共卫生服务和重大公共卫生服务所需的需方补助、工作经费和能力建设等支出。由于各地对基本公共卫生服务经费性质理解不统一，导致项目经费使用受限、资金不足和资金剩余等情况并存。此外，专项拨款如何合理分配，并无确定的标准和科学的依据，各地方政府在资金分配和使用上随意性过强。

（五）绩效考核不完善，结果导向未体现

1. 以结果为导向考核体系尚未建立

我国目前使用的基本公共卫生服务考核指标为一、二、三级指标，过于强调过程指标，未能充分体现结果导向。部分省市县地区在制定一些管理率指标时超出实际情况，未考虑当地经济水平和基层服务能力，导致存在虚报数据和造假现象。此外，我国现行的基层医疗卫生机构绩效考核过于强调对卫生行业内部考核，而缺少对地方政府以及财政、医保和人事等相关部门的考核指标。

2. 缺乏完善全面的绩效考核评估体系及反馈机制

现有的基层医疗考核机制方面还有所欠缺，绩效考核内容不统一，形式单一，指标量化不够，缺乏多数据多指标的多因素评估，使得整个绩效考核体系缺乏科学性、公平性、可比性，难以达到实际效果。在基层医疗机构中实施绩效考核，是为了通过考核评估结果发现问题与不足，并有针对性地进行一定的改进完善，因此基层医疗机构绩效考核的反馈机制也十分重要。可实际情况是对绩效考核评估的过程及结果判断的重视远远高于绩效考核评估结果反馈，不利于被考核评估对象发现问题，改进问题，促进整个基层医疗机构的长远可持续发展①。

（六）政策宣传不到位，居民知晓率不高

无论乡村农民，还是城镇居民，对国家基本公共卫生服务政策知晓率都比较低。以安徽省某次基本公共卫生服务均等化项目知晓率调查结果为例，城镇居民对儿童健康管理项目知晓率最高，对健康教育知晓率最低仅为 19.36%；农村居民对预防接种项目的知晓率最高，但也不及60%；农村居民对基本公共服务项目的知晓率普遍高于城镇居民②，见图 19 - 8。

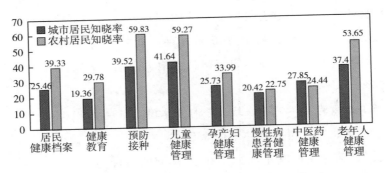

图 19 - 8　安徽省基本公共卫生服务均等化项目知晓情况 （%）

（七）信息平台不互通，信息共享难实现

部分省市基层公共卫生信息化系统建设严重滞后，现有信息系统不能够实现区域内共享，三级医院不能与基层医疗卫生机构实现健康档案共享。国家在发布基本公共卫生服务项目管理方案时未开发与之相配套

①　杨莉：《基层医疗机构绩效考核创新发展浅析》，《经济师》2018 年第 4 期。
②　徐诗雨、顾新龙、时硕等：《均等化目标下安徽省城乡居民基本公共卫生服务知晓率及满意度分析》，《安徽医学》2017 年第 38 期。

的信息处理系统，各地自行开发的信息系统存在着标准、功能不一致，数据无法共享等问题。

1. 与专业公共卫生管理信息系统不对接

各地开发的软件系统与国家统一的传染病疫情报告、重性精神疾病管理、免疫规划管理、妇幼健康管理等业务信息系统间缺少有效的管理与整合，统计信息不完整。

2. 部分地区信息管理平台不互通

多数区县的信息管理平台未实现与公共医疗、公共服务相融合，区域卫生资源和健康信息不互通导致卫生信息孤岛效应，居民健康档案与其他不同信息系统间不能实现有效对接。

3. 多数地区基本公共卫生服务"互联网＋"技术利用不够

随着互联网技术发展与普及，通过手机扫描二维码获得健康体检数据，通过微信公众号远程向专家咨询会诊在应用上已无障碍，但目前多数地区在开展基本公共卫生服务时对这些便捷的技术使用仍有限①。

三　推进基本公共卫生服务均等化的相关建议

在项目实施推进过程中存在不完善之处，为了使这一机制运行更加顺畅，使基本公共卫生服务发挥更大的作用，针对上述的突出问题，提出以下建议。

（一）明确职能部门职责，建立健全法律体系

基本公共卫生服务不只是社区卫生服务中心、乡镇卫生院、村卫生室等基层医疗机构的职责，更需要其他部门的共同协调配合。

从立法层面破解我国基本公共服务均等化难题，其中最重要的是建立健全基本公共服务均等化法律体系。从法律层面上推动基本公共卫生均等化，规定中央财政补助应向经济薄弱的地区倾斜，保证卫生工作经

---

① 郭小聪、刘述良：《中国基本公共服务均等化：困境与出路》，《中山大学学报》（社会科学版）2010 年第 50 期。

费投入公平性，建议国家出台专项政策，如基层医疗补偿经费使用管理、目标考核政策等。我国已经全面启动《基本医疗卫生法》立法工作，可将基本公共卫生服务均等化的实践纳入该法中，使得其实践有法可依。

（二）落实地区政府责任，完善政府问责机制

基本公共卫生服务是公共产品，不能完全依靠市场机制供给，政府必须提供支持。卫生资源分布的公平性并非指在各地区、各项目上的平均化，而是指卫生资源在某一区域内适应居民不同层次的需要，使卫生资源既能被充分有效利用，又可使该地区的居民能够得到应有的卫生服务。这要求地区政府尽起责任来，通过各种途径和措施增加卫生资源的数量和提高质量，以求当地居民获得基本公共卫生服务的机会均等。同时，加强政府问责机制，明确一级政府在公共事务和服务中应承担的任务、职责以及各级政府负责筹集和支配收入的权力，全面促进国家政策对基本的公共卫生服务逐步均等化的引导作用。

（三）拓宽人才引进渠道，加强人才梯队建设

不断拓宽人才引进渠道，鼓励和支持专业技术人员深入基层开展工作，鼓励和引导大专院校毕业生到基层卫生服务机构工作，对在基层服务过的医学生实行优惠政策，返聘退休医务工作者来充实基层卫生人力，不断充实公共卫生人才队伍。此外，要提升基层卫生人员福利待遇，留住人才。

针对基层卫生人员服务能力相对薄弱的环节，集中开展培训。培训方式可采取医联体医院进修学习或者专家下社区带教，提高公共卫生服务人员的专业技能和服务质量。

（四）加大经费投入力度，提高资金利用效率

首先，国家财政要加大对公共卫生服务专项经费的投入力度，保障公共卫生服务机构正常运转的基本开支。其次，更要注重如何有效地利用资金。在资金的使用过程中，首先应避免铺张浪费，比如购买机器设备，应考虑到实用性原则，以免购买利用率低却价格高昂的器材。其次，应避免为了应付领导检查而开展"形象工程"，未能将经费应用到

给居民带来切身利益的服务上去①。

（五）完善结果导向考核机制，制定科学合理考核指标

建立完善以结果为导向的考核激励机制，保证所确定的指标的科学性和客观性，绩效考核应该从以过程为主向以结果为导向转变，考核指标设置要注重项目执行的效果和老百姓满意度。充分发挥对机构和人员双重考核和激励作用。坚持考核结果与资金挂钩，将考核实际结果作为对项目承担机构工作绩效、核拨经费的重要依据，充分发挥绩效考核导向和激励作用，调动项目承担机构和卫生技术人员的积极性和主动性。

（六）加强政策宣传力度，提高居民参与热情

在宣传形式和宣传渠道上加以扩展，强化宣传力度，根据不同地区、不同人群应采取灵活的宣传方式。采用公共卫生知识讲座、专家健康咨询、医疗服务人员深入社区访问、宣传资料发放等传统宣传方式，对年龄稍长的群众进行宣传教育。建立基本公共卫生服务均等化公众号等新兴方式加大对年轻人宣传力度。一方面使其了解公共卫生免费政策，另一方面提高群众参与热情，推进公共卫生服务常态化发展。

（七）完善信息系统建设，尽快实现资源共享

加快基层公共卫生信息化系统建设，各级卫生行政部门应该尽快建立医联体，保证三级医院与基层医疗卫生机构实现健康档案共享，尽快出台体检结果互认等政策，保证居民的健康档案完整、可利用程度高。通过引导区域平台共享，加大信息系统功能模块间的整合力度，打通居民基本健康信息孤岛，强化信息互通和数据共享，在此基础上，逐步实现绩效考核信息化。

四　我国基本公共卫生服务均等化发展趋势展望

（一）人口老龄化对基本公共卫生服务带来新挑战

现我国已进入典型的老龄化社会，且人口老龄化进程迅速。老年人

---

① 樊立华：《基本公共卫生服务均等化理论与实践》，人民卫生出版社 2014 年版。

的医疗服务的需求量大，就诊率和住院率高；老年人的医疗费用也在不断上涨，疾病的经济负担增加；此外，还需要综合应对老年人生活和心理等方面的需求。然而，我国的基本公共卫生服务项目针对老年人的专业健康服务不足。

人口老龄化带来的挑战，或使政府在推进基本公共卫生服务均等化过程中更加注重老年人健康，在制定或增加具体基本公共卫生项目时着重关注面向老年人的服务。在健康保障方面，提高老年人的医疗保障水平和服务的可及性，针对老年人和老年疾病的基本药物供给不足的问题，提高药物的可获得性。

（二）信息化建设为基本公共卫生服务开辟新途径

近年来，国家先后提出"3521 工程"和"4631 - 2 顶层架构"，旨在依托中西医协同公共卫生信息系统、基层医疗卫生管理信息系统、医疗健康公共服务系统打造全方位、立体化的国家卫生计生资源体系。

我国未来可在县级区域内，建立区域卫生信息平台。充分利用移动互联网信息技术，如建立微信小程序或 APP 等线上服务为群众提供便捷的基本公共卫生服务，鼓励向居民提供个人电子健康档案查询服务，更有效的管理好居民健康①。

（三）"健康中国 2030"对基本公共卫生服务提出新要求

健康中国的根本目的在于全民健康，为全体人民提供有所需要的、有质量的、可负担的预防、治疗、康复、健康促进等健康服务，而基本公共卫生服务关注的重点是儿童、孕产妇、老年人等人群的健康管理，以及慢性病、重大传染病和突发公共卫生事件的管理。所以说，推进基

---

① 注：① "3521 工程"是国家卫生部在十二五期间提出的卫生信息化总体框架，是指建设国家级、省级和地市级 3 级卫生信息平台，加强公共卫生、医疗服务、新农合、基本药物制度、综合管理 5 项业务应用，建设健康档案和电子病历 2 个基础数据库和 1 个专用网络建设。

② "46312 架构"是近些年提出的国家卫生、计生资源整合顶层设计规划，其中，"4"代表 4 级卫生信息平台，分别是：国家级人口健康管理平台，省级人口健康信息平台、地市级人口健康区域信息平台及区县级人口健康区域信息平台；"6"代表 6 项业务应用，分别是：公共卫生、医疗服务、医疗保障、药品管理、计划生育、综合管理；"3"代表 3 个基础数据库，分别是：电子健康档案数据库、电子病历数据库和全员人口个案数据库；"1"代表 1 个融合网络，即人口健康统一网络；最后一个"2"是人口健康信息标准体系和信息安全防护体系。

本公共卫生服务均等化则是健康中国的具体化，是建设健康中国不可或缺的一部分。

（四）重大公共卫生项目纳入为基本公共卫生服务扩充新内容

《健康中国2030》规划纲要中提出，不断丰富和拓展服务内容，提高服务质量。将基本公共卫生服务与重大公共卫生项目结合起来不仅有利于重大公共卫生项目的开展，也充实了基本公共卫生服务的内容。

目前，我国还在不断探索利用基本公共卫生服务平台开展重大公共卫生项目。以艾滋病防治为例，至今已有多个省份通过基本公共卫生服务平台进行基层艾滋病防治，如上海、广西柳州等地。在山东省，艾滋病防治已经被纳入到基本公共卫生服务项目。

随着社会的发展和人口流动的加快，基层重大公共卫生项目开展必会成为我国公共卫生工作的重点，我国的基本公共卫生服务网点和农村乡镇分布是一一匹配的，这就使得基本公共卫生服务与重大公共卫生项目结合成为可能。

（安徽医科大学　陈　任）

第二十章　中国健康教育与健康促进发展现状、问题与展望

健康是人类共同的追求。健康促进与健康教育作为科学性与艺术性结合的手段与方法，着眼于促使人们建立和形成有益于健康的行为和生活方式，将公共卫生和医疗措施转化为老百姓的自身实践，以更好的促进和保护人民群众的健康，以防代治，以教促愈。"普及健康生活"被列为国家《健康中国 2030 规划纲要》重点建设领域之首，健康促进和健康教育是民生建设的福祉，其建设落实关系到全面小康社会的实现。

本章对健康教育与健康促进的现状从国民健康素养水平现况、健康教育与健康促进的发展、实施三大方面进行了描述，并分析了目前健康促进与健康教育各环节存在的问题，结合现行政策的实施效果，对健康促进与健康教育的未来发展进行了展望。

一　我国健康现状

（一）我国城乡居民疾病谱与死因谱

进入新世纪以来，随着医学生物模式的转变，以恶性肿瘤、心脏病、脑血管疾病等慢性非传染性疾病正严重威胁着人类的健康和生命（见图 20 – 1），成为导致人类死亡的主要杀手。慢性非传染性疾病人群比重上升、老龄化问题及环境的恶化给我们卫生工作带来了许多的新挑战。

　　2017 年我国城乡居民主要疾病死亡率及死因构成数据如下，死亡率城市排名前四位分别为恶性肿瘤 160.72（1/10 万），心脏病 141.61（1/10 万），脑血管病 126.58（1/10 万），呼吸系统疾病 67.20（1/10 万）。农村排名前四位分别为脑血管病 157.48（1/10 万），恶性肿瘤 156.70（1/10 万），心脏病 154.40（1/10 万），呼吸系统疾病 78.57（1/10 万）。

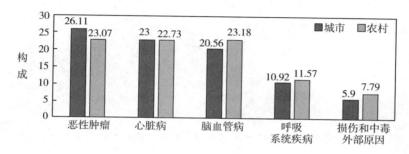

图 20 - 1　2017 年我国城乡居民主要疾病死亡率及死因构成

资料来源：中国统计年鉴。

（二）国民健康素养水平现况

　　为推动健康促进与健康教育工作的部署，我国卫生行政部门分别于 2008 年、2012 年—2017 年实施了全国范围的居民健康素养调查。2017 年进行了第七次居民健康素养调查工作，2018 年 9 月 19 日，监测结果在京发布，报告显示，2017 年中国居民健康素养水平为 14.18%，较 2016 年的 11.58% 提高 2.60 个百分点，较 2016 年增幅近一倍。

　　在 2017 年的居民健康素养调查结果中，居民基本知识和理念素养水平为 25.82%，但健康生活方式与行为素养水平为 14.30%（见表 20 - 1），说明健康行为较健康理念的滞后。另外，安全与急救素养达 45.09%（见图 20 - 2），但基本医疗素养水平及慢性病防治素养水平仅为 15.34% 与 15.71%，反映当前基本医疗素养水平及慢病自我健康管理行为滞后的问题已呈井喷之势。按照图 20 - 3 所示曲线走势，预计在 2020 年我国城乡居民健康素养水平仅能达到 18.00% 左右，与《指导意见》中提出的 20.00% 的目标要求尚有距离，未来几年这一差距能否得以缩短甚至归于零必然离不开健康教育与健康促进的贯彻落实。

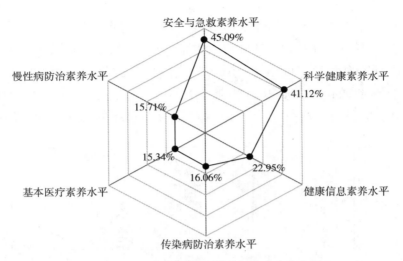

图 20 - 2　2017 年我国健康素养六大内容水平情况

资料来源：中华人民共和国国家卫生健康委员会官网。

表 20 - 1　　　　　　　　　**2017 年我国健康素养三大方面水平情况**

健康素养三大方面	健康素养水平具备率（%）
基本知识和理念素养水平	25.82
健康生活方式与行为素养水平	14.30
基本技能素养水平	16.38

资料来源：中华人民共和国国家卫生健康委员会官网。

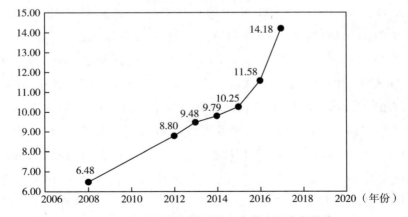

图 20 - 3　我国城乡居民健康素养水平发展趋势

资料来源：中华人民共和国国家卫生健康委员会官网。

二　健康教育与健康促进现况

（一）迭代更新的健康教育与健康促进政策

健康教育和健康促进的推行实施在政策支持下保障实现。健康教育与健康促进模式从最初的爱国卫生运动雏形中逐渐发展完善。通过实施健康共治①与健康教育相结合的"新公共卫生"策略——健康促进，得以全面提高公众的健康水平。十二五规划（2011—2015 年）提出的改善民生、建立健全基本卫生服务体系、建设环境友好型社会到十三五规划（2016—2020）提出的统筹推进经济、政治、文化、社会与生态文明建设及健康保障发展问题均为给了我国健康教育和健康促进工作发展的新契机与保障，"健康中国 2030"中大卫生观理念又使得健康教育与健康促进工作迈上了新台阶，我国健康教育和健康促进工作在新时代得到了进一步的加强。

表 20 - 2　　　　　　　　　各阶段健康教育与健康促进政策

阶段	年份	指导政策/方针
新世纪下的健康教育与健康促进政策	2002	《中国农村初级卫生保健发展纲（2001—2010）》；《全国健康教育与健康促进工作规划纲要（2005—2010）》
	2006	《亿万农民健康促进行动规划（2006—2010）》
	2008	《中国公民健康素养促进行动工作方案（2008—2010）》
健康教育与健康促进规划进阶期	2012	《健康中国 2020 战略研究报告》
	2013	《健康中国行—全民健康素养促进活动方案（2013—2016 年）》
	2014	《全民健康素养促进行动规划（2014—2020 年）》
	2015	卫计委公布首批健康促进县（区）项目试点通知
健康教育与健康促进发展新阶段	2016	《关于加强健康促进与教育的指导意见》《健康中国 2030 规划纲要》
	2017	成立健康促进与教育专家委员会
	2018	《关于印发贫困地区健康促进三年攻坚行动方案的通知》

---

①　健康共治：指各级政府及相关部门以整个政府和全社会的方式引导社会组织、企业和公众为了健康和福祉共同采取的行动。

（二）健康促进与健康教育中理论与模式的应用

健康相关理论是用来阐述健康行为或指导健康教育和健康促进的系统方法，没有理论指导的实践终归是盲目且不科学的，理论是科学有效地进行健康教育和健康促进工作的必要条件，是健康教育和健康促进这艘大船上的方向舵和螺旋桨，指导健康教育和健康促进工作的设计、实施、评价。

美国学者布朗芬布伦纳（Bronfenbrenner）提出的行为生态学理论认为，影响人类行为环境因素包括个体内、个体间、个体外多层次的因素的影响。根据健康行为生态学理论模型，国内学者将健康行为理论分为三个层次水平（表20-3）。

表20-3   健康行为理论（三个层次水平）

1. 个体水平的理论模式	2. 人际水平的理论模式	3. 社会水平的理论模式
健康信念模式	年社会认知理论	组织机构改变理论
阶段变化理论	年社会网络和社会支持	社区与社区建设理论
年理性行动与计划行为理论	紧张和应对互动模型	创新扩散理论
……		社会营销

资料来源：傅华：《健康教育学》（第三版），人民卫生出版社2017年版，第51页。

通过分析近5年CNKI及维普、万方等其他各数据库的内容发现，各理论模式单独使用结合健康教育实践的多应用于罹患心血管、肝脑肾胃等慢性或严重疾病的患者或重点人群（儿童、老年人、孕产妇）等个体的遵医行为、生活质量、自我效能、心理状况、预防及康复效果、健康行为改变及集体（社区、学校、企业、医院、组织机构）的建设管理、健康卫生服务利用、健康信息传播、心理健康教育、预测各种与健康有关的行为，如进行疾病的筛查和接受预防免疫接种等多方面研究。在单独各理论应用中，以健康信念理论、阶段变化理论为代表的个体理论模式应用最广泛、最成熟，而人际水平的理论模式与社会水平的理论应用较少。

不同的理论框架有不同的视角、适用范围、优点与不足，在实际应用中有以单个理论形式应用也有多理论形式联合应用。例如整合行为模式（integrated behavioral model，IBM）便是在理性行动理论、计划行为理论和其他影响因素之上拓展形成的。另外，也有以跨理论模型（Transtheoretical Model of Change，TTM）、健康信念模式（Health Belief Model，HBM）、自我管理理论（Self-Regulation Theory）及自我效能理论（Self-Efficacy Theory）等为指导的基础上发展了 ITHBC 理论，即健康行为改变整合理论（Integrated Theory of Health Behavior Change，ITHBC）。

（三）健康教育与健康促进实施情况

1. 健康教育与健康促进工作内容

健康教育和健康促进工作在医疗卫生事业改革和发展中的重要作用日渐凸显。传统的健康教育内容主要以提升公众健康意识，帮助公众知晓健康知识，内容涉及慢性病防治（如高血压、糖尿病）、流行病（如流行性感冒）、传染病（如肺结核）、家庭健康教育、药物滥用、心理卫生健康、科学就医等，目的以改变个体不良生活习惯、行为习惯为主。

伴随着历届全球健康促进大会，实施健康促进的意义更加凸显，其理论框架和工作时间也在不断发展，健康促进的核心内容经历了从疾病管理、危险因素预防到面向人类发展的转变，行动策略也从最初的利用健康教育改变个体，逐渐发展到利用综合性政府政策应对健康问题及其社会决定因素。

当前，我国常规的健康促进工作有农民健康促进行动、健康社区行、乡村行、素养监测与干预、健康村建立、烟草控制、应急健康促进、防病健康促进、公共场所健康促进、学校健康促进、企业健康促进等。国家卫生健康委员会启动"三减三健"专项活动、倡导健康生活方式，每个人行动起来做自己健康的第一责任人。各地结合健康素养66条、三减三健、阳光体育、职工体育、妇女健身等内容，开展了形式多样的宣传教育活动。2018年卫生健康委联合科技部、中国科协举办了首届新时代健康科普作品征集大赛。自2013年至今不同主题（合理用药、科学就医、无烟生活、合理膳食、科学运动等）的健康中国行——全民健康素养促进活动由国家卫生健康委员会联合体育总局、教育部、全国总工会、共青团中央和全国妇联共同开展。

目前，推动养老事业多元化多样化发展、增强青少年健康问题的投入力度、烟草控制、健康扶贫、推进公共卫生服务平衡工作、加强国际间交流为当前我国健康教育与健康促进的工作重点。当前，我国针对超重肥胖、烟草控制、用眼卫生、心理健康等青少年健康重点问题开展针对性的工作，并发布《中国青少年健康教育核心信息及释义》，为全国相关机构开展青少年健康教育工作提供参考。在健康脱贫工作中，党的十八大以来，我国已为553万户因病致贫返贫的家庭、734万名患病群众建立了健康扶贫工作台账和动态管理数据库，补上贫困地区贫困家庭医疗服务的"短板"，推进健康促进工作的进行。在烟草管理工作中，积极向其他国家控烟立法经验学习，国内外项目顾问团队形成"智库"、进行烟草税改革，国际组织、健康教育专业机构、媒体、医院、学校、企业共同探讨，各地方并积极学习陕西省卫计委健康教育宣传中心《西安市控制吸烟管理办法》的立法过程，形成政府主导、多部门合作、全社会参与的模式。

健康促进与教育中心的专家表示，我国健康促进工作的下一步计划是总结互联网、大数据技术，做好数据监测、深度挖掘和利用。同时加强农村地区居民和学生的健康素养促进工作。

2. 健康教育与健康促进工作模式

目前，国内健康教育与健康促进工作的工作模式[1]已形成多元化模式，其主要包括政府主责模式、卫生部门主责模式、社会协调模式、市场发展模式、FLEAH模式、综合干预模式和俱乐部模式。政府主责模式[2]：杭州市政府牵头组建多部门的健康促进委员会，建立社区联盟，把健康促进纳入政府工作规划，制定有关政策和制度。

卫生部门主责模式[3]：中南大学湘雅二医院利用自己的资源，将健

---

[1] 张小红：《健康教育与健康促进研究概述》，《健康教育与健康促进》2014年第1期。

[2] 同上。

[3] 孙建国、胡俊峰、程玉兰等：《我国城市社区健康教育发展现状与对策的探讨》，《中国健康教育》2004年第20期。

康教育融入医疗保健的各项服务之中。对病人及其家属给予现场指导，开设健康咨询热线等医疗保健服务，组织开展多种形式的医学知识宣传活动。

社会协调模式：辽宁省大连市金州区各大街道均成立了健康教育领导小组和健康教育学校，并以街道为单位，开展辖区内的健康教育。普及饮食卫生、家庭卫生、心理卫生等方面的卫生宣传。

市场发展模式①：华西医科大学附属医院与成都中央花园物业管理公司联合建立社区卫生服务中心，制订《社区健康教育方案》和《实施计划》。通过开展多种形式的社区健康教育活动，促进社区群众建立科学的生活方式。

FLEAH 模式②：唐天人从工作目的、教育方式、必备条件 3 个方面入手，研究社区健康教育的构成要素，总结得出 FLEAH 模式。即在经费（fund）、资源的支持和政策、法律（law）的保障下，通过教育（education）方式，促进人们的生活习惯以及方式（action）的改变，使其达到健康（health）之目的。

综合干预模式：综合干预模式特点是：将政府大连市由政府牵头，卫生部门业务规划、卫生部门指导和教育相结合，以满足居民的健康素质需求为导向。

以家庭为基础的健康家庭模式③：深圳市健康教育研究所于 2000 年成功地启动了"健康家庭行动"社区健康促进示范项目。通过社区卫生服务进家庭、健康教育进家庭的方法，来普及知识，进行社区健康教育的实施。

俱乐部模式：俱乐部模式主要在某种慢性病患者和患者家属群体中开展。山东省聊城市第二人民医院在 2005 年成立高血压健康教育俱乐部，并应用该模式对高血压病人进行全面规范的教育，促进了高血压的

---

① 张小红：《健康教育与健康促进研究概述》，《健康教育与健康促进》2014 年第 1 期。
② 唐天人：《社区健康教育模式新探》，《中国农村卫生事业管理》1998 年第 7 期。
③ 林德南、陈宇琦、温泉等：《深圳市罗湖区文锦社区"健康家庭行动"示范项目研究》，《中国慢性病预防与控制》2004 年第 12 期。

有效控制。

多种策略并用①：沈阳从2006年开始探索"三多四有、五结合"的健康促进工作模式。通过多方参与、多方投入、多种形式、个体化干预、典型推动、全面普及、结合其他相关工作等，从群体防治着眼，个体服务入手，使个体服务融入群体防治，以预防为导向，防治相结合，取得了较好的效果。

3. 健康教育与健康促进中传播方法与技术

随着新媒体技术在我国的发展盛行，我国的健康传播工作在传统方式的基础上更加多元化。健康传播作为健康教育和健康促进的主要工作手段之一，其内容更为丰满。

在实际的健康传播工作中，由于我国人口基数大，仅通过个人人际及组织间的健康教育，尚不足以使广大的人民群众受益，因此"大众传播"的技术优势得以凸显，它以公众健康为目标，具有较大的影响力。大众强调人民群众，"以人为本"的理念同样适应于健康教育和健康促进的工作实施。

健康传播的方法主要有宣传栏、黑板报、咨询、卫生书籍、宣传片、讲座等，蔡中元等人②的研究中提到上海市宝山区的社区居民接触宣传栏、黑板报、咨询、卫生书籍、宣传片、讲座及宣传活动的人数比例分别为72.5%、67.9%、32.1%、29.6%、29.1%、28.7%、27.8%。随着计算机技术与信息通讯技术的发展，新媒体下的健康传播已呈现端倪（此处内容详见"健康教育与健康促进信息化"）。

科学普及健康素养66条、健康生活方式，传播常见病、多发病、急救知识、青少年和老年健康信息等工作方式也不再仅仅局限于科普手册读物、讲座、宣传报，甚至可以是音乐、情景剧、动画、现场表演、学术论坛、知识竞赛、夏令营等多种形式，借助各类媒体平台进行公共宣传。但在较偏远的地区，受各方面条件的限制，电视、广播等大众传

---

① 杨青云：《社区健康教育与健康促进》，《社区医学杂志》2008年第6期。
② 蔡中元、王路、陈婷：《社区健康传播方法可及性与健康传播策略研究》，《中国健康教育》2014年第30期。

播和网络、短信等新媒体传播还无法组织开展。

2017 年第 12 届中国健康传播大会以"新时代的健康传播"为主题，吸引了政界、学术界、媒体新闻界、医药界、企业界的领导与专家记者参与。我国的健康传播在逐步实现系统化、多样化的道路上努力着，健康教育与健康促进也发展成多部门、多层次、多机构的广泛社会合作。为推进健康教育和健康促进工作，从中央到地方都设置了相应的机构，中央有中国疾病预防控制中心、中国健康教育中心、中国健康促进与教育协会，地方上还有各级疾病预防控制中心及各级健康教育所等。为取得较好的健康教育和健康促进的效果，从上层做好规划部署，上层机构下发最新的健康信息、健康政策，督促下层机构执行，下层机构及时汇报工作，同级机构间做好沟通和平行交流，做好公关工作，加大宣传力度，力图将最新的健康信息及时传播给公众。

4. 健康场所的建设

在 WHO 倡导的"人人享有卫生保健"活动中健康场所的概念的提出后，《渥太华宪章》提出了以场所建设为中心的健康促进框架。2016 年 9 月 21—22 日，第九届中国健康教育与健康促进大会在京召开。会议内容强调全面加强健康促进场所建设，全面提升健康科普工作水平。健康场所包括健康社区、健康学校、健康医院等，健康场所的建设是实现健康中国的重大工程。国家卫生健康委《全民健康素养促进行动规划（2014—2020 年）》表明在 2020 年全国建设健康促进县（区）600 个，健康促进医院、健康促进学校、健康促进企业、健康社区各 1400 个，健康家庭 60000 个。

健康促进学校：其建立不仅使得主要的目标人群—学生受益一生，充分利用学生的可塑性强去引导和促进学生的健康成长，也以此影响家庭、社会、全民健康。我国各个地区大力推进健康促进学校的建设。

健康促进企业：我国在建设健康企业方面加大了力度。2007 年，中国疾病预防控制中心职业卫生联合中毒控制所在北京、天津、河北、辽宁江苏、山东、河南等地方开展"健康促进企业"的试点项目。该项目在全国范围内推广，通过制定合理的方案、培训的目标、基线的分析以及资料分析干预，该项目得到各级疾控部门和企业的一致好评，收到预期的效果①。

健康促进社区：充分体现"以人民健康为中心"的目标，社区是城市的基本单位，2016 年中共中央政治局会议通过《"健康中国 2030"规划纲要》，指出要广泛开展健康社区、健康村镇、健康家庭建设，我国社区类型包括城市、农村、乡镇社区，社区的自然环境、社会环境直接影响居民的健康。

健康促进医院②：是推进健康中国建设的重要抓手之一。截至 2017年，在中央补助地方健康素养促进行动项目的支持下，全国共有 3014家医院已经开展了健康促进医院试点建设工作。其中，一级医院 808家，二级医院 1008 家，三级医院 716 家，其他医院 482 家。历经多年实践，我国健康促进医院建设工作取得阶段性进展和成效，多家医院也各自形成了健康促进医院的个性化"跑道"。浙江省丽水市中心医院自2011 年就率先开展了健康促进医院的试点工作，将健康教育融入医疗服务全程。

5. 健康教育与健康促进信息化

计算机和互联网技术催生出健康教育和健康促进的信息化时代，采用新媒体技术较传统的健康教育形式具有经济成本低、覆盖率广、速度快、形式多样的优点。关于互联网为基础的健康传播已成为健康教育与健康促进的新领域，相关研究的文献数量也呈逐年上升趋势。多项研究表明信息化下的健康教育提高了公众的满意度、缩短了患者住院时间、提高患者出院后的独立性、减少了医疗成本。信息的获取和发布突破了国家、语言、文化的限制，带来了传播理念与传播方式的革新。

医院、企业、媒体均在健康教育与促进信息化的这方新领域进行尝鲜。苏大儿童医院推出康复助手 APP 为患儿提供入院流程提醒、院内护理指导、术前术后须知、饮食康复指导。武大医院使用微信对妇科患

① 江蓓：《我国工作场所健康促进的研究进展》，《右江民族医学院学报》2014 年第 36 期。
② 杨瑞静、健康界：《健康促进医院出实招》，https：//www.cn - healthcare.con/areicle/201807251/confent - 506043.html。

者进行健康教育，提高了患者诊疗满意度。湘雅医院通过举办"湘雅杯"健康科普创新大赛、宣传队伍培训等方式营造全民科普的氛围，充分利用医院院报、官网、官方微博、官方微信、掌上湘雅 APP 五大平台打造科学多元的健康科普。北京医院充分运用网络和新媒体打造老年健康大学品牌，打造国家级医养结合示范基地。企业微信公众号如健康教育、丁香医生、好大方热线和养生健康网、医药网、全民健康网等健康网站都会有丰富的健康知识与资讯推送。

对健康信息化工作，我国部门机构也积极响应。2018 年 4 月 12 号，国家卫生健康委员会同有关部门，研究起草了《关于促进"互联网 + 医疗健康"发展的意见》，为我国健康教育与健康促进信息化的发展保驾护航。中国健康促进与教育协会的活动内容也更加趋向于多样化、信息化，丰富的图文与资讯，使得民众了解前沿内容，参与其中，获得健康知识。

（四）健康教育与健康促进评价指标

健康教育和健康促进效果的评价是健康教育和健康促进计划顺利进行的必要保障，可以提高相关专业人员的理论和实践水平，使公众更好的了解健康教育和健康促进干预措施实施的效果，扩大影响。

健康教育评价指采用科学而且可行的方法，收集真实而完整的信息，对健康教育活动的计划、活动过程、活动效果进行评估，并与预定的标准或其他健康教育项目（活动）进行比较，描述和解释活动的规划、执行过程和成效，为改善活动的决策提供依据。当前健康教育评估指标体系建设主要针对一定的疾病领域、一定的人群和一定的场所开展的健康教育与健康促进现状或者实施干预措施的评估，例如，学校健康教育评估[①]，艾滋病的健康教育干预评估等[②]，我国众多学者针对不同的领域和人群设置了其对应的评估指标：社会产出：健康素养、生活质

----

① 司琦、金秋艳：《青少年体育健康促进干预项目评价指标体系构建》，《武汉体育学院学报》2018 年第 52 期。

② 李小英：《艾滋病健康教育预防与行为干预效果评价指标体系构建分析》，《口岸卫生控制》2015 年第 20 期。

量的提高、疾病负担降低、实现社会公平等；健康的产出：发病率、死亡率、致残率、先天性缺陷率的降低等。健康促进评价是对健康促进行动达到的"有价值"的结果的程度和范围的评价。包括三个层次：个人层次、社区层次和政府层次。个人层次指提高个人健康生活的能力，包括掌握知识、转变态度和改变行为，或掌握某些相关技能，促使健康的行为形成。国内学者对这一层次健康促进的评价指标做了大量研究，涉及健康促进后个人健康知信行的情况，如常用的指标健康素养。

目前应用较多的健康促进评估指标体系由形成性、执行性、结果、可持续性4类一级指标，健康相关资料收集、健康问题分析、目标人群分析、制定项目计划、组织管理、制度、行动、非政府组织、目标人群、公民健康素养提高、短期健康结果、长期健康结果、环境影响、突发公共卫生事件、卫生服务影响、支持环境、执行机构和人。关于执行性指标（制定项目计划、组织管理、制度）和可持续性指标（长期健康结果、环境影响、突发公共卫生事件、卫生服务影响、支持环境）的研究，我国学者多集中于部分医院和学校，其他领域中较少提及。形成性和结果指标（健康相关资料收集、健康问题分析、目标人群分析）在学校、医院、社区等领域运用较为普遍。

三　健康教育与健康促进发展问题

纵观我国健康教育与健康促进的发展过程，虽然起步较晚，但处于不断探索，不断进步的阶段。但是由于全国各地经济和社会发展的不平衡性，居民健康教育的实际需求不同，导致我国健康教育与健康促进工作在保障、实施和评价方面存在部分问题。

（一）健康教育和健康促进保障方面问题

1. 社会机构对于健康教育与健康促进政策执行力度不足

我国健康教育和健康促进管理体制不规范，一方面，受到人员编制、经费投入等各个方面因素的影响，我国存在着健康教育与健康促进专业机构不健全，专业人员数量不足，整体素质参差不齐的问题，有些单位和部门的人力物力仅能应付日常的工作和任务，健康教育工作的效果评价不能及时进行和开展。而能够进行效果评价的少部分单位因为缺乏健康教育评价的科学内容和指标，也仅仅局限于派发问卷，调查居民知晓率，行为形成率等较为简单的评价内容，并没有在实际上调查了解民众的需求、反馈意见、行为形成原因并采取进一步的干预措施。另一方面，由于政府支持体系的不完善，现今在我国部分城市的健康教育与健康促进专业人员，把健康教育工作的范围仅限于医疗卫生系统内开展，没有真正创新工作局面，缺乏对卫生系统外乃至全社会健康教育工作的指导和培训，致使一大部分公共部门例如公共场所、工厂企业等地方的健康教育工作开展的相对薄弱。

2. 健康教育和健康促进工作体系与运行机制待完善

在管理体制方面，由于经济条件的制约，我国各地公共卫生发展不均衡，使健康教育体制建设呈现多样化。从全国来看，国家疾病预防控制中心健康教育场所的业务主管部门为国家卫生健康委妇幼保健与社区卫生司；各省（市、区）健康教育机构的主管部门，有爱卫办、妇幼处、疾病控制处等多个部门；健康教育机构多数在卫生局疾病控制科主管的疾病预防控制机构内部，而健康教育业务主管部门归卫生局妇幼处。管理体制的多样化给管理带来了一定困难。

我国健康教育专业机构和人员多是疾病预防控制机构中的一个科室，职能有限，难以发挥独立的社会动员和指导功能，且上级业务归口单位、行政管理和工作体系尚需理顺。健康促进与教育工作的科学性、规范性和有效性需进一步改善。另外，健康中国的实现在依靠政府机构、医疗部门机构的同时，保险公司、金融企业均需要参与其中，在高速发展的今天，共同维持经济社会发展的稳定，政治社会的稳定，尽可能减少健康风险、经济危机和政治危机。

（二）健康教育和健康促进实施环节问题

1. 健康教育与健康促进资源不足

健康教育与健康促进资源不足主要包括财力、物力及人力资源不足。2016 年，全国财政医疗卫生支出 1.32 万亿元，慢性病治疗费占总医疗费的 70% 以上。国家基本公共卫生服务项目按 2016 年全国人均补助标准 45 元计算，其支出约 630 亿元，约占财政医疗卫生总支出的 5%，其中人均 3.12 元用于健康教育约占基本公共卫生服务项目开支的 7%，合计约 44 亿元，加之全国健康素养促进行动项目总经费不足 50 亿元。此外，各省市也存在健康教育经费匮乏的情况。如广东省 2005 年开展的一项调查表明，市、区、县级健康教育机构（一般设在疾控中心）工作经费严重不足，政府投入人均不足 0.1 元，专职人员短缺、设备简陋等严重制约了工作的发展，难以满足社会和人民群众对健康促进与教育工作的需要。

其次，人力资源的投入，基础设施的建设需要与财务资源协调统一，如今的健康教育与健康促进工作逐渐实现信息化，信息化时代下仍旧面临一些问题阻碍，如 APP 或平台人员不足、时间有限，总体还是比较简单的图文内容，应用形式还较单一，如何培育健康促进领域中创新性技术人才，从软件开发，功能管理、健康教育及如何与传统的健康教育与促进方式相协同，合作等多方面发挥智慧实力都需要进一步摸索。

专业队伍不健全：我国虽然很重视健康教育专业队伍的建设，通过在多所大中专院校设置健康教育专业和举办函授班、短训班等方式，多渠道培养健康教育人才。然而在新形势下，健康教育专业队伍仍然不稳定，人员素质不高，人才结构不合理，知识结构老化，人员编制紧缺。目前，健康教育专业队伍中低学历、低职称和非专业人员占的比例偏高，急需的专业人才不能及时补充，制约了健康教育与健康促进工作高水平、高质量的发展。此外，由于健康教育与健康促进是一项复杂的社会工程，需要培养和引进包括网络技术、产业管理、市场拓展、项目策划及熟悉国际经济、法律和懂外语的多种专业人才。但是，我国目前尚十分缺乏这种适合健康教育与健康促进事业发展需要的复合型人才队伍。

2. 健康信息的传播受阻

健康信息在逐层传递中受损：上文中提及，健康教育的过程具有复合性，即健康信息通常需要历经数次及数十次的中间环节才能到达受传者。如何在层层环节中保证信息的完整性与正确性，如何在各地方将中央指示工作真正贯彻落实的问题，尤待改进。

官方权威的健康信息受众体较少：信息化时代新媒体的出现带来健康传播方式上的变革，信息量多、传播速度快是其优点，但对于健康教育与健康促进官方平台发布的较为权威的健康信息常常会湮没于海量的健康信息内容中，这其中不乏鱼目混珠的健康消息，其科学性与质量都无法保证。如健康教育中心推播的公众号阅读量仅有百余次的阅读量，在推进官方权威信息宣传工作上有待改进。

传统与现代传播形式结合度不够：在新媒体高速发展的今天，传统的健康教育传播方式如讲座、展板、宣传材料、广播等仍然是无可取代的，它的显著效果为人公认，其权威性、科学性和可操作性强等优点是新媒体传播形式无法比拟的。随着我国互联网及社交媒体的发展，公众健康信息获取及需求方式都呈现多元化特点。不同年龄、生命周期及疾病人群也需要多样化、个性化的健康信息服务。

3. 健康教育与健康促进服务难以实现全程化

健康是人类终生的追求，应贯穿人生命的始终，如何实现全周期、多维度、各方面的系统化健康教育及促进工作还有待于完善，这其中既包括医疗卫生服务、健康体检、环境支持、健康传播与教育，从评估、诊断到实施干预都十分重要。试畅想，若能从国家层面制定针对个人的管理平台，教育者与居民均可以双向访问，健康数据监测，医院就诊信息、体检内容与平台之间同步，健康相关的任何资讯的推播，这对于医疗管理者而言可直观获得国民的健康大数据，便于政策方针的制定推行，对于个人而言有极大的健康获益。但这项工作的实施工作量巨大，且颇有难度，对于居民的自我健康管理能力更有很高的要求。

（三）健康教育和健康促进评价环节的问题

据医改相关背景资料显示，我国健康教育工作长期面临的问题之一就是缺乏客观科学的评价和监测指标。这是制约我国健康教育与健康促进工作进一步发展的因素。评价内容不仅局限于健康评价，还需落实环境评价、城市规划、企业管理、交通规划等多方面。甚至可将健康促进成效列为政府工作内容评价。

四　健康教育与健康促进发展趋势展望

当前，中国健康促进与教育事业发展的挑战与机遇共存，未来5—10年，中国健康促进与教育事业发展将进入重要的战略机遇期，健康促进与教育大有可为，前景远大①。我们提出了在新形势下完善健康教育与健康促进体系的几点想法。

（一）规范管理体制，加快法制化进程

国家应该针对健康教育与健康促进领域中涉及的主要问题，建章立制，以保障公民享有健康的权利。国外已有通过立法来促进健康教育的经验，我国也有这样的先例。为了让健康教育成为各级行政部门及广大医务人员和全体公民的责任，必须加大立法力度，早日将健康教育纳入法制轨道。

（二）积极推动健康教育与健康促进工作的实施

1. 整合资源合理分配

重视基础健康教育工作：从基础教育抓起，加强中小学生健康教育，各级健康教育部门应利用各种传播渠道及新媒体手段，针对各类群众的健康需求，面向全社会开展健康科普信息发布与宣传工作，并及时纠正不科学或误导的健康信息，大力倡导无病先防、崇尚健康生活的理念及健康生活方式文化，提高公众健康素养水平。

建立和完善健康教育经费补偿机制：为保证我国健康教育的可持续发展，要坚持各级政府的财政预算是健康教育经费来源主渠道的原则，尤其是要建立健康教育专项经费，以避免经费不到位或断层的现象。要积极探讨市场经济条件下多渠道、多层次和多元化的筹资途径，建立健康教育经费的补偿机制。

建立学术研究共同体：学术研究共同体是由学者以专业为基础自愿

---

① 梁博：《我国健康教育与促进政策存在问题与应对措施研究》，硕士学位论文，兰州大学，2014年。

结成的众多学术团体、学术刊物和学术会议组合而成的。专业性和自律性是这种学术共同体最突出的特点。专业性消除了学术的泛化，便于形成通行的话语方式和专业标准。无论是发表还是评议，共同体成员大多能自觉遵循相应的标准和伦理；违规行为必受到共同体成员的一致谴责。以此来保证健康教育与健康促进相关研究的质量。

2. 提高健康信息的传播的效率

加强健康理念：落实"把健康融入所有政策"的有效机制，建立起全面有效的跨部门协调机制和健康影响评价评估制度，以创建"卫生城市""健康城市""健康促进区县"等工作为切入点，不断探讨与推广将健康融入各级政府、相关部门、相关行业及单位相关政策的有效做法、经验与成效。做好宣传工作，可利用公益广告，将健康理念、健康知识更多地向民众传达。

开展政府主导、全社会参与的健康促进行动：为有效应对慢性病的流行，必须将健康促进列为国家及各级政府重大民生工程统一领导与部署，成立各级"健康促进委员会"，统筹协调政府各部门健康促进工作，建立健全"一把手"负责的多部门协调机制及各级绩效考评体系，制定适宜各地区的健康促进规划或行动计划，从慢性病的"社会决定因素"入手，采用政府主导、部门协作及全社会参与的综合社会治理方法推进健康促进行动。

信息化手段进行模式方法创新：信息化时代下的健康平台非常丰富，目前我国有专业的健康网站，综合门户的健康频道，健康相关的APP，公众号等，新兴的教学方式，如慕课微课翻转课堂等。如今健康教育和健康促进的信息化仍然在不断发展。但需注意，受众体对于信息有自主选择性，更具个性化，也可以在虚拟的平台充分表达自己的观点看法，因此健康信息的科学性正确性必须保证。另外，在我国较偏僻的地区还难以实现新媒体下的传播方式，还需要使用传统的教育方式。

3. 完善健康教育和健康促进评价体系

注重与加强健康教育队伍的建设，建立健康教育职业资格认证体系与准入标准，明确各级健康教育机构及人员的工作职责与考核标准，工作评价指标体系，开展在职人员的继续教育，在职人员的素质与能力。

　　建立政府主导、多部门合作、全社会参与的多元化的健康促进与教育网络，加大健康教育的经费投入，完善健康教育补偿机制，拓宽筹资补偿渠道。通过示范、培训、交流等活动，大力推广有实践验证的健康促进与教育的理论与技术、工作模式、最佳实践与适宜技术，提升服务能力，不断满足广大群众多样化及个性化健康教育服务需求。

　　世界卫生组织指出，在 2020 年前全世界控制疾病的重要政策之一就是健康教育和健康促进。健康教育与健康促进是普及健康生活的主要策略，是提高城乡居民健康素养的必须手段，优化健康服务、完善健康保障、建设健康环境和发展健康产业也都需要健康促进和健康教育的参与。在建设"健康中国"的过程中，要求健康教育与健康促进从大健康和大卫生的高度出发，坚持从人民健康出发，在习近平总书记"以人民为中心，以健康为根本"的"大健康观"指导下，将"共建共享"作为"建设健康中国的基本路径"，政府与全社会上下进行健康共治，推动人人参与、人人尽力、人人享有，以实现 2030 年健康中国的宏伟目标，提升全民健康水平和人民获得感，履行联合国"2030 可持续发展议程"国际承诺，展现大国的良好形象，树立健康大国典范作用。

（石河子大学　李新辉　姚世宁　李新程）

第二十一章　中国控烟工作现状、问题与展望

　　控烟是中国公共卫生与预防保健方面一项重大而艰巨的工作，是减少心脏病、癌症、糖尿病、肺部疾病和其他非传染性疾病强有力的举措之一。有效的控烟政策有利于公众健康，符合中国政府"健康中国"的愿景。

　　本章对中国控烟工作的现状从控烟管理组织、控烟工作开展、烟草流行三个方面进行了描述，结合现状分析了中国控烟工作存在的问题，提出了对未来中国控烟工作的展望。

一　中国控烟工作现状

（一）控烟管理组织

1. 国际控烟组织

世界卫生组组《烟草控制框架公约》（World Health Organization Frame-work Convention on Tobacco Control，FCTC），目的在于促进以证据为基础对抗全球烟草流行的战略。截止 2016 年年底，已有 160 个国家批准加入《公约》。美国、瑞士、阿根廷、古巴、摩洛哥、莫桑比克、海地 7 个国家已经签署但尚未正式批准《公约》。印度尼西亚、马拉维、摩纳哥、索马里、南苏丹、安道尔、多米尼加共和国和厄立特里亚 8 个世

卫组织会员国既未签署也未加入《公约》。历年累计批准加入《公约》
的缔约方数量见图 21 - 1。

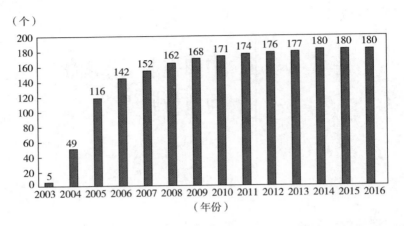

图 21 - 1　各年度累计批准加入《公约》的缔约方数量

资料来源：中国烟草，http：//www.tobacco.gov.cn/history_ filesystem/2014yckz/gyjj-01.html。

2. 中国控烟管理机构

中国于 2003 年 11 月 10 日正式签署《烟草控制框架公约》，成立烟
草控制框架公约履约工作部际协调领导小组，工业和信息化部作为组长
单位，卫生和计划生育委员会、外交部共同作为副组长单位，成员单位
还有财政部、海关总署、国家工商总局、国家质量监督检验检疫总局和
国家烟草专卖局。工业和信息化部的牵头该领导小组履约工作职责。
2018 年 3 月组建国家卫生健康委员会后，履约工作转至由国家卫生健
康委员会承担。这项机构调整可保持中国烟草控制政策目前的跨部门、
全政府的做法，同时避免烟草企业直接参与烟草控制政策的制定，确保
烟草控制政策不受烟草企业既得利益的干扰而变得更加透明、有问责性
和有效。

（二）控烟工作开展

1. 公共场所禁烟相关法律法规

降低烟草危害最有效的办法是控烟立法。全国人民代表大会常务委
员会关于批准世界卫生组织《烟草控制框架公约》的决定时作出声明

"在中华人民共和国领域内禁止使用自动售烟机"。《国民经济和社会发展第十二个五年规划纲要》提出"全面推行公共场所禁烟"。卫生部修订《公共场所卫生管理条例实施细则》，作出"室内公共场所禁止吸烟，室外公共场所设置的吸烟区不得位于行人必经的通道上"等规定。国家烟草局、国家质检总局制定了《中华人民共和国境内卷烟包装标识的规定》，对烟草危害健康警语的内容、面积、轮换等作出明确规定。财政部、国家税务总局印发《关于调整烟产品消费税政策的通知》和《关于进口环节消费税有关问题的通知》，较大幅度地提高了国产和进口卷烟消费税。此外，国家有关部门印发了《关于 2011 年起全国医疗卫生系统全面禁烟的决定》《关于进一步加强学校控烟工作的意见》《关于严格控制电影、电视剧中吸烟镜头的通知》等，进一步健全完善了我国控烟法律法规和政策体系。

2. 控烟政策的实施

2015 年 5 月中国财政部宣布增加卷烟消费税，该举措非常有效并使得卷烟零售价有所上涨。2015 年，卷烟销量出现了近 20 年的首次同比下降，而政府税收也较 2014 年增加，实现了真正的双赢。但是，卷烟价格的增幅远远低于薪酬的平均涨幅，使得卷烟在中国的可负担性逐渐提高。

表 21 - 1　　　　　　　　　中国控烟相关法律法规

名称	发布部门	效力级别	相关条款
《中华人民共和国烟草专卖法》（2015 修正）	全国人大常委	法律	第五条：国家和社会加强吸烟危害健康的宣传教育，禁止或者限制在公共交通工具和公共场所吸烟，劝阻青少年吸烟，禁止中小学生吸烟。第十八条：禁止在广播电台、电视台、报刊播放、刊登烟草制品广告。
《中华人民共和国未成年人保护法》（2012 修正）	全国人大常委	法律	第十一条：父母或者其他监护人应当引导未成年人进行有益身心健康的活动，预防和制止未成年人吸烟。第三十七条：任何人不得在中小学校、幼儿园、托儿所的教室、寝室、活动室和其他未成年人集中活动的场所吸烟。

续表

名称	发布部门	效力级别	相关条款
《公共场所卫生管理条例》（2016 修订）	国务院	行政法规	第二条将公共场所划分为七大类28 项。具体是指：1. 宾馆、饭馆、旅店、招待所、车马店、咖啡馆、酒吧、茶座；2. 公共浴室、理发店、美容店；3. 影剧院、录像厅（室）、游艺厅（室）、舞厅、音乐厅；4. 体育场（馆）、游泳场（馆）、公园；5. 展览馆、博物馆、美术馆、图书馆；6. 商场（店）、书店；7. 候诊室、候车（机、船）室、公共交通工具。
《关于在公共交通工具及其等候室禁止吸烟的规定》（1997 年）	全国爱卫会、卫生部、铁道部、交通部、建设部、民航总局（已撤销）	部门规章	第三条：除特别指定区域外，在下列公共交通工具及其等候室禁止吸烟：各类旅客列车的软卧、硬卧、软座、硬座、旅客餐车车厢内；各类客运轮船的旅客座舱、卧舱及会议室、阅览室等公共场所，长途客运汽车；民航国内、国际航班各等客舱内；地铁、轻轨列车，各类公共汽车、电车（包括有轨电车）、出租汽车、各类客渡轮（船）、游轮（船）、客运索道及缆车；各类车站、港口、机场的旅客等候室、售票厅及会议室、阅览室等公共场所；铁路、交通、民航的卫生主管部门和建设部的城建主管部门根据实际需要，确定的其他禁止吸烟场所。
《公共场所卫生管理条例实施细则》（2017 修正）	国家卫生和计划生育委员（已撤销）	部门规章	第十八条：室内公共场所禁止吸烟。公共场所经营者应当设置醒目的禁止吸烟警语和标志。室外公共场所设置的吸烟区不得位于行人必经的通道上。公共场所不得设置自动售烟机。公共场所经营者应当开展吸烟危害健康的宣传，并配备专（兼）职人员对吸烟者进行劝阻。
《北京市控制吸烟条例》（2015 年）	北京市人大	省级地方性法规	第十条：下列公共场所、工作场所的室外区域禁止吸烟：幼儿园、中小学校、少年宫、儿童福利机构等以未成年人为主要活动人群的场所；对社会开放的文物保护单位；体育场、健身场的比赛区和坐席区；妇幼保健机构、儿童医院。市人民政府可以根据举办大型活动的需要，临时划定禁止吸烟的室外区域。

续表

名称	发布部门	效力级别	相关条款
《上海市公共场所控制吸烟条例》（2017修正案）	上海市人大	省级地方性法规	第六条：下列公共场所禁止吸烟：托儿所、幼儿园、中小学及少年宫、青少年活动中心的室内外区域；除前项以外的各级各类学校的教学场所、学生宿舍、餐厅等室内区域；妇幼保健院（所）、儿童医院、儿童福利院的室内外区域；除前项以外的各级各类医疗卫生机构的室内区域；体育场馆的室内区域及室外的观众坐席、比赛赛场区域；图书馆、影剧院、音乐厅、展览馆、博物馆、美术馆、纪念馆、科技馆、档案馆等各类公共文化场馆的室内区域；国家机关提供公共服务的办事场所；公用事业、金融机构的营业场所；商场、超市等商业营业场所；电梯及其等候区域；公共汽车和电车、出租汽车、轨道交通车辆、客渡轮等公共交通工具内及其售票室、等候室和设置在室内的站台；网吧等互联网上网服务营业场所；法律、法规规定的其他场所。

目前，北京、天津等 18 个城市制定了地方性控烟立法，中国四大一线城市中已有三个城市——北京、深圳和上海——已经通过并开始施行了全面的控烟条例。其中北京《控烟条例》被誉为史上最为严厉的控烟法规，明确规定所有室内公共场所和工作场所为禁烟区[1]，但仍未出台国家层面的控烟法。中国吸烟者的戒烟比（14.4%）在世界上处于较低水平[2]。戒烟不仅需要自身决定还需要周围环境尤其是医务人员的正确引导。调查显示我国医务人员对于戒烟者提供的戒烟帮助较少，使用药物及咨询戒烟比例为 3.1%、3.0%，90% 以上戒烟者误认为戒烟只要下定决心就能成功[3]。

上海、北京、郑州等校园控烟教育和环境干预后，青少年尝试吸烟率下降 3.1%，实际吸烟率下降 1.2%；教师对吸烟与脉管炎和男性性功

---

① 高菲、滕菲、贾漫漫等：《医院后勤保障员知晓〈北京市控制吸烟条例〉和烟草危害的调查》，《中国肿瘤》2016 年第 5 期。
② 中国疾病预防控制中心：《2015 中国成人烟草调查报告》，中国疾病预防控制中心 2016 年版。
③ 高菲、滕菲、贾漫漫等：《医院后勤保障员知晓〈北京市控制吸烟条例〉和烟草危害的调查》，《中国肿瘤》2016 年第 5 期。

能障碍相关的知晓率由 58.27%、66.71% 分别上升至 71.10%、78.30%，现在吸烟率由 56.99% 降至 36.80%，均有积极作用[①②]。我国青少年最常接触烟草广告的渠道是电视（21.3%），烟草零售点的广告和促销现状较为严重（41.3%）[③]，需进一步落实全面禁止烟草广告、促销和赞助的《广告法》实施。提高烟草价格和税率是最有效的降低烟草流行措施。2015 年 5 月 10 日起我国再次提高烟草税收，从 5% 提升至 11%，但孟加拉国，新西兰等国家已升至 75% 以上，我国烟草税收依然处于较低水平[④]。

3. 控烟科研项目

《烟草控制框架公约》第 20 条要求缔约方逐步建立烟草消费和有关社会、经济及健康指标的国家级的流行病学监测体系。自从加入《烟草控制框架公约》，我国为控制烟草流行采取了一系列措施。在烟草流行监测方面，我国已开展 5 次全国范围内成人烟草调查，并于 2014 年开展了第一次全国青少年烟草调查。

以"控烟"为主题词，检索中国知网（CHKI）数据库，检索年限为截止到 2018 年 12 月，命中 4879 篇文献。在所有"控烟"主题命中文献中，筛选有基金资助来源的文献共 196 篇，经统计分别来自 27 种基金项目，文献标记基金最多的三类基金为美国中华医学基金、国家自然科学基金和世界卫生组织基金，共记文献 84 篇，占 42.9%（见图 21-2）。

图 21-2 数据显示，美国中华医学基金（31 篇）、世界卫生组织基金（24 篇）以及美国国立卫生研究院基金（13 篇）分别排第一、第三、第五。

侧面反映了中国"控烟"相关的科研项目立项工作方面并不突出，

---

① 何亚平、朱静芬、李娜等：《校园控烟教育与环境干预对中学生吸烟行为的影响》，《上海交通大学学报》（医学版）2012 年第 7 期。

② 许桂华、邹小农、李媛秋等：《无烟校园活动对学校教师控烟知识和行为的影响》，《中国公共卫生》2015 年第 8 期。

③ 肖琳、杨净淇、Zhao LH 等：《中国初中学生烟草广告和促销暴露现况调查》，《中华流行病学杂志》2015 年第 3 期。

④ WHO. *WHO report on the global tobacco epidemic*, 2015: Raising taxes on tobacco. 2015: 17 - 25.

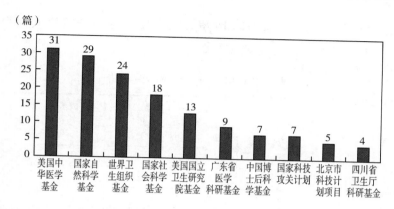

图 21 - 2　"控烟"主题检索中文文献中主要基金资助类别（前 10 位）

本国科研项目对"控烟"相关主题的资助力度不如国际合作项目，也意味着仍然存在很大的空间可加强"控烟"相关的科研工作，应提高相关部门的重视程度、改进激励措施。

（三）中国烟草流行

1. 烟草消耗情况

2014 年，中国消费的卷烟量占世界的 44%，比全球烟草消费排名第 2 位到第 30 位的 29 个国家的消费总量还要多。2015 年，中国约有3.15 亿吸烟者。成年人口的 28%，所有成年男性的半数以上均吸烟。女性吸烟率总体较低，但在年轻女性中存在显著上升的趋势[①]。

成人吸烟率显示，中国是世界第二大经济体，GDP 排名居世界第二。在 GDP 排名前 30 国家中，中国 2016 年 15 岁以上男性吸烟率排名第二为 48.4%，仅此于俄罗斯报告的吸烟率 58.3%，远高于平均值29.2%。15 岁以上女性吸烟率为 1.8%，是女性吸烟率低于 5% 的 6 个国家之一，远低于平均值 15.1%（见表 21 - 2）。

未成年人吸烟率显示，2002—2006 年，中国 13—15 岁男性、女性平均吸烟率分别为 11.2%、2.2%，均低于 GDP 排名前 30 国家 13—15岁男性、女性吸烟率平均值 19.9%、14.0%，处于较低水平。中国 13—

---

①　世界卫生组织：《烟草经济——导致中国贫困、落后的成瘾经济》，马尼拉，菲律宾：世界卫生组织西太平洋区域办事处 2017 年版。

15 岁男性吸烟率明显低于中国 15 岁以上男性，而 13—15 岁女性吸烟率
则高于 15 岁以上女性（见表 21 - 2）。

表 21 - 2　　　　　　　　世界国家 GDP 前 30 名吸烟率报告

序号	国家	GDP（万亿）2017 年	成人（>15 岁）吸烟率（%）2016 年		未成年人（13—15 岁）吸烟率（%）2006—2012 年	
			男	女	男	女
1	美国	19.39	24.6	19.1	12.0	10.0
2	中国	12.24	48.4	1.9	11.2	2.2
3	日本	4.87	33.7	11.2	—	—
4	德国	3.68	33.1	28.2	—	—
5	英国	2.62	24.7	20.0	—	—
6	印度	2.60	20.6	1.9	19.0	8.0
7	法国	2.58	35.6	30.1	—	—
8	巴西	2.06	17.9	10.1	—	—
9	意大利	1.93	27.8	19.8	21.0	26.0
10	加拿大	1.65	16.6	12.0	—	—
11	俄罗斯	1.58	58.3	23.4	—	—
12	韩国	1.53	40.9	6.2	9.0	4.0
13	澳大利亚	1.32	16.5	13.0	—	—
14	西班牙	1.31	31.4	27.4	—	—
15	墨西哥	1.15	21.4	6.9	22.0	18.0
16	土耳其	0.85	41.1	14.1	20.0	13.0
17	荷兰	0.83	27.3	24.4	—	—
18	沙特阿拉伯	0.68	25.4	1.8	21.0	9.0
19	瑞士	0.68	28.9	22.6	—	—
20	阿根廷	0.64	27.7	16.2	22.7	25.4
21	瑞典	0.54	18.9	18.8	—	—
22	波兰	0.52	33.1	23.3	17.0	19.0
23	比利时	0.49	31.4	25.1	—	—
24	泰国	0.46	38.8	1.9	27.0	9.0
25	伊朗	0.44	21.1	0.8	33.0	20.0
26	奥地利	0.42	30.9	28.4	—	—

续表

序号	国家	GDP（万亿）2017年	成人（>15岁）吸烟率（%）2016年		未成年人（13—15岁）吸烟率（%）2006—2012年	
			男	女	男	女
27	挪威	0.40	20.7	19.6	—	—
28	尼日利亚	0.38	10.8	0.6	—	—
29	以色列	0.35	35.4	15.4	—	—
30	南非	0.35	33.2	8.1	24.0	19.0
	平均	—	29.2	15.1	19.9	14.0

资料来源：世界银行过敏经济核算数据 GDP（现价美元），https：//data. worldbank. org. cn/in-dicator/NY. GDP. MKTP. CD？view = map&year_ high_ desc = true 国家卫生健康委员会《2018 中国卫生健康统计年鉴》。

综上，中国未成年人男性吸烟率处于中等偏低的水平，但成年男性吸烟率极高；成人或未成年人女性吸烟率相对都处于较低水平。在中国，男性是主要的吸烟人群，这也意味着，女性是我国被动吸烟的主要人群之一。

2. 被动吸烟情况

（1）人群被动吸烟

被动吸烟又名"ETS 暴露"，"吸二手烟"或"非自愿吸烟"，世界卫生组织（world health organization，WHO）在"关于吸烟情况调查方法标准化建议"中，将其定义为不吸烟者平均每天被动吸入吸烟者吐出的烟雾 15min 以上。全球成人烟草调查采用的定义为：不吸烟者每周至少有 1 天吸入吸烟者呼出的烟雾。

2015 年中国成人烟草调查显示，餐馆二手烟暴露率最高，为 76.3%，工作场所为 54.3%，家庭 57.1%，政府大楼为 38.1%，医疗机构 26.9%，中小学校园 17.2%，公共交通工具最低为 16.4%。青少年二手烟暴露现状也十分严峻。

（2）孕妇被动吸烟

肺癌已成为我国肿瘤致死的首位死因，且约 90% 的肺癌与烟草暴露有关。孕妇被动吸烟可造成多种妊娠不良结局，如降低新生儿的平均出生体重，影响免疫功能，使胎儿发生早产、自然流产或死产的危险度

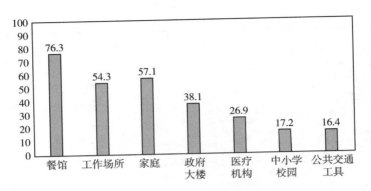

图 21 - 3　中国二手烟暴露率（%）

资料来源：2015 中国成人烟草调查报告、2010 中国成人烟草调查报告。

增加等。

  美国卫生与公众服务部疾病预防与控制中心的 2012 年的调查数据显示，中国 15—49 岁育龄期女性二手烟暴露率是 11 个低收入和中等收入国家（孟加拉国，巴西，中国，印度，墨西哥，菲律宾，波兰，俄罗斯，泰国，乌克兰，乌拉圭）中最高的。

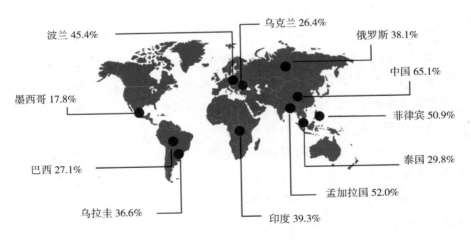

图 21 - 4　各国育龄期妇女（15—49 岁）二手烟暴露率

资料来源：U. S. Department of Health and Human Services/Centers for Disease Control and Prevention：Morbidity and Mortality Weekly Report.

相关研究①发现，孕妇被动吸烟率为 54.6%，其中在公共场所的二手烟暴露率最高（40.9%），其次为工作地点（26.7%）和家中（20.8%）。丈夫吸烟是孕妇二手烟暴露的首要危险因素。丈夫吸烟时可能缺乏正确有效的回避方式，使妻子暴露于二手烟环境。此外，孕妇在不同场所的被动吸烟时间有区别，家中被动吸烟时间大于每天 1 小时的孕妇占 23.1%，高于公共场所（6.2%）和工作地点（21.7%）。说明家中被动吸烟是对孕妇造成健康危害的重要隐患，提示家庭烟雾暴露问题值得关注。

（3）婴幼儿被动吸烟

相关研究②显示，婴幼儿二手烟暴露率为 40.5%，其中在家中为 28.7%，在公共场所为 17.8%。婴儿被动吸烟率为 34.9%，1—2 岁幼儿为 44.0%，2—3 岁幼儿为 46.3%，婴幼儿随年龄增长被动吸烟率随之增加。农村婴幼儿被动吸烟率低于城市。婴幼儿在家中被动吸烟来源于父亲吸烟者，占 69.3%，祖父占 18.4%，客人占 19.6%；婴幼儿在公共场所被动吸烟主要来源于饭店（39.2%）和商店/场（30.4%），其次是交通工具（13.7%）和车站（12.7%）。

婴幼儿家长现在吸烟率为 27.5%；76.9% 的吸烟家长在家中吸烟；46.7% 的吸烟家长表示会在婴幼儿附近（即 3m 范围内）吸烟，其中家中为 36.9%，公共场所为 21.0%。

婴幼儿被动吸烟率与家长的民族、宗教信仰、年龄、文化程度、职业、吸烟状况以及家庭月收入水平等有关。婴幼儿被动吸烟现象比较普遍，控制婴幼儿被动吸烟面临巨大挑战，应采取措施，创建无烟家庭和无烟公共场所，为婴幼儿创造无烟的成长环境。

3. 烟草使用导致的疾病和社会经济负担

2017 年 4 月，世界卫生组织和联合国开发计划署合著报告《中国

---

① 陈江芸、李新辉、王炜华等：《天山北坡城市群孕妇被动吸烟现况调查及影响因素分析》，《环境与健康杂志》2016 年第 11 期。

② 韩林俐、吴新燕、陈江芸等：《天山北麓汉回哈族婴幼儿被动吸烟流行现况分析》，《中国健康教育》2016 年第 5 期。

无法承受的代价——烟草流行给中国造成的健康、经济和社会损失》① 显示，心脏病、癌症、糖尿病、肺部疾病和其他非传染性疾病目前成为世界头号杀手，导致的死亡占全部死亡的 60% 以上，占中国全部死亡的 80% 以上。

中国每年有 100 万人死于烟草相关疾病，其中许多人正处于青壮年时期。购买卷烟增加了低收入吸烟者及其家庭的经济负担，而烟草使用导致的疾病、残疾和死亡造成的损失更为严重。鉴于中国男性吸烟率如此之高（50% 以上的成年男性吸烟），烟草使用正在导致许多中国家庭（尤其是低收入家庭）的主要劳动力死亡或残疾，让几近崩溃的家庭陷入贫困。

实行烟草税收和价格上涨等控烟政策可为政府带来大量收入，进而为卫生和发展工作提供资金。这些措施还可大幅减少烟草使用，维护人民健康，防范癌症和心脏病等全球主要杀手。

世界卫生组织和美国国家癌症研究所联袂发表专著《烟草和烟草控制经济学》② 公布的研究结果，烟草业和烟草制品肆虐无阻，造成了致命影响，全世界每年相关医疗保健支出高达 1 万多亿美元，生产力降低。目前，每年约有 600 万人死于吸烟，其中大多数人来自发展中国家。非传染性疾病每年导致大约 1600 万人过早死亡（即在 70 岁生日之前死亡）。烟草使用造成极为沉重的全球健康和经济负担，并且这一负担越来越多地落在低收入和中等收入国家身上。全球 80% 吸烟者生活在低收入和中等收入国家。

肺癌位居中国恶性肿瘤发病和死亡的首位，经济发达地区的肺癌发病和死亡率趋于稳定，欠发达地区则逐年增长，城乡和男女差距逐渐缩小。肺癌的发生和死亡与吸烟和二手烟暴露密切相关③。

---

① 世界卫生组织：《烟草经济——导致中国贫困、落后的成瘾经济》，马尼拉，菲律宾：世界卫生组织西太平洋区域办事处 2017 年版。

② National Cancer Institute and WHO: NCI Tobacco Control Monograph Series 21, *The Economics of Tobacco and Tobacco Control*, 2017, p, 688.

③ Zou X, Jia M, Wang X, Zhi X., *Changing Epidemic of Lung Cancer & Tobacco and Situation of Tobacco Control in China*, Zhongguo Fei Ai Za Zhi, 2017, Vol. 20, pp. 505 – 510.

二　中国控烟工作存在的问题

（一）烟草企业利益链

中国烟草总公司（CNTC）是世界上最大的烟草公司，也是中国政府盈利最高的国有企业之一，推动着中国烟草制品市场的发展和中国的烟草流行。中国烟草总公司在全球烟草市场所占份额比菲利普·莫里斯国际公司、英美烟草公司和帝国烟草公司等多个世界大型跨国烟草公司的总量还要大[①]。2013 年，中国烟草总公司生产了约 25000 亿支卷烟，而紧随其后的竞争者菲利普·莫里斯国际公司的产量为 8800 万支。中国的烟草产量自 1980 年以来翻了三番[②]。中国的烟草种植面积比其他几个较大烟草生产国（包括巴西、印度、印度尼西亚、马拉维和坦桑尼亚联合共和国）的总数还要多。中国烟草总公司控制着 98% 的中国国内烟草市场；在从烟草制品的种植、生产到最终销售的烟草生产链的每个环节，中国政府都能获得丰厚的利润。

2015 年，烟草企业为中央政府贡献了 11000 亿元（1700 亿美元）的收入。2014 年，来自烟企的收入占国家总收入的 6.49%[③]。在某些烟草种植为重要经济收入来源的省份（如云南省），来自烟草企业的收入占全省收入的比例则更高，在偏远的中国农村，房上甚至被刷上各种标语："少生孩子，多种烟""种烟是脱贫致富的捷径"[④]。

烟草行业也越来越多使用植入式广告。中国控制吸烟协会从 1993 年开始监测热播国产影视剧中出现的烟草镜头，2007—2016 年开始坚持每年监测，根据中国控制吸烟协会的统计，有烟草镜头电影所占的比

---

①　The global cigarette industry. Washington，DC：*Campaign for Tobacco Free Kids*；2016，http：//global. tobaccofreekids. org/files/pdfs/en/Global_ Cigarette_ Industry_ pdf.

②　Eriksen MP，Mackay J，Schluger NW，Islami F，Drope J.，*The tobacco atlas*，Atlanta：American Cancer Society，2015.

③　世界卫生组织：《烟草经济——导致中国贫困、落后的成瘾经济》，马尼拉，菲律宾：世界卫生组织西太平洋区域办事处 2017 年版。

④　曹斯、陈枫：《禁烟之痛：利益博弈　要 GDP 还是要健康》，《南方日报》2010 年 5 月 26 日。

例已经从 2007 年的 86.7% 降低到了 2016 年的 56.7%，有了显著的降低，但仍然处于很高比例。有调查显示，超过 1/3 的青少年是在看了有烟镜电影后学会抽烟的，不吸烟的青少年如果其偶像吸烟，则他们对吸烟行为认同的可能性提高 16 倍[1]。

中国在 2003 年 11 月成为第 77 个签约过签署了《烟草框架控制公约》，但中国是世界上加入这个公约的国家中，烟草包装最漂亮的。中国至今没有明确通过立法要求在烟草制品上印制健康警语告知烟草带来的具体危害，这无异于让步了烟草商通过包装来宣传销售香烟的空间。

吸烟是一种成瘾性疾病，还是个"经济问题"。复杂而牢固的烟草经济链，是"掣肘"控烟工作开展的最重要原因。国家必须要有决心，明确全国性的控烟相关立法，切断利益链。

(二) 烟文化与传统观念

分烟、敬烟的习惯几乎为中国所独有，成为中国独特的烟文化。敬烟是中国人习以为常的礼节，陌生人之间套近乎时，分烟是与客套话等同重要的润滑剂。熟人相聚，抽烟时不顺手分给同伴一根，则有礼数不周之嫌。作为一种文化上被接受的做法，吸烟与社会货币和男性资本密切相关，吸烟和送烟是男性社会互动和商业交易的重要组成部分。这些根深蒂固的烟文化，使得中国烟民不仅是生理上的难以戒断，同时也是从心理上的向往和依赖，甚至成为中国烟民戒烟的一大阻碍，因为他们往往难以拒绝社交圈子递来的烟。"无烟不欢"的烟文化在当今的社会交际中仍占重要位置，这对减少中国的吸烟率提出了挑战。

中国人的传统观念在一定程度上不利于家庭控烟和降低二手烟暴露。研究显示，代际关系和长幼尊卑、夫唱妇随等传统观念在一定程度上阻碍了孕妇做出回避二手烟行为，[2] 相关研究结果显示，孕妇独特的

---

[1] 《电影中的吸烟镜头是否该被限制?》，http://www.catcprc.org.cn/index.aspx?menuid=21&type=articleinfo&lanmuid=175&infoid=9402&language=cn。

[2] 陈江芸、万岐江、吴星燕等：《孕妇二手烟回避行为与家庭资源关系的调查研究》，《中国全科医学》2016 年第 21 期。

社会背景因素反映亲密伙伴关系的质量，没有伴侣、与伴侣关系一般的女性更容易自发地做出回避环境二手烟的行为[①]。

（三）烟草依赖

烟草依赖可以概括为如下关键词：慢性、高复发性、成瘾性神经精神疾病。由于烟草的独有的化学成分——尼古丁可使大脑中的神经细胞受到刺激产生一种叫多巴胺的物质，进而让人产生愉悦的感觉，因此人们会像受到激励一样去重复做这件事情。尼古丁在人体内的半衰期约为2小时，当尼古丁被代谢掉以后，人体内的多巴胺含量会急剧下降，从而产生烦躁、恶心、头痛不适等戒断症状，直到再次摄入尼古丁。

世界卫生组织烟草或健康合作中心研究员、北京朝阳医院肖丹教授介绍说，吸烟成瘾是戒烟的主要障碍，它不是一种行为习惯而是一种慢性疾病，称为烟草依赖。烟草依赖常表现为躯体依赖和精神依赖两个方面。躯体依赖表现为，在停止吸烟或减少吸烟量后，吸烟者将会产生一系列不易忍受的症状和体征，医学上称之为戒断症状，包括吸烟渴求、焦虑、抑郁、不安、头痛、唾液腺分泌增加、注意力不集中、睡眠障碍、血压升高和心率加快等，部分戒烟者还会出现体重增加。一般情况下，戒断症状可在停止吸烟后数小时内开始出现，在戒烟最初14天内表现最为强烈，大约1个月后开始减轻，部分患者对吸烟的渴求会持续1年以上。精神依赖又称心理依赖，俗称"心瘾"，表现为主观上强烈渴求吸烟。许多吸烟者知道吸烟的危害，并有意愿戒烟，但因烟草依赖而不能控制吸烟行为，部分烟草依赖者甚至在罹患吸烟相关疾病后依旧不能彻底戒烟[②]。

吸烟成瘾者单靠个人毅力戒烟的效果很差，戒断成功率很低，而在医务人员指导下，配合必要的药物，则可使戒断成功率大大提高。中国3.5亿的烟民，能够得到专业戒烟指导的极少数，更多的人甚至意识不到自己存在烟草依赖，光凭个人"毅力"来戒烟，效果极差，往往再

①　Blake S M, Murry K D, Eikhorazaty M N, et al, *Environmental tobacco smoke avoidance among pregnant African-American nonsmokers*, Am J Prev Med, 2009, Vol. 36, pp. 225 – 234.

②　烟草在线据新华网报道：《正确认识戒断反应 科学戒烟胜干戒》，http：//www. tobacco-china. com/news/control/quitting/20148/20148516342_ 634458. shtml。

次吸烟后更难戒烟。这也是中国吸烟率难以降低的重要原因。

三　中国控烟工作趋势展望

（一）完善顶层设计，实施全面无烟法规

中国亟需出台一部强有力的全面的国家级无烟立法。这是中国未来烟草控制工作的重要一步。国际经验显示，强有力的无烟立法对改变社会对烟草使用的接受程度也至关重要。国务院 2014 年公开征求意见的国家级《公共场所控制吸烟条例（草案）》应迅速获得通过并全面实施，不留任何例外和漏洞。

（二）深化供给侧改革，切断烟草税收链条，建立新的经济链

据有力的国际证据显示，提高烟草税和价格是对减少烟草消费最具影响力的政策措施。提高烟草税和价格也将是降低中国目前高吸烟率的可怕社会经济后果的最有效手段。提高烟草税和价格对政府是一项双赢策略：政府不仅能从减少烟草消费中获得公共卫生利益，还能增加收入并将其投入到其他卫生工作或政府重点工作中[1]。在烟企和控烟政策之间建立"防火墙"，由直属于国务院的国家卫生健康委员会牵头负责世界卫生组织《公约》履约工作和控烟政策的落实。全面禁止烟草广告、促销和赞助；应继 2015 年 5 月宣布提高烟草税之后，再次大幅提高烟草税，并制定出后续的提税机制，以随时间推进，不断降低烟草制品的可负担性。世界卫生组织建议，中国应制定出延续性的调税机制，最终让烟草税占所有烟草制品零售价的至少 70%[2]。

（三）强化健康教育，鼓励实施家庭控烟

一方面，扩大关于烟草使用危害的大众媒体宣传；通过采用有关烟草使用危害的图形健康警示，在烟盒正面及背面的上部使用覆盖 50%面积的图形方式健康警示强化对人群的健康教育。另一方面，妇女和儿

---

[1]　世界卫生组织：《烟草经济——导致中国贫困、落后的成瘾经济》，马尼拉，菲律宾：世界卫生组织西太平洋区域办事处 2017 年版。

[2]　同上。

童是二手烟暴露的主要人群，在公共场所禁烟全面开展趋势下，必须同步实施家庭控烟，降低传统观念对二手烟回避行为的消极影响，重视对非吸烟人群同步开展二手烟危害的健康教育，建立无烟家庭。

（四）加快研发烟草戒断替代品，鼓励控烟相关科研立项

加强对现有吸烟人群的戒烟支持。国际上常用的帮助戒烟的方法包括行为干预和药物治疗两个手段的结合。行为干预主要在医生的指导和督促下，开始戒烟。辅助用药可以减少烟民的吸烟渴求和在戒烟过程中的不适，极大的提高戒烟的成功率。中国应该充分借鉴国际上戒烟经验，加快研发烟草戒断替代品。同时，加大对控烟相关科研立项的重视程度和资助力度，鼓励控烟相关的科研实践和转化。

（南方医科大学　　陈江芸　广西中医药大学　　王碧艳）

第二十二章　中国农村改水改厕工作现状、
问题与展望

　　新中国成立初期开始推行的爱国卫生运动，将环境卫生首次列入重视问题的行列。经过 66 年的努力，中国农村改水改厕工作逐渐推广，卫生厕所日益普及，污水处理率逐步提高。2000 年联合国通过的千年发展目标，要求各国通过 15 年的建设，到 2015 年将无法持续获得安全饮用水和基本卫生设施的人口比例减半。中国作为在环境卫生领域达标的唯一发展中国家，农村改水改厕为环境卫生目标的实现做出了较大贡献。

　　本章运用卫生计生统计年鉴、卫生健康事业发展统计公报、爱国卫生工作的政策文件与工作总结等数据，描述农村改水改厕的现状，依据参与的相关课题数据分析目前农村改水改厕工作存在的问题，并结合现行政策与实践对农村改水改厕工作的未来发展进行展望。

一　我国农村改水改厕工作现状

（一）农村改水改厕工作发展情况

1. 爱国卫生工作的发展情况

爱国卫生运动是我国卫生工作的伟大创举，反映了中国卫生工作的鲜明特色。伴随国家经济、社会发展，主要经历了以下阶段①：

（1）国民经济恢复和社会主义改造建设时期（1949—1966年）的启蒙与初步发展

为了改变旧中国不卫生状况和传染病严重流行的现实，全国开展了群众性卫生运动。1952年春，美帝国主义在侵朝战争中，对朝鲜和我国发动了细菌战争。在保家卫国的浪潮中，推动了群众性卫生防疫运动的深入发展。这项运动被称为"爱国卫生运动"。1960年3月，全国人大通过的《1956—1967年全国农业发展纲要》把"除四害"讲卫生列入"纲要"的内容，城乡清除了大量的垃圾、污物。1960年先后召开的全国农村和城市卫生工作现场会议上，重点介绍、推广山西稷山县、广东佛山市两个改造旧农村、旧城市卫生面貌的先进典型经验，使各地爱国卫生运动有了新的发展。

（2）"文化大革命"时期（1966—1976年）先停滞后发展

"文化大革命"时期，各级爱国卫生运动委员会及其办事机构被撤并，有些工作被迫停顿，城乡卫生一度恶化、疫情回升。周恩来同志多次指示，要继续开展爱国卫生运动。在农村，解决好管水和粪这两个基本问题，改造环境卫生条件所采取的各项措施受到农民群众的欢迎，被概括为"两管、五改"，即管水、管粪，改水井、改厕所、改畜圈、改炉灶、改造环境。"两管、五改"成为当时农村爱国卫生运动的具体要求和行动目标。

（3）改革开放时期（1978—）的全面、深入发展

1978—1995年，爱国卫生运动进入了新的历史时期。1978年4月，国务院发出《关于坚持开展爱国卫生运动的通知》，要求各地爱国卫生运动委员会及其办事机构，把卫生运动切实领导起来。同年8月在山东烟台召开的全国爱国卫生运动现场经验交流会议，以及其后在内蒙赤峰市、黑龙江哈尔滨市、山西晋城县分别召开的城市和农村卫生现场会议，总结推广"人民城市人民建""门前三包"（卫生、秩序、绿化）、

---

① 国家卫生和计划生育委员会：《爱国卫生运动》，2014年4月2日，见http：//www. nhf-pc. gov. cn/jnr/agwsrzsxx/201404/185fef4d1cde420a847740533546a65f. shtml。

"四自一联"（自修门前路、自通门前水、自搞门前卫生、自搞门前绿化，统一规划联合集资）等行之有效的办法，推动各地工作。

1980年我国政府决定参加由联合国第35届大会发起的《国际饮水供应和环境卫生十年》活动。在"政府领导，部门支持，民办公助，多方集资"方针指导、国际组织支持下，各地开展农村改水工作。截止到1995年底累计农村改水受益人口79873.92万人，占农村人口的97.03%；饮用自来水人口占农村人口的43.51%。

同一时期，改厕工作以点带面，点面结合，逐步推进，与改水相结合、与解决能源相结合、与血吸虫病相结合、与扶贫奔小康相结合。通过这些，河南省1994年新增改厕122万个，累计改厕总数突破500万个。

1989年国务院发布了《关于加强爱国卫生工作的决定》，要求各级政府要把爱国卫生工作纳入社会发展规划。同年，爱卫会开始在全国开展创建国家卫生城市活动。1997年开展创建国家卫生镇（县城）活动，2000年直辖市开展创建国家卫生区活动。2010年，全国爱卫会全体会议决定在全国开展城乡环境卫生整洁行动。通过努力，基本实现了2010—2012年整洁行动的改水改厕阶段性目标：农村卫生厕所普及率提高了12%，农村生活饮用水水质卫生合格率提高了15%[1]。

2. 改水改厕工作的发展情况

农村改水，解决农村居民吃水难题，改善他们的生活质量、提高身体素质，不仅关涉生态，更牵系民生。农村改水工作是全国卫生工作的重要组成部分，彻底改善农民饮水卫生质量，是减少水传疾病发生、改善农村环境、提高农民生活质量和健康水平、加强农村文明建设、促进农村经济发展的重要措施。

农村卫生厕所的推广、普及、应用是我国公共卫生重点工作之一，也是新农村建设的重要内容，对于预防疾病、促进健康、提高农村居民生活质量具有重要意义。

---

① 国家卫生和计划生育委员会：《近年来爱国卫生工作取得的主要成效》，2014年4月2日，见 http://www.nhfpc.gov.cn/jnr/agwsrgzjz/201404/fa99611391084985b5e5060c60bb7b0e.shtml。

近年来，我国政府非常关注农村改厕工作，不断推进农村改厕项目。2014 年 10 月，全国爱国卫生运动委员会（以下简称全国爱卫会）在河北省石家庄市正定县召开全国农村改厕工作现场推进会，同时印发《关于进一步推进农村改厕工作的通知》（全爱卫发〔2014〕4 号），有力推动了农村"厕所革命"。同年 12 月，习近平主席在江苏考察调研时指出，厕改是改善农村卫生条件、提高群众生活质量的一项重要工作，在新农村建设中具有标志性。同时，国务院印发《关于进一步加强新时期爱国卫生工作的意见》（国发〔2014〕66 号），明确提出了加快农村改水改厕工作计划。

一是切实保障饮用水安全。建立从水源地保护、自来水生产到安全供水的全程监管体系，强化水质检测监测，确保饮用水安全。加强饮用水水源保护和管理，开展饮用水水源地规范化建设，实施水源保护区污染综合整治。加快全国城镇供水设施改造和建设，加强农村特别是重点寄生虫病流行区和地方病病区饮水安全工程建设，建立健全供水设施维护的长效机制，进一步提高供水水质。在有条件的地方，优先采取城镇供水管网向农村延伸或建设跨村、跨乡镇连片集中供水工程等方式，大力发展规模化集中供水，统筹解决农村的饮水安全问题。加强饮用水卫生监测能力建设，抓紧建立覆盖城乡的饮用水卫生监测网络，逐步实现地市级地区具备《生活饮用水卫生标准》（GB 5749—2006）规定的全部 106 项水质指标检测能力，县级地区具备水质常规指标的检测能力。

二是加快农村改厕步伐。坚持因地制宜、集中连片、整村推进，加快农村无害化卫生厕所建设进程，力争到 2020 年东部地区和有条件的中西部地区基本完成农村户厕无害化建设改造，有效预防控制肠道传染病、寄生虫病的发生流行。农村新建住房和保障性安居工程等项目要配套建设无害化卫生厕所，中小学校、乡镇卫生院、社区综合服务中心、集贸市场、乡镇政府机关等公共场所和旅游景点、铁路公路沿线要建设无害化卫生公厕。加强改厕后续服务和管理，教育和引导农民使用卫生厕所，建立卫生厕所建、管、用并重的长效管理机制。加强改厕适宜技术研究，在有条件的农村地区推广粪便统一收集、集中处理的"四格式生态厕所"等新技术。发挥财政资金的引导作用，合理整合项目资源，有效调动社会力量参与，形成多方投入的改厕筹资模式。

2015 年以来，全国爱卫会印发《全国城乡环境卫生整洁行动方案（2015—2020 年）》（全爱卫发〔2015〕1 号），确保启动新一轮城乡环境卫生建设工作，确定了 2015 年和 2020 年农村改厕工作目标。2015 年 4 月，习主席就"厕所革命"又作出重要指示，强调"要像反对'四风'一样，下决心整治旅游不文明的各种顽疾陋习，要发扬钉钉子精神，采取有针对性的举措，一件接着一件抓，抓一件成一件，积小胜为大胜，推动我国旅游业发展迈上新台阶"。紧接着，习主席在吉林延边考察调研时，又要求将"厕所革命"推广到广大农村地区。

2016 年，全国爱卫会印发《关于开展健康城市健康村镇建设的指导意见》（全爱卫发〔2016〕5 号），也将加强农村改厕纳入健康村镇建设的重点任务加以推进。同时，全国爱卫会通过开展国家卫生城镇创建活动，加大部门统筹协调力度，以县城、乡镇和村的道路建设、垃圾和污水处理、厕所改造、除四害等为重点，以城促乡、以乡带村，有力改善了农村卫生条件和人居环境。

2017 年，习主席再次作出批示，要坚持不懈推进"厕所革命"，努力补齐影响群众生活品质短板。

2018 年 2 月，中共中央办公厅、国务院办公厅印发了《农村人居环境整治三年行动方案》，为农村下一步推进人居环境整治、提升人居环境水平指明方向。改水已经不再列入 6 项重点任务中，而改厕工作则重在开展厕所粪污治理。合理选择改厕模式，推进厕所革命。东部地区、中西部城市近郊区以及其他环境容量较小地区村庄，加快推进户用卫生厕所建设和改造，同步实施厕所粪污治理。其他地区要按照群众接受、经济适用、维护方便、不污染公共水体的要求，普及不同水平的卫生厕所。引导农村新建住房配套建设无害化卫生厕所，人口规模较大村庄配套建设公共厕所。加强改厕与农村生活污水治理的有效衔接。鼓励各地结合实际，将厕所粪污、畜禽养殖废弃物一并处理并资源化利用。

（二）农村改水改厕工作成效

1. 农村改水改厕工作成绩

改水以前，我国农村广大农民主要靠肩挑浅层大口井、河水、坑塘水、山泉水作为水源维持生活，而部分山区没有水源，必须翻山越岭到很远的地方背水、拉水吃。截至 2000 年底，全国农村改水受益人口累计达到 8.8 亿，占农村人口总数的 92.38%。"九五"期间，比照国家"九五"计划提出的目标，农村改水受益率超额 2.38%，农村自来水普及率超额 5.22%，为农村防病和改善农民生活条件做出了巨大贡献。

在"九五"期间，农村改厕工作使 1.06 亿农户用上了卫生厕所，全国卫生厕所普及率达到了 44.84%，超过计划和纲要的 4.84%。2009 年医改重大公共卫生服务项目以来，到 2013 年年底，中央财政共投入资金 82.7 亿元，支持 2103 万农户建设卫生厕所，全国农村卫生厕所普及率提高至 74.09%。

2001—2014 年，全国农村改水改厕工作显著推进。截至 2014 年底，全国累计农村改水受益人口 9.2 亿人，改水受益人口占农村总人口的 95.8%，比 2001 年提高 4.8 个百分点。同年，农村自来水普及率为 79.0%，比 2001 年提高 23.9 个百分点。农村累计使用卫生厕所 19939.3 万户，其中：当年新增卫生厕所 685.1 万户。农村卫生厕所普及率 76.1%，比 2001 年提高 30 个百分点（见图 22–1）。

2. 农村改水改厕工作成效

近年来，爱国卫生工作取得了显著成效，尤其是农村改厕工作产生了较大的综合效益，在我国农村经济发展和公共卫生事业发展中发挥了巨大作用。

湖南省的调查显示，农村痢疾、伤寒和肠炎三种主要肠道传染病发病率，在改水改厕后分别下降了 70%、54% 和 49%。广西自治区隆林县少数民族村原属伤寒高发区，通过改水改厕和健康教育，在伤寒高发年无一例伤寒病发生①。

---

① 北京市爱国卫生运动委员会：《农村改水效益》，2010 年 9 月 28 日，见 http://www.bjaw.org.cn/ncgsgc.aspx？id=12。

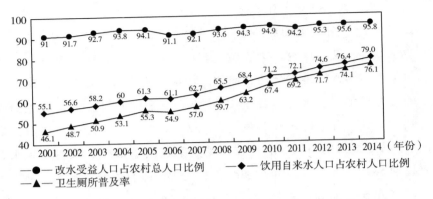

图 22 - 1　农村改水改厕主要工作成绩（2001—2014 年）

资料来源：《全国卫生事业发展情况统计公报》（2001—2002 年）、《中国卫生事业发展情况统计公报》（2003—2006 年）、《我国卫生事业发展统计公报》（2007—2011 年）、《我国卫生和计划生育事业发展统计公报》（2012—2014 年）。

2009—2011 年医改农村改厕项目综合效益评估显示，项目地区粪—口传播疾病的发病率明显下降，由 37.5/10 万降至 22.2/10 万，其中痢疾、伤寒和甲肝发病人数分别下降 35.2%、25.1% 和 37.3%。改厕后农村居民的文明卫生意识明显提高，健康知识知晓率和个人卫生行为形成率分别提高了 7% 和 24%。此外，农村改厕还节约了肥料费用，增加了有机肥，产生直接经济效益 516.9 亿元，投入产出比为 1：5.3①。

二　我国农村改厕工作存在的问题

由于过去改水工作取得的成绩，2018 年发布的《农村人居环境整治三年行动方案》不再将此项工作列入重点任务，探讨农村改水改厕工作的问题时，依据参与的某市农村改厕项目效益评价调查数据，围绕农村改厕重点任务展开分析。

---

① 国家卫生和计划生育委员会：《卫生计生委介绍爱国卫生工作情况》，2014 年 4 月 3 日，见 http://www.gov.cn/xinwen/2014 - 04/03/content_ 2652761. htm。

（一）农村改厕效益界定

1. 农村改厕卫生效益

农村改厕的卫生效益包括户厕建造、粪便无害化、肠道传染病等部分。其中，户厕建造包括户厕构筑物情况和厕所使用管理。粪便无害化则考查户厕粪大肠菌群值和沙门氏菌的合格率。由于未能获得调查行政村的肠道传染病发病数据，此部分不做分析。

2. 农村改厕环境效益

农村改厕的环境效益分为家庭环境和所在村环境。农户家居卫生状况，包括庭院、厨房、圈舍卫生等。所在村环境则包括村庄街道、三堆问题、供水情况、排水设施、公共垃圾与污水处理设施、燃料使用、文化和体育等公共活动场所的状况。

3. 农村改厕社会效益

农村改厕的社会效益主要通过目标人群相关知识知晓率、卫生行为形成率来反映，即通过改厕地区农村居民知信行调查表收集数据进行分析。

4. 农村改厕经济效益

农村改厕的经济效益主要通过建厕投资费用，以及因肠道传染病、寄生虫病所致医药费用支出来衡量。调查中主要通过改厕地区农村居民自填数据反映。

（二）农村改厕效益评价

1. 农村改厕效益评价抽样方法

依据 2017 年某市农村改厕工作任务分配表，按照街道的行政区划，抽取行政区划代码后两位数相同（或最接近）的街道，每个街道随机抽取已实施并完成改厕项目的 2 个行政村，每村抽取 20 户改厕户进行问卷调查，抽取 10 户进行样本采集，分别采集化粪池第三格和第一格的样本。共收集样本 80 份、调查问卷 160 份。

2. 农村改厕效益评价

（1）数据分析方法。对获取的计量资料进行正态性检验与方差齐性检验，正态资料通过均值 ± 标准差（mean ± SD）描述、使用 t 检验，

非正态分布资料通过中位数（四分位数间距）即 Median（QR，P25
P75）描述、使用秩和检验；计数资料使用卡方检验；使用 SPSS22.0 进
行统计分析，$P < 0.05$ 为差异有统计学意义。

（2）户厕卫生状况。【计量指标分析】比较不同街道厕屋面积、厕屋
高度、厕窗面积、粪池周围蝇蛆密度、厕室蝇蛆密度等 5 个指标观测结
果，4 个街道改厕户厕的指标差异有统计学意义（$P < 0.05$）（表 22 - 1）。
参照《农村户厕卫生规范》（GB 19379—2012，简称《规范》）的卫生
标准，户厕成蝇数量为 0 只，在粪池周围蝇蛆密度和厕室蝇蛆密度 2 个
指标上，达标相对较好的是 D 街道，但没有街道改厕成蝇数量为 0。

表 22 - 1 　　　　　　　　　户厕卫生状况（计量指标）

指标	A 街道	B 街道	C 街道	D 街道	P 值
厕屋面积（m²）	2.1 (1.85, 4.35)	4.0 (2.8, 5.3)	3.1 (2.0, 4.0)	4.4 (2.0, 6.0)	$P = 0.014$
厕屋高度（m）	2.15 ± 0.46	2.50 ± 1.03	2.05 ± 0.42	2.04 ± 0.31	$P = 0.019^*$
厕窗面积（m²）	0.5 (0.1, 1.0)	0.1 (0.0, 0.5)	0.4 (0.0, 0.7)	0.8 (0.0, 1.0)	$P = 0.013$
粪池周围蝇蛆密度（只）	0.0 (0.0, 0.0)	0.0 (0.0, 2.0)	1.0 (0.0, 2.0)	0.0 (0.0, 0.0)	$P = 0.001$
厕室蝇蛆密度（只）	0.0 (0.0, 2.5)	0.0 (0.0, 0.0)	0.0 (0.0, 0.0)	0.0 (0.0, 0.0)	$P = 0.024$

注：＊使用 t 检验，其他为秩和检验。

【计数指标分析】不同街道的改厕组在 17 个计数指标上，有 11 个
指标差异有统计学意义（表 22 - 2）。从改厕厕所位置看，院内、院外、
室内都有一定比例；改厕户厕建筑情况参照《规范》，独立式户厕应有
厕门、厕窗、机械通风，相当一部分户厕没有厕窗、厕门，此外机械通
风比例远远达不到要求，A 街道的调查户厕没有机械通风；改厕户厕卫
生与照明设施，根据《规范》户厕人工照明应 ≥ 40lx，平均达标率为
81.3%，C 街道户厕有专用清扫工具的为 68.4%，B 街道 40.0% 的户厕
没有洗手设施；部分街道便器无水封的比例较高，B、C 街道分别为
50.0%、36.8%；部分街道厕室卫生状况清洁比例不够高（C 街道 78.9%）、
户厕粪污分离比例较低（A 街道 52.4%）。

表 22 - 2 　　　　　　　　　　户厕卫生状况（计数指标，%）*

指标	A 街道	B 街道	C 街道	D 街道	P 值
厕所位置					P < 0.001
厕屋在室内	33.3	36.7	52.6	79.5	
厕屋在院内	52.4	23.3	31.6	10.3	
厕屋在院外	14.3	40.0	15.8	10.3	
厕门					P = 0.005
有	95.2	73.3	94.7	97.4	
无	4.8	26.7	5.3	2.6	
厕窗					P = 0.283
有	76.2	53.3	73.7	69.2	
无	23.8	46.7	26.3	30.8	
地面处理					P < 0.001
釉面砖	85.7	33.3	73.7	89.7	
水泥地坪	14.3	66.7	26.3	7.7	
没有处理	0.0	0.0	0.0	2.6	
给排水设施					P < 0.001
齐全	90.5	53.3	68.4	97.4	
不齐全	9.5	46.7	31.6	2.6	
通风设备					P = 0.081
机械通风	0.0	13.3	5.3	15.4	
自然通风	90.5	60.0	89.5	74.4	
无通风设施	9.5	26.7	5.3	10.3	
盛放手纸的容器					P = 0.049
有	81.0	73.3	63.2	92.3	
无	19.0	26.7	36.8	7.7	
专用清扫工具					P = 0.184
有	71.4	80.0	68.4	89.7	
无	28.6	20.0	31.6	10.3	
洗手设施					P < 0.001
有	100.0	60.0	84.2	94.9	
无	0.0	40.0	15.8	5.1	
照明设施					P = 0.586

指标	A 街道	B 街道	C 街道	D 街道	P 值
≥40lx	85.7	73.3	84.2	82.1	
≥30lx	9.5	13.3	10.5	15.4	
≥25lx	0.0	10.0	0.0	2.6	
无	4.8	3.3	5.3	0.0	
便器类型					P < 0.001
陶瓷蹲便器	85.7	80.0	78.9	82.1	
陶瓷坐便器	14.3	13.3	5.3	12.8	
塑料便器	0.0	0.0	0.0	5.1	
水泥预制便器	0.0	6.7	15.8	0.0	
便器水封					P < 0.001
有	90.5	50.0	63.2	97.4	
无	9.5	50.0	36.8	2.6	
户厕使用					P = 0.317
正常	95.2	100.0	94.7	100.0	
偶尔	4.8	0.0	5.3	0.0	
从不用粪肥	66.7	10.0	31.6	20.5	
厕室卫生					P = 0.033
清洁	81.0	90.0	78.9	100.0	
不清洁	19.0	10.0	21.1	0.0	
有无自来水或冲洗水桶					P = 0.014
有	100.0	83.3	84.2	100.0	
无	0.0	16.7	15.8	0.0	
有无粪污分离					P = 0.005
有	52.4	80.0	73.7	92.3	
无	47.6	20.0	26.3	7.7	
臭味强度					P = 0.563
强	4.8	3.3	0.0	0.0	
一般	9.5	16.7	26.3	12.8	
无	85.7	80.0	73.7	87.2	

注：＊使用卡方检验。

（3）化粪池质量。按照《规范》的要求，三格化粪池容积≥1.5m³，深度≥1.2m。调查户厕均是三格化粪池，整体来看，化粪池的平均容积为 1.5±0.2m³，平均深度是 1.0±0.1m。从表 22-3 可知，4 个街道的化粪池容积和深度 2 个指标的差异有统计学意义。化粪池平均容积均达标，但平均深度达标情况不佳，达到 1.2m 的只有 1 个行政村。

4 个街道比较，除化粪池地面标高差异有统计学意义外，化粪池有无渗漏、进粪管、过粪管、粪池盖等指标差异均无统计意义。结果显示，化粪池地面标高只有 D 街道全部合格，B 街道不合格比例较高（20%）；C 街道户厕化粪池全部无渗漏，D 街道渗漏情况较严重（15.4%）；户厕进粪管、过粪管设置、粪池盖板密封性合格率较高。

表 22-3　　　　　　　　　　化粪池质量

指标	A 街道	B 街道	C 街道	D 街道	P 值
化粪池容积（m³）	1.5±0.0	1.7±0.0	2.0±0.3	1.5±0.0	$P < 0.001$
化粪池深度（m）	1.0±0.0	1.0±0.0	1.1±0.1	1.0±0.0	$P < 0.001$
化粪池地面标高（%）					$P = 0.015$
合格	95.2	80.0	94.7	100.0	
不合格	4.8	20.0	5.3	0.0	
化粪池有无渗漏（%）					$P = 0.149$
有	9.5	3.3	0.0	15.4	
无	90.5	96.7	100.0	84.6	
进粪管设置（%）					$P = 0.447$
合格	100.0	96.7	100.0	100.0	
不合格	0.0	3.3	0.0	0.0	
过粪管设置（%）					$P = 0.612$
合格	100.0	100.0	100.0	97.4	
不合格	0.0	0.0	0.0	2.6	
粪池盖（%）					$P = 0.407$
有	90.5	96.7	100.0	97.4	
无	9.5	3.3	0.0	2.6	
粪池盖板密封性（%）					$P = 0.066$
合格	90.5	100.0	89.5	100.0	
不合格	9.5	0.0	10.5	0.0	

（1）粪便无害化。依据《规范》，沙门氏菌不得检出，粪大肠菌值湿式设施 $>10^{-4}$、干式设施 $>10^{-2}$。调查结果显示，所有样本的沙门氏菌全部合格，粪大肠菌值合格率较低，第一格粪大肠菌值合格率仅为39.0%，第三格粪大肠菌值合格率为86.0%。

（2）家庭环境。4个街道家庭环境卫生状况进行比较，结果显示，各指标差异均有统计学意义，整体来看，农村改厕户家庭环境较差（见表22-4）。

表22-4　　　　　　　　　不同区改厕组家庭环境卫生状况

指标	A街道	B街道	C街道	D街道	P值
住宅内苍蝇密度（只）	2.0 (0.0, 4.5)	0.0 (0.0, 2.0)	1.0 (0.0, 2.0)	0.0 (0.0, 0.0)	$P < 0.001$
庭院卫生（%）					$P < 0.001$
好	28.6	46.7	15.8	89.7	
一般	71.4	53.3	84.2	10.3	
厨房卫生（%）					$P < 0.001$
好	28.6	36.7		21.1	89.7
一般	71.4	63.3	78.9	10.3	
圈舍卫生（%）					$P < 0.001$
好	57.1	60.0	73.7	100.0	
一般	42.9	40.0	26.3	0.0	

（3）村庄整体环境。8个行政村的整体环境状况结果显示，各村庄均有文化、体育等公共活动场所。村庄整体环境状况指标中，较差的是垃圾处理、污水处理和燃料使用。绝大多数村由城镇自来水厂集中供水，乱堆乱放情况较严重。垃圾处理中，分别有1个村采用村内卫生填埋（有防渗）和村内简易填埋（无防渗）。一半的村没有污水处理设施。

（4）社会效益评价。通过农村改厕项目居民的知识、态度、行为（知信行，KAP）情况调查评价社会效益。调查问卷分为调查对象一般情况及知信行内容问卷，调查后对改厕组和未改厕组的卫生知识、卫生态度和观念、卫生行为进行比较。

为使得分直观，采用得分率分别表示知（K）、信（A）、行（P）

的得分，得分率＝实际得分（平均得分）÷最高可能得分（满分）×100％；知信行（KAP）综合得分取 K、A、P 的平均分。

KAP 的综合得分，以及分维度得分结果显示，改厕组与对照组差异均有统计学意义。需要指出的是，改厕知识平均得分率不高，中位数仅为 50.0％。

表 22 - 5　　　　　　　　　　知信行得分情况

得分率（％）	调查对象（N = 164）	P 值
K	50.0 (33.3，83.3)	P = 0.025
A	100.0 (80.0，100.0)	P = 0.001
P	100.0 (100.0，100.0)	P < 0.001
KAP	82.0 ± 12.2	P < 0.001

（5）经济效益。调查对象中，家庭建厕投资费用的中位数为 2000（0，3000）元，其中支付建材的费用为 1500（0，2500）元。因肠道传染病所致医药费用支出，改厕前费用为 300（200，450）元，改厕后为 275（45，775）元。

（三）农村改厕存在问题

1. 户厕卫生状况、化粪池质量、粪便无害化合格率偏低

在户厕建筑、卫生设施、卫生状况、户厕管理上，参照《规范》的卫生要求，改厕户厕部分关键指标合格率较低。从户厕建筑标准看，通风设施和厕窗面积合格率较低。一是独立式户厕用通风窗或排风扇进行机械通风合格率较低；二是厕屋窗地面积比应≥1/8，通过厕窗面积/厕屋面积计算，户厕的窗地面积比合格率为 44.0％。

从化粪池质量看，化粪池深度合格率较低。从粪便无害化处理看，采样的改厕三格式厕所，第一格的粪大肠菌值无害化达标率为 39.0％，第三格粪大肠菌值合格率为 86.0％。经过三格化粪池的处理，14.0％的户厕未能实现粪便无害化。此外，有 32.0％的第三格粪水排入河道水塘，存在一定环境污染与安全隐患。

2. 知信行调查改厕知识得分率不高

改厕知识平均得分率不高，中位数为 50.0％。影响因素分析结果

显示，改厕知识得分率与文化程度、家庭人均年收入正相关，与女性、没有完成改厕呈现负相关关系。

3. 不同街道改厕工作质量差异较大

4个街道的改厕工作差异较大，在户厕卫生状况上，厕屋面积、厕屋高度、厕窗面积、粪池周围蝇蛆密度、厕室蝇蛆密度、厕所位置、厕门、地面处理、给排水、蝇蛆、盛放手纸容器、洗手设施、便器类型、便器水封、厕室卫生、水冲、粪污分离差异有统计学意义；化粪池质量中化粪池容积、化粪池深度、化粪池地面标高差异有统计学意义；家庭环境卫生中的4个指标差异均有统计学意义；改厕项目知信行综合得分率、知识与态度得分率上，不同街道差异有统计学意义。

三 我国农村改厕工作展望

(一) 建立健全农村改厕质量管理体系，保障改厕建筑质量

独立式户厕机械通风、厕屋窗地面积比、化粪池深度以及粪便无害化这些关键指标的合格率偏低，可能与改厕工作招标程序的规范性、材料设备质量、施工安装把关、验收管理不到位等问题关系密切。

为此，后续的改厕工作一是通过上级主管部门统筹指导、地方主管部门组织开展招标工作，加强对街道、村管理人员和改厕施工人员的技术培训；二是严控改厕材料设备质量，鼓励有条件的地方对材料设备进行现场抽样送检，指定专人对材料设备（尤其是过粪管）的质量把关；三是选择经过专业培训、有资质、相对稳定的施工队伍承担项目，明确承建方的保修和返修责任，防止渗漏、重视过粪管安装质量；四是成立专班不定期抽查农村改厕质量，对发现的问题限时整改，可考虑验收后付费的方式，通过验收后结算工程款项。尤其是建立长效监管机制，保证改厕项目的可持续和效益提升。

(二) 多方筹集资金，减轻居民经济负担

针对存在经费缺口，在保证工程质量不增加居民经济负担的同时，可借鉴调查地区做法，由村委会联系具有一定经济实力的村民，进行多

途径筹集资金。在地域范围内，如果普遍存在经费不足，可考虑适当提高补助资金，并在落实到户的过程中，优先支持困难户改厕资金。

（三）动员相关利益主体多方力量，加强居民健康教育

充分利用村卫生室，开展改厕知识健康教育。在参考黄陂经验的基础上，建立改厕示范点，由村干部、村医、文化程度或家庭收入较好的村民带头改厕。通过村管理层、卫生专业技术人员以及健康知识接受度更好的人员，形式丰富、灵活多样地带动居民实地了解改厕项目优点与整体效果，鼓励文化程度或家庭收入较低的女性居民积极参与健康教育。

（四）制定针对性、差异化的改厕项目推进策略

调查结果，改厕项目推进的关注点应该更具针对性和因地制宜。具体措施包括：第一，通过加强施工队伍专业培训和严格管控，不断改善户厕卫生与化粪池质量；第二，通过规范材料设备（尤其是过粪管）的招标使用，不断提高粪便无害化处理；第三，通过村委会（村干部）—村卫生室（村医）—邻里（较高文化程度、较高收入村民）的示范，提高居民改厕知识，进而促进居民的态度、行为的转变。

（武汉科技大学　陈　婷）

第二十三章　中国公共卫生信息化建设与展望

　　随着现代科技日新月异的发展，人类社会已经进入信息时代，信息化正在影响和改变社会生活方式和管理方式，已经渗透到人们经济和社会生活的方方面面。卫生行业也不例外，信息化为卫生部门向全社会提供更好的医疗卫生服务创造了前所未有的机遇，在卫生事业改革与发展中尤其重要。我国目前处于医药卫生体制改革的深水区，医改方案把卫生信息化健设作为深化医药卫生体制改革的八大支撑之一。

　　当前，信息已成为全球经济发展的战略资源和独特的生产要素，是最积极、最具活力的新兴社会生产力的代表，正日益成为社会与经济发展的强大动力。我国政府充分认识到信息技术对当今及未来世界所产生的巨大影响，把信息化纳入了《国民经济和社会发展十一五"计划和2020 年远景目标》，提出了推进国民经济和社会信息化的战略任务①。《2006—2020 年国家信息化发展战略》将信息化提到我国现代化建设全局的战略高度，明确提出信息化是全面建设小康社会、构建社会主义和谐社会和建设创新型国家的迫切需要和必然选择②。党的十六大提出了"优先发展信息产业，在经济和社会领域广泛应用信息技术"的重要战

---

　　① 《中华人民共和国国民经济和社会发展第十一个五年规划纲要》，《环境保护》2006 年第 6 期。

　　② 郭诚忠：《解读〈2006—2020 年国家信息化发展战略〉》，《信息系统工程》2006 年第 9 期。

略方针①。党的十七大提出了"全面认识工业化、信息化、城镇化、市场化、国际化深入发展的新形势、新任务",和"推进信息化与工业化融合"的新思路,以及"加强网络文化建设和管理,营造良好网络环境"的具体要求②。

深化医药卫生体制改革,是加快医药卫生事业发展的战略选择,是实现人民共享改革发展成果的重要途径,是广大人民群众的迫切愿望。中共中央国务院《关于深化医药卫生体制改革的意见》和《关于印发医药卫生体制改革近期重点实施方案（2009—2011 年）的通知》③ 提出要建立实用共享的医药卫生信息系统,以推进公共卫生、医疗、医保、药品、财务监管信息化建设为着力点,提高医疗卫生机构的服务能力和政府决策、管理水平,促进医药卫生事业健康发展。

2014 年,国务院办公厅印发了《深化医药卫生体制改革 2014 年重点工作任务》,在《工作任务》中,针对改革工作的相关问题提出了明确的要求,"加强卫生信息化建设",并做出总体规划为"实现公共卫生、计划生育、医疗服务、医疗保障、药品管理、综合管理等信息资源互联互通。"同时,要求相应的信息平台及数据库的整合与管理工作也应相继进行。

国家卫生健康委员会（原卫生计生委）制定的《"十三五"全国人口健康信息化发展规划》中,也对我国公共卫生的信息化建设做出了明确的要求与指导,为了"推进'五位一体'总体布局和协调推进'四个全面'战略布局","大力加强人口健康信息化和健康医疗大数据服务体系建设,推动政府健康医疗信息系统和公众健康医疗数据互联融合、开放共享,着力提升人口健康信息化治理能力和水平"等。在发展目标中明确指出,要建立覆盖公共卫生、健康服务、医疗保障等多项

① 张茅:《一切为了人民的健康——党的十六大以来卫生事业发展成就》,《党建研究》2012 年第 11 期。

② 王靖元、王琳琳:《学习贯彻党的十七大精神　落实基本医疗卫生制度》,《中国卫生经济》2008 年第 4 期。

③ 《国务院关于印发医药卫生体制改革近期重点实施方案（2009—2011 年）的通知》,《海南省人民政府公报》2009 年第 7 期。

目的信息平台，及相应的现代化信息配套设施，实现信息共享，大数据挖掘等目的。以基础资源信息、全员人口信息、居民电子健康档案和电子病历四大数据库为基础，建设公共卫生管理、医疗健康公共服务、基本药物制度运行监测评价、卫生服务质量与绩效评价、人口统筹管理和综合管理等业务应用系统，实现互联互通、业务协同。加快推进省统筹区域人口健康信息平台建设，按照平台功能指引要求，加强信息共享，提高重大疾病防控和突发公共卫生事件应急能力以及妇幼健康服务管理、综合监督和公众健康保障水平，实现全国上下联动、"三医"业务协同[1]。

一　公共卫生信息化建设的主要内涵

（一）公共卫生的基本内涵

公共卫生，在中国中华医学会的定义为：公共卫生是以保障和促进公众健康为宗旨的公共事业，通过国家与社会的努力，防控疾病与伤残，改善与健康相关的自然和社会环境，提供基本医疗卫生服务，培养公众健康素养，实现全社会的健康促进，创建人人享有健康的社会[2]。

该定义首先明确指出公共卫生是一项公共事业，属于国家和全体国民所有，做好公共卫生工作需要国家和社会的共同努力[3]，各级政府都负有保障和促进公众健康不可推卸的责任。其次，强调公共卫生保障是每个公民的健康权力，每个公民都有获得与生俱有的健康和长寿的权力。第三，提出公共卫生四大任务，即预防控制疾病与伤残，改善与健康相关的自然和社会环境，提供基本医疗卫生服务，培养公众的健康素养。

在传统的医药卫生体系中，公共卫生主要指对环境卫生的治理、改善以及对传染病的预防和治疗。但是随着时代的进步，公共卫生的基本

① 国家卫生计生委：《国家卫生计生委关于印发"十三五"全国人口健康信息化发展规划的通知》，2017年。
② 叶俊：《我国基本医疗卫生制度改革研究》，博士学位论文，苏州大学，2016年。
③ 陈丽：《落实基本公共卫生服务均等化策略研究》，博士学位论文，华中科技大学，2012年。

内涵也发生了一定程度上的变化，具体来说就是指对传染或非传染病的预防、控制和治疗，特别是控制方面包含监督和立法等；食品卫生和营养、职业和劳动卫生、环境卫生等多方面。因此要想保证公共卫生服务质量能够得到显著的提升，公共卫生体系的建设也应该从这些方面入手，保证能够为社会大众提供相对健全的卫生服务。

（二）信息化建设

信息化是培养、发展、以计算机为主的智能化工具为代表的新生产力，并使之造福于社会的历史过程①。信息化以现代通讯、网络、数据库技术为基础，对所研究对象各要素汇总至数据库，供特定人群生活、工作、学习、辅助决策和人类息息相关的各种行为相结合的一种技术，使用该技术后，可以极大的提高各种行为的效率，为推动人类社会进步提供极大的技术支持。

（三）卫生信息化的概念与内涵

卫生信息化的总体框架，即建设国家、省和地市县3级卫生信息平台，加强公共卫生、医疗服务、医疗保障、基本药物制度和综合管理等5项业务应用，建设居民电子健康档案、电子病历2个基础数据库和1个专用网络，积极推动居民健康卡建设工作，加强信息标准和信息安全体系建设，简称"3521工程"②。

通过卫生信息化技术，可以远程会诊和远程教育的方式，使社区卫生服务机构与医院之间、城乡之间能够共享优质的医疗卫生资源，提高基层尤其是边远地区的医疗卫生服务水平和公平性。

（四）卫生信息系统的概念

卫生信息系统是指对卫生信息进行采集、处理、存储、管理、检索和传输，并能向有关卫生领域人员提供有价值的信息，为卫生管理过程服务的各种系统。卫生信息系统是信息系统的一种行业性系统。

卫生信息系统的功能是卫生体系中的一个功能实体，包括医疗服

---

① 万美：《卫生信息化视角下的医学信息资源建设》，《医学信息学杂志》2014年第4期。
② 吴皓达：《深化医药卫生体制改革形势下我国卫生信息化建设相关问题与对策研究》，硕士学位论文，黑龙江中医药大学，2011年。

务、健康服务、疾病预防以及健康促进服务①。卫生信息系统结构应该能够卫生服务体系中每一级的合理决策制定过程提供信息。这个卫生体系由从基层到中央的各级机构组成，每一级都有不同的管理功能、不同的卫生服务提供以及可利用的资源。按照传统习惯，可以分成"初级、二级、三级"三个水平②。初级水平是卫生体系与卫生服务对象人群之间的联系点。其他水平是指二级或地方水平，以及三级水平，不但进行规划和管理支持，而且提供专门的服务。许多国家又将三级水平进一步分为区域以及中央水平。每个级别都有其专门的功能，意味着要做出一系列特殊决定，并最终提高人群健康状况。

从管理角度看，卫生信息系统可将其功能分为四种类型的管理功能：1. 保健对象管理功能，其主要功能就是在初级水平以及转诊水平上为保健对象提供医疗，预防和健康促进方面的服务。2. 卫生保健管理功能，卫生机构管理的总体目标是理由有限的资源为服务区内的人群提供卫生保健。3. 卫生行政管理功能，其目标是协调并为医疗卫生服务提供规划和管理支持。4. 基本公共卫生管理功能，其通过运用针对环境和社区的方法，采取一系列基本和必要的行动来保护大众健康并治疗疾病。

二　公共卫生信息化的内容

（一）公共卫生管理系统

公共卫生管理信息系统根据公共卫生服务的功能和性质，其主要是以卫生服务为基础③。因此，公共卫生管理信息系统可定义为：为了给公共卫生服务系统的各层次内部，以社区人群为基础收集人群的疾病发

---

① 黄波：《基于云计算的医疗联合体信息化建设研究》，硕士学位论文，北京交通大学，2014 年。
② 陈荃、王岩、马豪、刘硕、黄薇、胡红濮：《卫生信息系统互联互通政策：国际经验与启示》，《中国数字医学》2016 年第 4 期。
③ 张赛英：《基于 . NET 卫生服务管理信息系统设计与实现》，硕士学位论文，河北科技大学，2014 年。

生情况和健康状况的资料数据，进行归纳和处理，向公共卫生部门的各管理层次提供有关人群疾病健康状况的历史记录信息，如周报、月报或年报的统计结果等，从而成为卫生管理者制定有关公共卫生计划、控制、决策功能的支持系统。

公共卫生管理信息系统的特点有以下六点[①]：1. 可识别性，人们通过利用公共卫生管理信息系统手机、处理、存储和传递信息，同时利用各种仪器和科学方法识别信息，用户也可以参与检查、评价信息；2. 可传输性，在公共卫生管理信息系统中，信息具有通过各种途径和介质传输的特性；3. 可存储性，公共卫生管理信息系统可以采用各种手段和方法存储信息，如计算机和网络已成为存储信息最大的拥有者；4. 可处理性和有效性，公共卫生管理信息系统可以采取各种方法处理处理不同的信息，通过信息的传递受体，将信息准确及时地传递到管理者或决策者手中，以增加信息的效用性；5. 经济性，公共卫生管理信息系统是一个讲究实效和效益的信息系统，始终坚持效率和效益并重的观点。6. 共享性，信息在输出的过程中，只能使输入一方的信息量增加，不会使输出一方的信息减少，从而实现"信息共享"。

（二）公共卫生突发事件应急管理系统

公共卫生突发应急管理信息系统是指突然发生造成或者可能造成社会公众健康严重损害的重大传染病病情、群体性不明原因疾病、重大食物和职业中毒，以及其他严重影响公众健康的事件[②]。

突发公共卫生事件应急系统由监测预警子系统、应急处理子系统、人力资源子系统、物资储备子系统、信息子系统共五个子系统构成。这五个子系统分布在应急管理机构、信息中心、物资储备中心、疾病预防控制中心和医疗机构。

（三）公共卫生监测系统

针对生物恐怖及传染病暴发、食物中毒、化学性中毒等各类公共卫生事件的威胁，建立及时准确、经济高效的监测报告统，早期发现和监

---

① 赵田：《我国城市突发事件应急管理机制实证研究》，硕士学位论文，广东工业大学，2016年。

② 徐婷婷：《应对突发公共事件中政府协调能力研究》，博士学位论文，苏州大学，2013年。

测疾病，可减轻对国民健康和生命安全的损害①。因此，加强公共卫生监测信息系统的建设十分必要。传统的卫生监测通常依赖于实验室诊断，比较耗时、费力，而法定传染病的报告往往迟缓并且不完整，于是人们发展出了一种新的公共卫生监测信息系统，其具有显著提高传染病暴发监测能力的巨大潜能。这些新的计算机化的监测系统能够给医院及国家和地方卫生官员提供及时、有效的疫情监测信息，并能实时或近乎实时地监测严重传染病流行和潜在生物恐怖袭击的相关因子的暴露情况根据这些情况，警示人们是否应采取公共卫生的应急响应措施以应对有可能暴发的疫情流行。

自 2003 年国家开始进行公共卫生监测信息系统（Public Health Surveillance Information System）的全面建设②，主要运用现代通讯技术、计算机技术和网络技术以及广泛的社会力量和各级卫生医疗机构，及时快速地将疾病尤其是传染病信息和其他公共卫生信息反馈给突发公共卫生事件监测数据库及各级疾病控制中心，以达到早发现、早预警、早采取措施。国家还可以通过检测系统获取相关数据，确定当前公共卫生工作重点，制定相应的政策和措施。

（四）社区卫生信息系统

社区卫生服务是城市卫生工作的重要组成部分，是实现人人享有初级卫生保健目标的基础环节③。大力发展社区卫生服务，构建合理完善的社区卫生服务体系，在优化城市卫生服务结构、方便群众就医、减轻费用负担、建立和谐医患关系等方面具有重要意义。

社区卫生服务体系的建设离不开信息技术的支持。对于需要处理大量基础资料和诊疗数据的社区卫生综合服务，传统的手工操作需要耗费大量的精力，所以有必要试试一套社区卫生信息系统，将社区卫生"六位一体"的服务功能融入到计算机系统的管理。

① 魏松：《公共卫生环境监测管理系统应用研究》，硕士学位论文，吉林大学，2014 年。
② 洪荣涛、吴生根、李群、欧剑鸣、陈武、严延生：《中国大陆传染病监测与展望》，《疾病监测》2015 年第 12 期。
③ 马伟玲：《城市卫生资源配置的正义研究》，博士学位论文，苏州大学，2017 年。

所谓"六位一体"的服务就是将预防、医疗、保健、康复、健康教育和计划生育技术服务融为一体的服务，具体包括健康档案管理、健康教育管理、保健管理、康复与精神卫生管理、计划生育服务、疾病防控管理、预防疫苗管理、突发公共卫生事件处理和基本医疗管理等业务活动[1]。

社区卫生信息系统是人—机系统，它不仅仅是一个技术性的问题，它的建立本质上是一场管理的提升或管理的革命。社区卫生信息系统（Community Health Information System，CHIS）是以满足社区居民的基本卫生服务需求为目的[2]，融合健康教育、预防、保健、康复、计划生育技术服务和一般常见病、多发病的诊疗服务等信为一体的信息系统；

社区卫生信息系统可以按照管理层次，由低到高的分为社区卫生服务中心信息系统、区县社区卫生信息系统和市社区卫生信息系统。社区卫生信息系统不是一个封闭的系统，与其他的机构存在着高度的数据共享。从提高数据管理水平的角度，应该把这些共享的信息放到一个平台上从而减少数据存储的冗余和不一致性，促进信息更新的实时性，提高整个卫生管理的水平，这个平台就是区域卫生信息平台。

（五）妇幼保健信息系统

妇幼保健工作是我国卫生事业的重要组成部分，是贯彻《中华人民共和国母婴保健法》及其实施办法，实现《中国妇女发展纲要（2001—2010年)》和《中国儿童发展纲要（2001—2010年）提出的妇女儿童健康目标的重要保证，对降低孕产妇死亡率和婴儿死亡率，减少出生缺陷和残疾的发生，提高妇女儿童健康水平具有重要的现实意义[3]。

妇幼卫生信息化是卫生信息化的重要组成部分，准确地把握和分析妇幼卫生信息化的需求，特别是在健康档案和区域生信息化大框架下所

① 叶俊：《社区卫生服务机构建设现状、存在问题及对策研究——以温州市瓯海区为例》，《中国初级卫生保健》2012年第4期。
② 费凯富：《面向社区卫生服务的医疗信息服务平台的设计与实现》，硕士学位论文，电子科技大学，2013年。
③ 王海琪、毛红芳、宋魏：《妇幼保健信息网络化管理建设与探讨》，《中国妇幼保健》2012年第20期。

衍生的新需求，对于建设一个健全、完备且具有区域化性质的妇幼保健信息系统，以满足健康档案、妇幼保健领域和各方面的需求，是至关重要的①。

妇幼保健服务的相关业务活动较多，大体可以分为两类：妇幼保健服务和妇幼卫生管理。其中妇幼保健服务可细分为儿童保健和妇女保健；妇幼卫生管理可分为妇女儿童专项档案管理、妇幼保健服务监管、妇幼保健监督执法、妇幼保健综合决策支持。

《妇幼保健信息系统基本功能规范（试行）》中对妇幼保健信息系统（Maternal and Child Health Care Information System，MCHIS）进行了基本定义，指出妇幼保健信息系统是按照国家有关法律法规和政策的要求，以计算机技术、网络通信技术等现代化手段，对妇幼保健机构及相关医疗保健机构开展的妇幼保健工作各主要阶段的业务和管理等数据进行采集、处理、存储、传输和交换、分析与利用的业务应用系统②。

妇幼保健信息系统是医药卫生体制改革重点建设的公共卫生信息系统的重要组成部分，其收集和管理的特殊人群（妇女和儿童）健康个案信息是居民健康档案的主要组成内容和重要信息来源。在医药卫生体制改革的推动下，以健康档案为核心的区域卫生信息化建设对妇幼保健领域信息化提出了新的任务和更高要求，为妇幼保健信息系统带来了更加丰富的内涵和更广阔的应用前景。

（六）卫生监督系统

卫生监督事业经过十余年的快速发展，已经成为保障人民群众健康及其权益、维护公共医疗卫生秩序和社会稳定不可或缺的一支重要力量③。

---

① 国家卫生计生委办公厅：《关于印发三级和二级妇幼保健院评审标准实施细则（2016 年版）的通知》，《中华人民共和国国家卫生和计划生育委员会公报》2016 年第 8 期。

② 勾晓东、丘斌、刘志军、陈坚：《省级妇幼数据中心的设计与实现》，《中国数字医学》2015 年第 2 期。

③ 徐成卫：《济宁市卫生局卫生监督信息管理系统设计与实现》，硕士学位论文，山东大学，2015 年。

卫生监督业务涵盖食品卫生、公共场所、生活饮用水、职业卫生、学校卫生、传染病与消毒、医疗机构、血液管理、放射卫生、母婴保健和人类生殖等十多个专业领域。卫生监督工作事关居民健康社会和谐安定大局。

卫生监督信息系统（Health Supervision Information System）是指利用计算机技术和网络通讯技术，对在履行卫生监督职责各阶段中产生的数据进行采集、存储、处理、提取、传输、汇总、加工生成各种信息，从而为卫生监督管理的整体运行提供全面的、信息化的、规范化管理的信息系统[①]。

卫生监督信息化建设将构建两级平台为核心，涵盖四个层级的业务应用的卫生监督信息体系架构，即以国家级和省级卫生监督信息平台建设为核心覆盖国家、省、地市、县级的卫生监督业务应用。卫监督信息系统架构包括五方面的内容，分别是卫生监督数据信息交换平台、卫生监督业务应用系统、卫生监督信息、卫生监督信息标准体系和卫生监督信息网络平台[②]。

（七）疾病控制管理

中国目前的疾病控制管理主要包括传染病控制管理、慢性病控制管理、地方病控制管理、职业病控制管理等内容；卫生监督管理包括传统五大卫生（食品卫生、环境卫生、职业卫生、学校卫生、放射卫生）在内的公共卫生监督及监测，妇幼保健、健康相关产品监督管理等内容[③]。

疾病控制管理是指一个国家或地区依据法律法规和相关政策，依靠各级卫生刑侦管理部门、公共卫生服务提供机构等，优化配置卫生资源，对影响人群健康的各种因素采取相应对策和有效措施，消除或

---

① 邓颖、王晖、邓小虹、曹丽萍、张琪：《卫生监督业务信息系统绩效评估》，《计算机应用与软件》2013 年第 1 期。

② 王雯璟：《中医电子病历信息标准应用符合性研究》，硕士学位论文，湖北中医药大学，2014 年。

③ 连妍洁、赵珂锐、刘思娜、杨世驹、张曦文：《疾病预防与控制管理现状评价及改革策略》，《中国中医药现代远程教育》2018 年第 10 期。

减少其对居民健康的影响，提高人群健康水平的过程[1]。疾病控制管理主要包括现场调查、防治策略与措施、疾病监测与效果评价三个方面。

（八）突发公共事件管理

突发公共事件概念，根据国务院颁布的《突发公共卫生事件应急条例》，中国突发公共卫生事件是指：突然发生，造成或者可能造成社会公共健康严重损害的重大传染病疫情、群体性不明原因疾病、重大食物和职业中毒，以及其他严重影响公众健康的事件[2]。

突发公共卫生内容包含有：一般性（包括一般严重、比较严重）突发公共卫生事件是指对人身安全、社会财产及社会秩序影响相对较小的突发公共事件，由发生地所属市级、县级人民政府处置；相当严重突发公共卫生事件是指对人身安全、社会财产及社会秩序造成重大损害的突发公共事件，由省级人民政府处置；特别严重突发公共卫生事件是指人身安全、社会财产及社会秩序造成严重损害的突发公共事件，由省人民政府处置或者省人民政府报请国务院，由国务院有关职能部门协调处置。

三 我国公共卫生信息化建设的发展历程

我国的公共卫生事业经过六十年的快速发展，已经成为保障国家安全、人民群众健康及其他权益、维护社会稳定不可或缺的一股力量。而信息化作为技术革命与产业革命的产物，是经济与社会发展的创新驱动力。无论是医药卫生体制改革，还是基本公共卫生服务能力建设，都迫切需要加快公共卫生信息化的建设。

公共卫生信息化建设是贯彻国家信息化发展战略的重要组件，在"十二五"卫生信息规划中，公共卫生信息化是公共卫生五项应用的重

---

① 杨建伟：《信息系统在疾控工作中的应用效果》，《广东微量元素科学》2016 年第 6 期。
② 唐喜亮：《突发公共事件网络舆情研究现状与反思》，《出版广角》2014 年第 2 期。

要内容①。同时也是落实医改任务的迫切要求，信息化不仅能推动各项改革措施的落实，也日益成为更好的解决公共卫生服务需要与服务供给矛盾，提升基本公共卫生服务能力，提高科学管理水平、卫生服务质量和效率的有效手段。

在我国，公共卫生的信息化起步于疾病预防控制的信息化，同时又以疾病预防控制信息系统的发展为主导，正是疾病预防控制体系信息化的发展带动了公共卫生其他领域的信息化。

在 2003 年的 SARS 疫情以后，我国的公共卫生信息化的建设在国家卫生计生部门的正确领导和有关部门大力支持下，经过全系统的不懈努力，通过另外三个阶段的发展，基本实现了适应公共卫生工作要求的信息化跨越式发展②。

第一阶段，2003 年 SARS 疫情以后，开始建立和全面使用基于互联网的传染病和突发公共卫生事件网络直报系统，虽然网络末端是各级医疗机构，但主要工作体系还是在疾病预防控制系统内部，信息化全面服务于疾病预防控制业务，这个体系在汶川、玉树、芦山地震、流感大流行及手足口病防控等一系列重大事件和卫生应急工作中发挥了极其重要的作用。

第二阶段，落实新一轮医疗改革卫生信息化总体发展规划，从主要以疾病预防控制自我业务管理扩展到以全民健康保障服务为核心的信息化总体思路转变，进一步整合和扩展了信息服务对象。按照卫生信息化的总体安排，以中国疾病预防控制中心数据中心建设为依托，积极推动三级平台试点应用，在技术上实现了平台互联互通和数据共享交换。初步建设完善了 1 个国家级疾病预防控制数据中心、2 个应用平台、3 个信息门户和 4 大业务系统，初步形成了集合了基础设施、应用系统和运行维护保障三位一体的公共卫生疾病预防控制信息化综合服务体系。

---

① 肖勇：《中医药信息化建设"十二五"规划研究》，硕士学位论文，湖北中医药大学，2012 年。

② 刘琦：《我国突发公共卫生事件危机预警管理研究》，硕士学位论文，沈阳师范大学，2016 年。

第三阶段，促进电子病历和电子健康档案的公共卫生应用，让卫生信息化总体规划与公共卫生综合应用"接地气"。加大对地方各级疾控机构的指导，积极推动信息化建设试点应用。一是推动居民电子健康档案、电子病历与网络直报系统的互联互通，彻底改变了以往临床医生手工填写报告卡、防保医生手工录入系统的落后局面，极大提高了信息报告的及时性、准确性、完整性。二是开展信息化新技术应用试点，实现了省内跨地域的预防接种信息服务，大幅提升了群众对疾控工作的获得感和满意度。三是积极推进疾控数字化建设。多地积极发挥区域优势，多方筹集经费，整合信息资源，打造数字化疾控中心。

四　中国公共卫生信息化建设的重点

依照国务院医药卫生体制改革领导小组的统一要求，当前医药卫生信息化建设的重点是"打好三个基础、建好三级平台、提升业务应用系统"[①]。

"打好三个基础"是指建立全国统一的、标准化的民健康档案、建立国家电子病历的基本架构与数据标准、建立国家卫生信息数据字典。

"建好三级平台"包含两方面的含义，一是依托国家公用数据网，建立连接乡镇、县（区）地（市）省、国家五级卫生行政部门和医疗卫生机构的双向信息传输网络；二是数据中心平台的建设，建好地（市）、省、国家三级公共卫生信息共享平台。

"提升业务应用系统"指的是："人人拥有医疗保险"，即整合各种医疗保险信息系统；"享有公共卫生服务"，即完善公共生信息系统；"普及基本医疗服务"即完善社区与医院临床信息系统；"保障基本药物供应"，即完善药品器械供应保障信息系统；"加强医疗卫生监督"，即完善卫生监督信息系统；"整合卫生管理平台"，即完善医药卫生管理信息系统。

---

①　孙小杰：《健康中国战略的理论建构与实践路径研究》，博士学位论文，吉林大学，2018 年。

在遵循医药卫生信息化建设思路的前提下，公共卫生信息化建设需要做好四方面的建设。一是电子化居民健康档案，二是基于健康档案的区域卫生信息平台，三是基于区域卫生信息平台的业务应用系统，四是家统一的信息标准与规范。

对于公共卫生信息化建设来说，健康档案是核心域平台是支撑，信息标准是基础，而业务系统则是实现医疗卫生机构信化、保证健康档案"数出有源"的前提条件①。

（一）健康档案

1. 系统架构：健康档案的系统架构是以人的健康为中心，以生命阶段、健康和疾病问题、卫生服务活动（或干预措施）作为三个维度而构建的一个逻辑架构。第一维度为生命阶段，按照不同生理年龄可将人的整个生命进程划分为若干个连续性的生命阶段，也可以根据基层卫生工作实际需要，按服务人群划分为儿童、青少年、育龄妇女、中年和老年人；第二维度为健康和疾病问题，每一个人在不同生命阶段所面临的健康和疾病问题不尽相同，确定不同生命阶段的主要健康和疾病问题及其优先领域，是客观反映居民卫生服务需求、进行健康管理的重要环节；第三维度为卫生服务活动（或干预措施），针对特定的健康和疾病问题，医疗卫生机构开展一系列预防、医疗、保健、康复、健康教育等卫生服务活动（或干预措施），这些活动反映了居民健康需求的满足程度和卫生服务利用情况。三维坐标轴上的某一区间连线所圈定的空间域，表示个人在特定的生命阶段，因某种健康或疾病问题而发生相应的卫生服务活动所记录的信息数据集。理论上，一份完整的健康档案是由人从出生到死亡的整个生命过程中所产生和记录的所有信息数据集构成。

2. 数据标准：健康档案数据标准目前主要包括三类，一是健康档案相关卫生服务基本数据集标准；二是健康档案公用数据元标准；三是健康档案数据元分类代码标准。2009 年，卫生部《健康档案基本架构

---

① 张付坤：《合肥市社区居民健康档案建立与管理现状调查分析》，硕士学位论文，安徽医科大学，2013 年。

与数据标准（试行）》中初步制定了这三个标准。

（二）基于健康档案的区域卫生信息平台

基于健康档案的区域卫生信息平台（Regional Health Information Platform Based on Health Record）是指连接区域范围内各类卫生业务应用系统，以居民健康档案信息的采集、交换、存储为基础，支撑各类医疗卫生机构实现互联互通，信息共享和联动协同工作的公共服务信息平台和区域卫生数据中心①。区域卫生信息平台的功能主要包括基础功能和互联互通功能。

基础功能：区域卫生信息平台作为连接区域内所有医疗卫生机构业务应用系统和服务终端的数据共享与基础支撑平台，首先要向相关的参与者提供基础的服务功能，包括注册服务、健康档案索引服务、健康档案数据存储服务以及数据仓库、健康档案浏览器等基础功能。

互联互通功能：区域卫生信息平台需要从各个医疗卫生机构运行的业务应用系统中获取数据，并为各业务应用系统提供信息共享、协同服务等功能。区域卫生信息平台与业务应用系统之间以及平台内部构件之间的信息交互，均称为互联互通功能。

（三）基于区域卫生信息平台的业务应用系统

基于区域卫生信息平台的业务应用系统要按照"统一高效、资源整合、互联互通、信息共享"的建设策略来建设，以区域为基本建设单元，在统一的区域卫生信息资源规划和信息标准化基础上，开展基于区域卫生平台的公共卫生监测、妇幼保健、卫生监督、卫生应急、社区卫生等各类公共卫生业务应用系统的建设②。

（四）国家统一的信息标准与规范

2009 年，卫生部组织制定并相继发布了《健康档案的基本架构与数据标准（试行）》《电子病历的基本架构与数据标准（试行）》、

---

① 徐进、奈存剑、任宇飞、李力：《基于健康档案的区域卫生信息平台功能架构设计》，《中国卫生质量管理》2015 年第 6 期。

② 夏寒、夏天、徐建时：《基于区域卫生信息平台的疾病预防控制业务应用与数据共享》，《中国卫生统计》2014 年第 6 期。

《基于健康档案的区域卫生信息平台建设指南（试行）》和《基于健康档案的区域卫生信息平台建设技术解决方案（试行）》等一系列规范和标准。

五　中国公共卫生信息化建设存在的问题

伴随近年来我国对医疗卫生领域发展的重视，我国医疗卫生相关产业的发展速度有了较大的提升，公共卫生信息化建设方面也取得了一定的成绩，但仍有部分方面需要进一步的研究与讨论，并作出调整。

（一）政府关注欠缺及政策倾斜不足

目前在区域卫生信息化建设方面存在着政策投入不足的问题，表现在卫生计生部门以及医院在软硬件升级方面比较缓慢，相关的信息技术比较落后。特别是对于部分乡镇卫生院来说，在打印机、光纤等方面的一次性投入比较大，对于财政比较困难的地方政府来说存在着比较大的压力[1]。对于医院来说，信息化能够显著地提高医院的运行效率和服务水平，医院在发展的过程中对于信息化技术具有客观上的要求，但是在具体的建设中，部分地方政府在财政补助方面敞口比较大，医院缺少有效的政策和资金支持。

（二）信息化水平有待继续提升

在信息化技术发展的过程中，很多卫生机构对于信息化的认识不足，在信息化建设的过程中存在着技术标准不统一，借口不兼容等问题，导致信息化重复性建设、低水平建设问题比较突出。目前在信息化建设的过程中，不同的医疗机构在信息化运行规范等方面存在着比较大的差异，导致信息难以实现有效的互联互通，病患重复性检查等问题比较突出[2]。在市场上卫生信息技术企业比较多，由此也带来了上百个子

---

① 杜亚男：《国家基本公共卫生服务项目执行情况研究》，硕士学位论文，中央民族大学，2016年。

② 龚超：《天津市基本公共卫生服务均等化实证研究》，硕士学位论文，天津医科大学，2013年。

系统，导致在信息系统升级方面存在比较大的困难，难以实现有效的系统整合，而对于普通的卫生医疗机构来说，要进行全面的信息化、标准化改造，则在资金、技术等方面存在着比较大的难度。

（三）数据应用效率较低

公共卫生信息资源散落在不同部门、业务系统中，信息系统条块分割、管理分散现象，信息资源的发现与共享利用率低。其次监测系统虽大部分已建立网络报告系统，但多是为解决部门内单一问题独立开发的系统，数据难以互相利用；即使同一网络监测平台上的子系统，因缺乏有效的共享机制和协同技术，数据一致性和同步更新性较差，如中国疾病预防控制信息系统上大疫情与结核病专病两个子系统结核病部分数据一直难以同步；还有同一监测对象多个网络监测平台，如国家和省级分别开发预防接种、疫苗冷链管理系统，数据重复采集，增加基层工作量[1]。最后不同应用系统往往是不同的公司开发，标准不统一，开发技术和水平也不均衡，一旦业务上需要共享和交换数据，面临诸多问题。近年来信息化报告程度虽然不断提高，但信息化共享利用低，难以进行深层次的数据挖掘分析，信息技术的优势无法充分发挥[2]。

（四）营养与慢病监测系统应用率较低

慢性病已成为影响人民健康和死亡的主要因素。慢病管理是基本公共卫生服务项目的主要内容，以人为本的监测系统建设是促进慢病规范化管理的重要手段。由于目前中国在国家水平上缺少全人群的慢病监测数据，在慢病发生趋势分析、决策制定、防控效果评价上缺少准确、可靠的信息支撑，亟需建立以动态居民电子健康档案为基础，实现医院诊疗、社区管理和疾控监测"三位一体"的协同慢病监测体系[3]。

（五）公共卫生信息共享和服务能力不足

随着信息化的快速发展，各级疾病预防控制机构建立了大量的监测

---

① 施晓斌：《关于公共卫生信息系统建设的研究》，《电子技术与软件工程》2014年第18期。

② 张晓梅：《网络舆论生成中政府与网民互动问题研究》，硕士学位论文，大连理工大学，2017年。

③ 刘晓培：《中医健康智慧当代价值的理论研究》，硕士学位论文，云南中医学院，2016年。

系统，但由于数据标准和共享机制建设的滞后，缺乏开放数据接口的监管政策，导致系统间缺少信息流动和共享，造成信息重叠、资源浪费、结果互不统一，甚至相互矛盾，大大降低了监测信息在疾病防控中的效用和价值，更难于引入和利用社会资源满足公众对公共卫生个性化服务的需求。

同时，在公共卫生信息化建设制度、管理、人才和资金保障方面有待进一步加强。特别是需进一步加快推进政府购买满足业务和管理需求的信息基础设施及业务应用系统的新机制；进一步提高互联互通、信息共享、业务协同、数据综合利用和服务应用的程度；进一步完善信息标准体系。

（六）四级公共卫生应用信息平台尚未建成

表现在国家级疾控信息平台初具规模，省、市、县平台建设滞后，以政务外网为主干的卫生计生专用基础网络未能覆盖各级各类医疗卫生计生机构。严重制约了公共卫生信息化的发展，在对国家平台造成巨大压力的同时也造成了省、市、县级公共卫生机构工作上的被动和信息支撑能力的削弱[①]。

六　中国公共卫生信息化建设发展的对策与建议

（一）加强政府的重视争取有效的财政支持

在我国公立医院不断深入改革的大背景下，对于医疗信息共享提出了更高的要求。我国公共卫生体系信息化建设要想取得显著的成果还需要政府多个部门的支持以及社会多领域的协调合作，并需要相关部门对各项工作进行组织协调，只有最大限度的调动各方面的力量，才能够逐步解决信息化建设过程中可能遇到的各类问题，减少工作的盲目性，切实促使我国公共公共卫生体系的信息化建设获得更好的发展。而这一切措施的执行，都必然需要以政府部门的统筹协调为依托，并且由于公共

---

① 宗文红、周洲、刘月星、许培海：《我国十二五区域人口健康信息化建设现况及思考》，《中国卫生信息管理杂志》2015 年第 2 期。

卫生体系的信息化建设属于公益性项目，需要极大的投资，投资期限也相对较长，所以需要以政府部门为主导，通过最大限度的争取政府部门的财政支持来积极推进公共卫生信息化发展。

信息技术平台建设成为了现代医疗机构发展的必然选择，对于实现医疗服务的协同作用具有重要的促进和保障作用。因此政府应当重视对于医疗机构卫生信息化建设方面的资金投入，不断地追随最新的信息技术，实现对人健康信息的全面追踪和管理，切实有效提高我国卫生信息化水平①。

唯有如此，才能够在完成初期硬件设备的引入后，后期系统维护、人才培养、物品消耗等一系列工作的开展得到国家的支持，为公共卫生体系的信息化建设提供相应的保障。

（二）加强信息标准化建设

近年来，不同省市之间的医疗服务信息逐步实现流通，但是在同一省市之间在信息共享方面还存在着比较大的差异，导致患者在转诊服务等方面存在着不便。不同医疗技术平台技术的差异化也导致医疗服务信息难以实现有效的共享②。表现在不同层次的人员和机构在信息化建设的过程中存在比较大的差异，导致工作难以全面推动，在信息化工作的过程中缺少全面性的协调机制。在信息化建设的过程中，要坚持技术标准化、统一化，实现技术之间的无缝对接，实现医疗服务信息的互联互通。在信息化标准建设方面，应当从国家的层次来进行规划，建立相应的技术规范，从而确保能够打通各个信息接口。最终实现各个平台之间医疗信息的共享，以及各个子系统之间的信息传递和沟通，打破信息鸿沟，而这也是那个实现卫生信息化的必要前提和手段。通过信息标准化建设，不断地维护信息数据的完整性和统一性，最终为大数据技术的应用奠定良好的基础。

（Health Level Seven，HL7）标准在当前公共卫生领域是较为先进的信息化建设标准，一般适用于医院内部各部门不同医疗卫生系统之间

---

① 于海燕：《新居民公共服务供给机制研究》，博士学位论文，吉林大学，2016年。
② 吴昊：《大数据时代中国政府信息共享机制研究》，博士学位论文，吉林大学，2017年。

的信息交换①②，如病例资料、财务信息在各部门的共享等，同时，这一标准也适用于不同医院之间、医院和各类保险公司之间以及医院与其主管部门之间的良好信息交换。在相对完整的公共卫生信息网络中，除了常规性的信息统计和数据收集、分析工作以外，还包括特殊时期传染病、疫情等的通报、疫苗的即时接种管理、公共实验室获得的研究成果甚至电子健康记录等多方面的内容。这些信息的传递涉及我国医疗卫生事业的多个部门，因此，公共卫生信息化的建设也应该增强信息化体系的系统性和全面性。

（三）搭建大数据信息资源共享平台

公共卫生信息平台应致力于共享机制、标准、政策的发展，打破信息仅在各自的小系统内孤立循环的现状，建立多个信息系统的"无缝衔接"，使各类信息互补互通，提高信息的利用价值。在现在系统的基础上，不断拓展监测范围，从疾病监测到健康监测，逐步延伸监测与疾病的发生、发展相关的危险因素，建立一个综合信息监测平台，发展为对居民健康的全过程、全方位的监测。为了信息平台良好运转需要建立一个组织管理框架，重视数据和信息的集成，注意数据的清洗和过滤，建立信息质量评估和验证机制，进一步提高数据的精确性、全面性、可比性，通过对多个异构的数据源有效集成，将单纯数据库为中心的数据环境发展为一种综合体系化的新环境，用于支持管理决策③。

（四）公共卫生信息相关人才培养

在国家初步完成公共卫生体系信息化建设后，信息技术成为了社会就业中的热点，信息人才也成为了关注的热点。要想保证信息体系的作用得到充分的发挥，还应该培养能够满足公共卫生信息化建设需求的工作人员，只有高素质的工作人员，才能够促使公共卫生信息化工作得以顺利进行④。

---

① 黄嘉欣：《基于 HL7 标准的医院信息集成平台建设探索》，《科技经济导刊》2018 年第 24 期。
② 吴寿刚、王晓华：《基于 HL7 的医疗信息系统集成应用》，《中华医学图书情报杂志》2014 年第 1 期。
③ 杜红：《我国突发公共卫生事件中政府应急管理研究》，硕士学位论文，长安大学，2014 年。
④ 陈红缨：《公共卫生信息资源管理现状与对策》，《公共卫生与预防医学》2015 年第 3 期。

　　因此，在加强公共卫生信息化建设的过程中，一方面需要直接引进高素质的信息化建设人才，为公共卫生信息化建设工作而服务；另一方面也应该加强对原有工作人员培养的重视，定期对现有工作人员进行信息技术培训，使其能够掌握一定的信息化工作技能，这样，就能够让现有工作人员与信息化建设工作相适应，为我国公共卫生体系信息化建设工作的顺利进行提供良好的人力资源保障。

　　当前，大数据、云计算、物联网等信息技术的发展对公共卫生信息化建设提出了新的要求，公共卫生信息化建设工作应紧密围绕深化医改的需求和重点工作，继续在提高基本公共卫生服务能力、促进公共卫生服务均等化、加强传染病防控，慢性非传染性疾病监测，促进健康危险因素、实验室能力提升、信息安全管理以及公共卫生信息人才队伍建设等方面发挥更大作用[1]。

　　（五）利用公共卫生大数据提升信息分析能力

　　公共卫生大数据是由政府公共卫生机构所拥有的社会管理和公共卫生业务活动所产生的数据。大数据是云计算的具体化，且正在成为一个国家最重要的国家社会资源，对大数据的获取和利用能力正在成为软硬兼备的真实力。通过大数据技术来推动公共卫生信息化工作的发展，是实现智慧化公共卫生管理与服务的技术路径。

　　公共卫生大数据应用主要体现在面向公众提供公共卫生个性化信息服务。在服务内容上，要实现提供本地区疾病流行与健康风险预测预警、旅行卫生提示等公众服务信息；对重点传染病及慢性病人提供全程追踪管理与服务。在政府主导下，开放相关数据资源，引入社会力量搭建信息服务平台，实现政府业务部门与企业应用服务相结合，面向公众提供公共卫生信息资源及信息技术服务[2]。

　　（六）提升个性化公共卫生服务能力

　　智慧化公共卫生信息系统由数字化疾病预防控制和信息化业务应用

---

　　①　马家奇：《数字医学与信息化公共卫生》，《中国卫生信息管理杂志》2011年第5期。
　　②　卢耀勤、马雪娇、刘涛：《数据挖掘在公共卫生领域的研究现状》，《医学动物防制》2017年第10期。

两部分组成。其中数字化疾病预防控制包括拥有为辖区所属各部门提供人群健康监测信息和行政监管信息的收集、存储、处理、提取及数据交换的能力，并满足所有授权用户功能需求的公共卫生信息系统；包括对区域人群实施公共卫生干预的信息服务系统，利用居民动态电子健康档案和疾病信息为核心的预防医学医生工作站和数字化免疫接种服务信息系统等。信息化业务应用全面覆盖传染病、营养与慢病、精神卫生、免疫规划、健康危害因素、爱国卫生与综合管理各项业务。

全面构建国家病原识别网，在全国传染病防控体系病原微生物检测与监测应用新技术和组织网络化工作的基础上，充分利用云计算、大数据技术，构建覆盖全国各级各类病原监测实验室、临床检验实验室并提供基于病原体分子分型、核酸鉴定、生化分析、质谱分析、耐药谱等分析结果的数字化数据、在线图谱指纹、基因序列等识别信息，实现传染病病原快速识别、疾病诊断"一槌定音"、疫情暴发识别和来源追溯的大数据平台化网络服务系统。

（华中科技大学　　王　禾　闵　锐）

参考文献

[1] Bloom DE, Cafiero ET, Jane-Llopis E, et al, "The Global Economic Burden of Non-communicable Diseases", *Geneva*: *World Economic Forum*, 2011.

[2] Blake S M, Murry K D, Eikhorazaty M N, et al, *Environmental tobacco smoke avoidance among pregnant African-American nonsmokers*, Am J Prev Med, 2009, Vol. 36.

[3] Eriksen MP, Mackay J, Schluger NW, Islami F, Drope J., *The tobacco atlas*, Atlanta: American Cancer Society, 2015.

[4] Fan Z, Gao Y, Wang W, et al, *Prevalence of Brick Tea-Type Fluorosis in the Tibet Autonomous Region*, Journal of Epidemiology, 2016.

[5] Garzon, Dawn Lee, "Contributing Factors to Preschool Unintentional Injury", *Journal of Pediatric Nursing-nursing Care of Children & Families*, 20. 6 (2005): 441 – 447.

[6] Hillips MR, Zhang JX, Shi QC, et al, "Prevalence, Treatment, and Associated Disability of Mental Disorders in Four Provinces in China during 2001-05: an Epidemiological Survey", *The Lancet*, Vol. 373, No. 9680, 2009.

[7] National Cancer Institute and WHO: NCI Tobacco Control Monograph Series 21, *The Economics of Tobacco and Tobacco Control*, 2017.

[8] Organization W H. *World health statistics* 2018: *Monitoring health for*

the SDGs Sustainable Development Goals.

［9］ The global cigarette industry. Washington，DC：Campaign for Tobacco Free Kids；2016，http：//global. tobaccofreekids. org/files/pdfs/en/ Global_ Cigarette_ Industry_ pdf.

［10］ UNITED NATIONS DESA/POPULATION DIVISION. Data Query.

［11］ United Nations，*Department of Economic and Social Affairs，Population Division*（2017），World Population Prospects：The 2017 Revision，custom data acquired via website.

［12］ WHO. WHO Foodborne Disease，https：//www. who. int/foodsafety/ publications/foodborne_ disease/fergreport/en/.

［13］ WHO. WHO Foodborne Disease，http：//www. who. int/ foodsafety/ foodborne disease/en/2000.

［14］ WHO. WHO report on the global tobacco epidemic，2015：Raising taxes on tobacco. 2015.

［15］ World Health Organization，"Definition of an older or elderly person"，（Oct 2016）http：//www. who. int/healthinfo/survey/ageingdefnolder/ en/.

［16］ World Health Organization，"The World Health Report 2001，Mental Health：New Understanding，New Hope"，*Geneva：World Health Organization*，2001.

［17］ World Health Organization，*The Global Burden of Disease*：2004 *update，Geneva*，Switzerland，World Health Organization，2008.

［18］ Zou X，Jia M，Wang X，Zhi X. ，*Changing Epidemic of Lung Cancer & Tobacco and Situation of Tobacco Control in China*，Zhongguo Fei Ai Za Zhi. 2017，Vol. 20.

［19］ 刁连东、翟如芳：《疫苗应用与安全问答》，中国医药科技出版社 2017 年版。

［20］ 郭平、陈刚：《2006 年中国城乡老年人口状况追踪调查数据分析》，中国社会出版社 2009 年版。

[21] 胡光宇、李蔚东:《新健康革命》,清华大学出版社 2006 年版。

[22] 李鲁:《社会医学》第 2 版,人民卫生出版社 2003 年版。

[23] 世界卫生组织:《烟草经济——导致中国贫困、落后的成瘾经济》,
马尼拉,菲律宾:世界卫生组织西太平洋区域办事处 2017 年版。

[24] 王军志:《疫苗的质量控制与评价》,人民卫生出版社 2013 年版。

[25] 卫生部疾病预防控制局、卫生部统计信息中心、中国疾病预防控
制中心:《中国伤害预防报告》,2007 年。

[26] 吴玉韶、王莉莉:《中国养老机构发展研究报告》,华龄出版社 2015
年版。

[27] 杨克敌:《环境卫生学》第 6 版,人民卫生出版社 2007 年版。

[28] 杨维中:《中国卫生应急十年》,人民卫生出版社 2014 年版。

[29] 赵仲堂:《流行病学研究方法与应用》,科学出版社 2000 年版。

[30] 中国疾病预防控制中心:《全国疾病监测系统死因监测数据集》,
军事医学科学出版社 2005 年版。

[31] 中国疾病预防控制中心:《2015 中国成人烟草调查报告》,中国疾病
预防控制中心 2016 年版。

[32] 中国疾病预防控制中心:《寄生虫病综合防治示范区评估报告》
(2006—2009),人民卫生出版社 2010 年版。

[33] 中国疾病预防控制中心公共卫生监测与信息服务中心:《2016 年
全国疾病预防控制基本信息统计分析报告》,2017 年。

[34] 中华人民共和国国务院:《突发公共卫生事件应急条例》,中国方
正出版社 2003 年版。

[35] 诸欣平、苏川:《人体寄生虫学》,人民卫生出版社 2013 年版。

[36] 樊立华:《基本公共卫生服务均等化理论与实践》,人民卫生出版
社 2014 年版。

[37] 李莹星:《我国农村基本公共卫生服务供给与需求研究》,中国农
业出版社 2017 年版。

[38] 朱凤才、沈孝兵:《公共卫生应急——理论与实践》,东南大学出
版社 2017 年版。

［39］《新中国预防医学历史经验》编委会：《新中国预防医学历史经验·第四卷》，人民卫生出版社 1990 年版。

［40］《中国儿童发展纲要》（2011—2020 年），人民出版社 2011 年版。

［41］《中国妇女发展纲要》（2011—2020 年），人民出版社 2011 年版。

［42］范春：《公共卫生学》，厦门大学出版社 2009 年版。

［43］国家卫生和计划生育委员会：《2014 中国卫生和计划生育统计年鉴》，2014 年。

［44］莫衡：《当代汉语词典》，上海辞书出版社 2001 年版。

［45］阮智富、郭忠新：《现代汉语大词典·上册》，上海辞书出版社 2009 年版。

［46］武广华、臧益秀、刘运祥等：《中国卫生管理辞典》，中国科学出版社 2001 年版。

［47］谢幸、苟文丽：《妇产科学》第 8 版，人民卫生出版社 2013 年版。

［48］中华人民共和国卫生部、联合国儿童基金会、世界卫生组织、联合国人口基金：《中国孕产妇与儿童生存策略研究》，中华人民共和国卫生部 2006 年版。

［59］中华人民共和国卫生部编：《中国卫生统计年鉴》，中国协和医科大学出版社 2011 年版。

［50］何宇、杨小丽：《试论精神卫生服务可及性的政府责任》，《卫生经济研究》2017 年第 12 期。

［51］白雅敏、刘敏、陈波等：《1984—2014 年我国慢性病防控相关重要政策的回顾分析》，《中国慢性病预防与控制》2016 年第 8 期。

［52］蔡中元、王路、陈婷：《社区健康传播方法可及性与健康传播策略研究》，《中国健康教育》2014 年第 30 期。

［53］曹斯、陈枫：《禁烟之痛：利益博弈 要 GDP 还是要健康》，《南方日报》2010 年 5 月 26 日。

［54］陈刚：《我国部分地区职业卫生现状调研分析》，《中国安全生产科学技术》2014 年第 3 期。

［55］陈红缨：《公共卫生信息资源管理现状与对策》，《公共卫生与预

防医学》2015 年第 3 期。

［56］陈建伟、石云、王友洁等：《环境侵权投诉中健康损害判定程序研究》，《中国社会医学杂志》2006 年第 23 期。

［57］陈江芸、李新辉、王炜华等：《天山北坡城市群孕妇被动吸烟现况调查及影响因素分析》，《环境与健康杂志》2016 年第 11 期。

［58］陈江芸、万岐江、吴星燕等：《孕妇二手烟回避行为与家庭资源关系的调查研究》，《中国全科医学》2016 年第 21 期。

［59］陈明亭、陈宝珍：《卫生法制建设的成就与展望》，《中国公共卫生管理》2000 年第 16 期。

［60］陈荃、王岩、马豪等：《卫生信息系统互联互通政策：国际经验与启示》，《中国数字医学》2016 年第 4 期。

［61］陈卫：《中国未来人口发展趋势：2005—2050 年》，《人口研究》2006 年第 4 期。

［62］陈艳、邬力祥、刘飞跃：《公共卫生服务均等化理念下精神卫生资源空间配置的公平性》，《求索》2015 年第 10 期。

［63］陈颖丹、臧炜：《我国土源性线虫病监测现状及今后监测工作重点》，《中国血吸虫病防治杂志》2015 年第 2 期。

［64］程根银、唐晶晶、牛振磊等：《安全生产与职业卫生一体化监管执法对策研究》，《华北科技学院学报》2018 年第 15 期。

［65］程楠：《中国保险行业协会发布中国保险人群意外伤害风险研究报告》，《中国社会组织》2017 年第 18 期。

［66］单金凤：《精神障碍患者家庭签约服务管理模式的实效性研究》，《中国卫生标准管理》2018 年第 12 期。

［67］邓颖、王晖、邓小虹等：《卫生监督业务信息系统绩效评估》，《计算机应用与软件》2013 年第 1 期。

［68］第二次全国残疾人抽样调查领导小组：《2006 年第二次全国残疾人抽样调查主要数据公报》，《中国康复理论与实践》2006 年第 12 期。

［69］杜鹏、翟振武、陈卫：《中国人口老龄化百年发展趋势》，《人口

研究》2005 年第 6 期。

[70] 杜鹏、董亭月：《促进健康老龄化：理念变革与政策创新——对世界卫生组织〈关于老龄化与健康的全球报告〉的解读》，《老龄科学研究》2015 年第 12 期。

[71] 樊代明：《加减乘除话医改》，《医学争鸣》2016 年第 7 期。

[72] 范鑫、李煦、王琰等：《上海市精神卫生资源配置公平性分析》，《卫生经济研究》2017 年第 12 期。

[73] 丰维加等：《2002 年城市居民意外伤害特征分析及疾病负担研究》，《中国公共卫生管理》2003 年第 19 期。

[74] 冯世鑫、顾金祥、姚元翼、伍连德：《中国卫检的先驱》，《中国检验检疫》2002 年第 12 期。

[75] 傅筱、连郁雯、林青：《福建省职业病防治能力状况调查》，《职业与健康》2018 年第 20 期。

[76] 高菲、滕菲、贾漫漫等：《医院后勤保障员知晓〈北京市控制吸烟条例〉和烟草危害的调查》，《中国肿瘤》2016 年第 5 期。

[77] 高林等：《部分卫生从业人员及大学生对"意外伤害"用语含义认知的调查》，《伤害医学：电子版》2013 年第 2 期。

[78] 勾晓东、丘斌、刘志军等：《省级妇幼数据中心的设计与实现》，《中国数字医学》2015 年第 2 期。

[79] 郭诚忠：《解读〈2006—2020 年国家信息化发展战略〉》，《信息系统工程》2006 年第 6 期。

[80] 郭莉、阳爱国、张壮志等：《四川省家畜包虫病流行病学调查报告》，《中国兽医杂志》2012 年第 3 期。

[81] 郭雄：《关注大骨节病疾病模型的建立及其应用研究》，《中华地方病学杂志》2017 年第 36 期。

[82] 国家安全监管总局、国家卫生计生委、人力资源和社会保障部、全国总工会：《直面严峻形势提高监管能力》，《中国安全生产报》2016 年 4 月 23 日第 7 版。

[83] 韩林俐、吴新燕、陈江芸等：《天山北麓汉回哈族婴幼儿被动吸

烟流行现况分析》,《中国健康教育》2016 年第 5 期。

[84] 何亚平、朱静芬、李娜等:《校园控烟教育与环境干预对中学生吸烟行为的影响》,《上海交通大学学报》(医学版)2012 年第 7 期。

[85] 洪荣涛、吴生根、李群等:《中国大陆传染病监测与展望》,《疾病监测》2015 年第 12 期。

[86] 黄嘉欣:《基于 HL7 标准的医院信息集成平台建设探索》,《科技经济导刊》2018 年第 24 期。

[87] 黄建双、吕忠其、周吉等:《南宁市全民健康生活方式行动实施效果评价》,《职业与健康》2016 年第 1 期。

[88] 江蓓:《我国工作场所健康促进的研究进展》,《右江民族医学院学报》2014 年第 36 期。

[89] 姜春力:《我国人口老龄化现状分析与"十三五"时期应对战略与措施》,《全球化》2016 年第 8 期。

[90] 蒋霞、赵文莉、潘卫民等:《甘肃省 70538 例居家重性精神疾病患者管理效果评价》,《中国神经精神疾病杂志》2017 年第 1 期。

[91] 康慧敏、管丽丽、王勋等:《"686 项目"31 个示范市(州)重性精神疾病患者经济水平及参保和治疗情况分析》,《中国公共卫生》2015 年第 8 期。

[92] 兰迎春:《我国卫生工作方针的历史沿革》,《卫生经济研究》1999 年第 11 期。

[93] 雷宇、薛文博、张衍燊等:《国家〈大气污染防治行动计划〉健康效益评估》,《中国环境管理》2015 年第 7 期。

[94] 李奔福、蔺应学、郭祥瑞等:《中缅边境疟疾流行情况调查》,《中国寄生虫学与寄生虫病杂志》2015 年第 4 期。

[95] 李恒:《环境污染人身损害鉴定制度:美日经验及启示》,《学习与实践》2016 年第 6 期。

[96] 李娟娟、李晋磊、张娟等:《国家慢性病综合防控示范区建设总体实施现状研究》,《中华流行病学杂志》2018 年第 4 期。

[97] 李莉、马龙、杨佳冰等:《包虫病流行现状与防控措施》,《畜牧

兽医科技信息》2015 年第 3 期。

[98] 李强、詹培珍、赵志军:《2015 年青海省 4 个县的大骨节病流行病学调查》,《中华疾病控制杂志》2017 年第 21 期。

[99] 李强,李海萍:《我国卫生信息化推进中存在的几个关键问题探析》,《中国乡镇企业会计》2018 年第 4 期。

[100] 李绍静、徐萍、杨子栋:《廊坊市不同规模工业企业职业卫生管理现状调查与分析》,《中国卫生工程学》2014 年第 13 期。

[101] 李爽、张蕊、礼彦侠等:《辽宁省城乡居民全民健康生活方式行动效果评估》,《中国公共卫生》2017 年第 12 期。

[102] 李涛:《新时期职业病防治形势分析及对策建议》,《中国职业医学》2018 年第 45 期。

[103] 李涛:《新时期职业病防治形势分析及对策建议》,《中国职业医学》2018 年第 5 期。

[104] 李小英:《艾滋病健康教育预防与行为干预效果评价指标体系构建分析》,《口岸卫生控制》2015 年第 20 期。

[105] 李园、王静雷、张晓畅等:《全民健康生活方式行动(2007—2015 年)历程回顾与展望》,《中国健康教育》2016 年第 12 期。

[106] 连妍洁、赵珂锐、刘思娜等:《疾病预防与控制管理现状评价及改革策略》,《中国中医药现代远程教育》2018 年第 10 期。

[107] 林德南、陈宇琦、温泉等:《深圳市罗湖区文锦社区"健康家庭行动"示范项目研究》,《中国慢性病预防与控制》2004 年第 12 期。

[108] 刘飞跃、肖水源、曾望军:《论政府在精神卫生服务体系建设中的责任边界》,《湖南师范大学社会科学学报》2012 年第 1 期。

[109] 刘家树:《我国人口结构与经济增长关系实证分析》,《安徽工业大学学报》(自然科学版)2007 年第 2 期。

[110] 刘可、冯启璋、张惠洁:《广州市儿童发生意外伤害与其父母知识、态度和行为的相关性研究》,《中华护理杂志》2004 年第 39 期。

[111] 刘佩霞:《中小学生对意外伤害认知和行为的调查分析》,《医学

与社会》2006 年第 19 期。

［112］刘鹏、苏晓辉、申红梅：《2011 年全国碘缺乏病病情监测结果分析》，《中华地方病学杂志》2015 年第 34 期。

［113］刘硕敏：《完善我国药品监督管理体系的建议——基于山东"问题疫苗"事件的思考》，《现代经济信息》2016 年第 21 期。

［114］刘天俐、陈功、温煦等：《2007—2013 中国精神残疾治疗康复变化趋势》，《中国心理卫生杂志》2017 年第 3 期。

［115］刘晓东、尚文杰、赵春桃等：《甘肃省甘南藏族自治州包虫病流行病学调查结果分析》，《中华地方病学杂志》2014 年第 6 期。

［116］刘新荣、孙爱国、郭琴等：《建立食源性疾病危机管理机制探讨》，《中国医药导报》2011 年第 8 期。

［117］卢耀勤、马雪娇、刘涛：《数据挖掘在公共卫生领域的研究现状》，《医学动物防制》2017 年第 10 期。

［118］陆姣、王晓莉、吴林海：《国内外食源性疾病防控的研究进展》，《中华疾病控制杂志》2017 年第 21 期。

［119］罗丽：《日本公害健康被害救济制度及其对我国的启示》，《中国环境法治》2009 年第 1 期。

［120］罗水英、杨虹、孟军等：《广西慢性病综合防控示范区全民健康生活方式行动效果评价》，《中国慢性病预防与控制》2017 年第 2 期。

［121］麻春雷、胡斌、杨海春、黄志刚、梁宏伟：《承德市不同规模职业病危害企业职业卫生管理现状》，《职业与健康》2013 年第 29 期。

［122］马弘、刘津、何燕玲等：《中国精神卫生服务模式改革的重要方向：686 模式》，《中国心理卫生杂志》2011 年第 10 期。

［123］马家奇、赵自雄：《中国疾病控制公共卫生信息化建设与展望》，《中国卫生信息管理杂志》2016 年第 1 期。

［124］马家奇：《数字医学与信息化公共卫生》，《中国卫生信息管理杂志》2011 年第 5 期。

［125］ 梅秋红、徐倩倩、张思恒、贺天锋：《宁波市健康促进学校调查分析》，《预防医学》2017 年第 29 期。

［126］ 梅宇欣、陈晔、杨威等：《我国医疗机构公共卫生工作相关法律法规分析》，《中国医院管理》2017 年第 37 期。

［127］ 莫龙：《1980—2050 年中国人口老龄化与经济发展协调性定量研究》，《人口研究》2009 年第 3 期。

［128］ 潘小川：《关注中国大气灰霾 PM2.5 对人群健康影响的新常态》，《北京大学学报》（医学版）2015 年第 47 期。

［129］ 秦江梅：《中国慢性病及相关危险因素流行趋势、面临问题及对策》，《中国公共卫生》2014 年第 1 期。

［130］ 全国人体重要寄生虫病现状调查办公室：《全国人体重要寄生虫病现状调查报告》，《中国寄生虫学与寄生虫病杂志》2005 年增刊。

［131］ 任世成、张庆军：《湖北省全民健康生活方式行动效果评价》，《中国社会医学杂志》2017 年第 5 期。

［132］ 施小明：《我国慢性病防治体系的演变、问题及建议》，《中华预防医学杂志》2012 年第 6 期。

［133］ 施晓斌：《关于公共卫生信息系统建设的研究》，《电子技术与软件工程》2014 年第 18 期。

［134］ 石菊芳、代敏：《中国癌症筛查的卫生经济学评价》，《中华预防医学杂志》2017 年第 2 期。

［135］ 司琦、金秋艳：《青少年体育健康促进干预项目评价指标体系构建》，《武汉体育学院学报》2018 年第 52 期。

［136］ 司瑞东：《预防职业病石棉肺的高端产品——新材料"氟体填料"》，《山东工业技术》2017 年第 13 期。

［137］ 宋丽娜：《克山病病情监测结果及发病相关因素调查分析》，《中国初级卫生保健》2017 年第 31 期。

［138］ 苏忠鑫、谢洪斌、罗力等：《七省 161 所疾病预防控制中心公共职能落实程度分析》，《卫生研究》2005 年第 34 期。

［139］ 孙殿军、申红梅、高彦辉等：《我国"十一五"重点地方病防治成

就、存在的问题及建议》，第七次全国地方病学术会议，2011 年。

[140]　孙殿军、申红梅、高彦辉等：《我国重点地方病"十二五"回顾与"十三五"展望》，《中华地方病学杂志》2017 年第 36 期。

[141]　孙建国、胡俊峰、程玉兰等：《我国城市社区健康教育发展现状与对策的探讨》，《中国健康教育》2004 年第 20 期。

[142]　孙伟锋：《一家人不说两家话——职业卫生与安全生产"一体化"监管的实践与思考》，《现代职业安全》2016 年第 1 期。

[143]　汤凌平、于海艳：《浅析我国慢性病防控——基于人力资本投资视角》，《现代医学与健康研究电子杂志》2018 年第 10 期。

[144]　唐金成、韩顺莉、马艳红：《老龄化危机：长期护理保险发展的机遇和挑战》，《西南金融》2015 年第 7 期。

[145]　唐天人：《社区健康教育模式新探》，《中国农村卫生事业管理》1998 年第 7 期。

[146]　唐喜亮：《突发公共事件网络舆情研究现状与反思》，《出版广角》2014 年第 2 期。

[147]　陶思羽、乐虹、方鹏骞：《新形式下卫生计生综合监督制度建设的对策研究》，《中国医院管理》2018 年第 4 期。

[148]　万美：《卫生信息化视角下的医学信息资源建设》，《医学信息学杂志》2014 年第 4 期。

[149]　汪天平、操治国：《中国棘球蚴病放防控进展及其存在的问题》，《中国寄生虫学与寄生虫病杂志》2018 年第 3 期。

[150]　王慧勇：《现代化综合性传染病专科医院临床检验建设发展的战略选择》，《世界最新医学信息文摘》2015 年第 61 期。

[151]　王靖元、王琳琳：《学习贯彻党的十七大精神落实基本医疗卫生制度》，《中国卫生经济》2008 年第 4 期。

[152]　王开泳、丁俊、王甫园：《全面二孩政策对中国人口结构及区域人口空间格局的影响》，《地理科学进展》2016 年第 11 期。

[153]　王立贵、张霞、褚宸一等：《食源性疾病监测网络现状与展望》，《华南国防医学杂志》2012 年第 26 期。

［154］王立英：《包虫病防治"十二五"行动计划终期评估与"十三五"规划》，《中国动物保健》2017年第7期。

［155］王丽敏、邓茜、王黎君：《我国慢性病综合监测回顾与展望》，《中国医学前沿杂志》（电子版）2014年第3期。

［156］王声湧：《建设我国伤害预防与控制机构与伤害防控专业队伍的倡议书》，《中华疾病控制杂志》2011年第15期。

［157］王雪涛、佟林全、徐洋：《我国中小微企业职业卫生管理现状》，《职业与健康》2018年第18期。

［158］王雪涛、佟林全、杨汉彬等：《我国中小微企业职业卫生管理现状》，《职业与健康》2018年第34期。

［159］王永庆：《加快疫苗产业自主发展，确保国家生物安全》，《经济界》2015年第3期。

［160］王宇：《推广示范区经验，加强寄生虫病防治工作》，《中国血吸虫病防治杂志》2011年第5期。

［161］文红、黄宣银、梁晓琼、王维、彭蓉、吴俊林、雷蕾、李清金：《2011年四川省在库重性精神疾病分析》，《四川精神卫生》2012年第4期。

［162］吴冬梅、张东玲、宁博：《基本公共卫生服务信息化建设的现状与建议》，《社区医学杂志》2013年第16期。

［163］吴寿刚、王晓华：《基于HL7的医疗信息系统集成应用》，《中华医学图书情报杂志》2014年第1期。

［164］夏寒、夏天、徐建时：《基于区域卫生信息平台的疾病预防控制业务应用与数据共享》，《中国卫生统计》2014年第6期。

［165］相红、刘国强、张艳娥：《石家庄市职业病危害企业分布及职业卫生管理现状》，《中国工业医学杂志》2016年第6期。

［166］肖琳、杨净淇、ZhaoLH等：《中国初中学生烟草广告和促销暴露现况调查》，《中华流行病学杂志》2015年第3期。

［167］肖宁：《我国基本公共卫生服务现状及问题探析》，《养生保健指南》2017年第30期。

［168］肖孝勇：《地方病防治健康教育宣传品的制作与发放问题探讨》，《当代医学》2016年第22期。

［169］肖云芳、杨小丽、杨咪：《重庆市精神卫生人力资源现状分析与对策研究》，《卫生经济研究》2017年第12期。

［170］徐进、奈存剑、任宇飞等：《基于健康档案的区域卫生信息平台功能架构设计》，《中国卫生质量管理》2015年第6期。

［171］徐俊芳、王健、程峰：《山东省2005—2013年精神疾病患者的经济负担分析》，《中国卫生统计》2017年第2期。

［172］许桂华、邹小农、李媛秋等：《无烟校园活动对学校教师控烟知识和行为的影响》，《中国公共卫生》2015年第8期。

［173］严红虹：《中国伤害预防控制机构建设和专业队伍现况调查》，《中华流行病学杂志》2010年第31期。

［174］颜超、方位、李小平等：《克山病病情现状和病因学进展》，《心血管病学进展》2017年第38期。

［175］阳红、查红、裴柯平：《国际疾病分类（ICD－10）的应用》，《西南国防医药》2004年第14期。

［176］杨建伟：《信息系统在疾控工作中的应用效果》，《广东微量元素科学》2016年第6期。

［177］杨青云：《社区健康教育与健康促进》，《社区医学杂志》2008年第6期。

［178］叶俊：《社区卫生服务机构建设现状、存在问题及对策研究——以温州市瓯海区为例》，《中国初级卫生保健》2012年第4期。

［179］叶开友、徐瑞芳、陆辰汝：《2002—2013年上海市青浦区职业病发病特征》，《环境与职业医学》2015年第32期。

［180］佚名：《法国推出新国家公共卫生法草案》，《电子政务》2003年第6期。

［181］殷大奎：《齐心协力脚踏实地全面推进新世纪精神卫生工作》，《中国心理卫生杂志》2002年第1期。

［182］于丽娜：《浅析我国职业病防治工作进展与控制对策》，《民营科

技》2018 年第 10 期。

［183］袁蒲、杨丽、李杉等：《我国食源性疾病监测研究现状与管理建议》，《中国卫生产业》2018 年第 15 期。

［184］翟振武、陈佳鞠、李龙：《2015—2100 年中国人口与老龄化变动趋势》，《人口研究》2017 年第 4 期。

［185］张鸽：《基于文献分析我国职业卫生技术服务问题》，《中国职业医学》2018 年第 45 期。

［186］张红梅：《2006—2014 年郴州市农民工职业病患病及待遇落实情况调查》，《预防医学论坛》2016 年第 22 期。

［187］张建：《日本精神卫生服务体系的改革发展及启示》，《卫生经济研究》2018 年第 6 期。

［188］张丽、丰俊、张少森等：《2016 年全国疟疾疫情分析》，《中国寄生虫学与寄生虫病杂志》2017 年第 6 期。

［189］张利娟、徐志敏、钱颖骏等：《2016 年全国血吸虫病疫情通报》，《中国血吸虫病防治杂志》2017 年第 6 期。

［190］张良、白雅敏、马吉祥：《慢性病危险因素控制现状与对策》，《中国卫生政策研究》2013 年第 10 期。

［191］张茅：《一切为了人民的健康——党的十六大以来卫生事业发展成就》，《党建研究》2012 年第 11 期。

［192］张顺祥：《美国 CDC 情况简介》，《中国公共卫生管理》2002 年第 6 期。

［193］张索磊、王熙：《北京市朝阳区全民健康生活方式行动效果评估》，《中国健康教育》2017 年第 2 期。

［194］张甜、邵蓉：《突发公共卫生事件应急预案法律效力和体系完善探讨》，《中国卫生产业》2012 年第 20 期。

［195］张小红：《健康教育与健康促进研究概述》，《健康教育与健康促进》2014 年第 1 期。

［196］张小菊：《健康教育路径对老年高血压患者口服药物治疗依从性分析》，《检验医学与临床》2014 年第 10 期。

［197］张学清、吕艳、沙磊等：《中国疾病预防控制机构人力资源现状分析》，《中国公共卫生管理》2015 年第 3 期。

［198］张永福：《基层疾控中心职业卫生技术服务现状及建议》，《中国卫生产业》2018 年第 15 期。

［199］张永建：《客观准确认识我国食品安全问题深化食品安全监管与治理》，《食品科学技术学报》2014 年第 32 期。

［200］张勇、白雅敏、邵月琴等：《新千年发展目标框架下的全球慢性病防控政策的回顾与建议》，《中国慢性病预防与控制》2016 年第 8 期。

［201］张勇、姜庆五、杨功焕等：《发展慢性病防控政策打造健康中国》，《中国慢性病预防与控制》2016 年第 8 期。

［202］张忠彬、陈刚、张圆媛：《我国职业病危害防治现状、问题与对策探讨》，《中国安全生产科学技术》2014 年第 1 期。

［203］赵桂华：《食源性疾病的风险控制》，《中国卫生标准管理》2017 年第 7 期。

［204］甄丽丽、胡锦梁、杨珉等：《我国卫生机构发展及公平性趋势研究——以调整人口和地理面积为研究视角》，《中国卫生政策研究》2017 年第 1 期。

［205］郑贵廷、韩鹏：《人口老龄化的经济学再审视》，《人口学刊》2007 年第 6 期。

［206］郑宏：《社会工作者介入重性精神疾病医院社区一体化服务模式研究》，《中国全科医学》2015 年第 25 期。

［207］中国共产党中央委员会、中华人民共和国国务院：《"健康中国 2030"规划纲要》，《中国实用乡村医生杂志》2017 年第 24 期。

［208］中华人民共和国国务院：《国家突发公共卫生事件应急预案》，《中国食品卫生杂志》2006 年第 18 期。

［209］钟逸菲、熊俊、马立明：《东莞市 2003—2012 年职业病报告情况分析》，《中国职业医学》2014 年第 41 期。

［210］周晓农、张少森、徐俊芳等：《我国消除疟疾风险评估分析》，

《中国寄生虫学与寄生虫病杂志》2014 年第 6 期。

［211］朱高林、郭学勤：《1949—1956 年中国城乡居民消费水平总体考察》，《当代中国史研究》2011 年第 1 期。

［212］朱文轩：《微信朋友圈谣言传播原因溯源——以"疫苗之殇"事件为例》，《新媒体与信息科技》2016 年第 14 期。

［213］宗文红、周洲、刘月星等：《我国十二五区域人口健康信息化建设现况及思考》，《中国卫生信息管理杂志》2015 年第 2 期。

［214］刘军、韩冬、黄家忠：《省级疾控机构信息化建设的策略与实现》，《现代预防医学》2014 年第 13 期。

［215］马家奇：《中国疾病预防控制信息体系规划与发展》，《中国数字医学》2011 年第 6 期。

［216］王嘉艺、吴静、王学梅：《2011—2015 年我国疾病预防控制机构仪器设备配置状况》，《公共卫生与预防医学》2017 年第 3 期。

［217］张婷婷：《疾控机构预算精细化管理的实践分析》，《卫生经济研究》2015 年第 9 期。

［218］张业武：《中国疾病预防控制机构应用系统建设、信息管理和服务现状分析》，《医学信息学杂志》2012 年第 4 期。

［219］宋一蓓、应千伟、李宁秀：《疾控经费改革与政府财政支持——基于双重差分的实证分析》，《社会科学研究》2015 年第 4 期。

［220］包丽娟：《国内外微生物源食源性疾病监测及其防控进展》，《食品安全质量检测学报》2016 年第 7 期。

［221］蔡培景：《食源性疾病带来的食品质量安全问题及控制对策》，《食品安全导刊》2017 年第 9 期。

［222］柴竹青：《卫生城市视角下的健康城市建设》，《财经界》（学术版）2018 年第 18 期。

［223］陈焕然、邱秀珊：《2006—2012 年深圳市职业病发病状况分析》，《中国职业卫生》2014 年第 4 期。

［224］陈建安、刘建波、吕红频：《全面加强应急预案管理　着力健全公共安全体系》，《中国应急管理》2013 年第 11 期。

[225] 国家卫生健康委员会财务司：《公共卫生服务补助资金管理暂行办法》，《国家卫健委财务司》2016 年第 2 期。

[226] 国家卫生计生委项目资金监管服务中心：《2010—2014 年度国家基本公共卫生服务项目绩效考核专题报告集》，2016 年。

[227] 国家卫生健康委员会：《全国健康城市评价指标体系（2018 版）政策解读》，《医学信息学杂志》2018 年第 4 期。

[228] 江启成、王丽丹、方桂霞、汤质如：《安徽省基本公共卫生服务均等化的进展与建议》，《中国农村卫生事业管理》2010 年第 30 期。

[229] 李光友、李希、蒋爱琼等：《健康城市评价指标体系指标构建的探讨》，《智慧健康》2018 年第 23 期。

[230] 刘飒娜、张静：《食源性疾病研究现状与控制策略》，《山西医药杂志》2014 年第 43 期。

[231] 马琳、董亮、郑英等：《"健康城市"在中国的发展与思考》，《医学与哲学》（A）2017 年第 3 期。

[232] 马自强：《用现代智能化手段提高城市应急管理水平》，第三十一届中国（天津）2017IT、网络、信息技术、电子、仪器仪表创新学术会议，2017 年。

[233] 蒲川：《促进基本公共卫生服务均等化的实施策略研究——以重庆市为例》，《软科学》2010 年第 24 期。

[234] 秦江：《国家基本公共卫生服务项目进展》，《中国公共卫生》2017 年第 33 期。

[235] 阮师漫、岳大海、成刚等：《健康城市视角下的国家卫生城市创建》，《环境与健康杂志》2014 年第 9 期。

[236] 汪华：《爱国卫生运动的历程、成就及展望——纪念江苏爱国卫生运动 60 周年》，《江苏卫生保健》2012 年第 4 期。

[237] 汪天平、操治国：《中国棘球蚴病放防控进展及其存在的问题》，《中国寄生虫学与寄生虫病杂志》2018 年第 3 期。

[238] 王双彪：《我国基本公共卫生服务均等化：现状、挑战及对策》，《职业与健康》2013 年第 29 期。

［239］ 王伟、任苒：《基本公共卫生服务均等化的内涵与实施策略》，《医学与哲学》2010 年第 31 期。

［240］ 肖爱树：《20 世纪 60—90 年代爱国卫生运动初探》，《当代中国史研究》2005 年第 3 期。

［241］ 肖爱树：《1949—1959 年爱国卫生运动述论》，《当代中国史研究》2003 年第 1 期。

［242］ 徐诗雨、顾新龙、时硕等：《均等化目标下安徽省城乡居民基本公共卫生服务知晓率及满意度分析》，《安徽医学》2017 年第 38 期。

［243］ 杨莉：《基层医疗机构绩效考核创新发展浅析》，《经济师》2018 年第 4 期。

［244］ 张学清、吕艳、沙磊等：《中国疾病预防控制机构人力资源现状分析》，《中国公共卫生管理》2015 年第 3 期。

［245］ 赵智：《新时代爱国卫生运动的治理机制和优化路径》，《安徽预防医学杂志》2018 年第 2 期。

［246］ 中国共产党中央委员会、中华人民共和国国务院：《"健康中国 2030" 规划纲要》，《中国实用乡村医生杂志》2017 年第 24 期。

［247］ 中华人民共和国国务院：《国家突发公共卫生事件应急预案》，《中国食品卫生杂志》2006 年第 18 期。

［248］《国家卫生计生委办公厅关于印发三级和二级妇幼保健院评审标准实施细则（2016 年版）的通知》，《中华人民共和国国家卫生和计划生育委员会公报》2016 年第 8 期。

［249］《国务院关于印发医药卫生体制改革近期重点实施方案（2009—2011 年）的通知》，《海南省人民政府公报》2009 年第 7 期。

［250］《中国疾病预防控制工作进展（2015 年）》，《首都公共卫生》2015 年第 3 期。

［251］《中华人民共和国国民经济和社会发展第十一个五年规划纲要》，《环境保护》2006 年第 6 期。

［252］ 常峰、纪美艳、路云等：《韩国医疗保障体系及其运行方式研究》，《中国卫生政策研究》2015 年第 12 期。

[253] 陈国忠、朱凯：《德国公共卫生考察报告》，《海峡预防医学杂志》 2004 年第 6 期。

[254] 陈浩、徐缓：《国内文献对澳大利亚公共卫生的研究进展》，《中国卫生事业管理》2009 年第 11 期。

[255] 陈娜萦等：《广西农村地区居民伤害现况分析》，《华南预防医学》 2005 年第 31 期。

[256] 陈雅萍等：《浙江省四社区不同人群居民跌伤现况研究》，《中华预防医学杂志》2005 年第 39 期。

[257] 阚学贵、宋文质：《日本的公共卫生管理与监督》，《中国公共卫生管理》1994 年第 5 期。

[258] 李汉帆：《英国公共卫生和卫生规划》，《中国公共卫生管理》1993 年第 2 期。

[259] 李慧：《公共卫生内涵解读——兼论刑法视域下的公共卫生》， 《南方论刊》2011 年第 6 期。

[260] 吕兰婷、张雨轩：《英国公共卫生项目评估体系的经验及启示》， 《中国卫生经济》2015 年第 12 期。

[261] 欧阳波、张为佳、张秀英等：《关于新加坡医疗卫生体制的思考》，《中国医药管理杂志》2012 年第 8 期。

[262] 全国人大常委会办公厅：《中华人民共和国母婴保健法》，《中国卫生法制》1994 年第 6 期。

[263] 孙俊：《法国公共卫生管理体制特点简介》，《中国公共卫生》2000 年第 8 期。

[264] 孙俊：《法国公共卫生监督院》，《江苏卫生保健》2000 年第 3 期。

[265] 陶莹、李程跃、于明珠等：《公共卫生体系要素的确认与研究》， 《中国卫生资源》2018 年第 3 期。

[266] 王宏艳、王洪曼：《从现代公共卫生内涵探寻我国公共卫生建设之路》，《中国公共卫生管理》2005 年第 6 期。

[267] 王俊华：《试论公共卫生的公共性》，《中国公共卫生》2003 年第 11 期。

［268］徐乐、王文瑞：《我国死因监测的现状与发展》，《中国保健营养》2017年第27期。

［269］叶露、张朝阳、刘利群等：《泰国卫生服务制度的启示与思考》，《中国卫生资源》2003年第6期。

［270］张丹：《美国的公共卫生管理体系》，《特区实践与理论》2009年第4期。

［271］曾晓琳：《公共卫生领域中的政府职能研究》，硕士学位论文，中共中央党校，2016年。

［272］陈丽：《落实基本公共卫生服务均等化策略研究》，博士学位论文，华中科技大学，2012年

［273］杜红：《我国突发公共卫生事件中政府应急管理研究》，硕士学位论文，长安大学，2014年。

［274］杜亚男：《国家基本公共卫生服务项目执行情况研究》，硕士学位论文，中央民族大学，2016年。

［275］费凯富：《面向社区卫生服务的医疗信息服务平台的设计与实现》，硕士学位论文，电子科技大学，2013年。

［276］龚超：《天津市基本公共卫生服务均等化实证研究》，硕士学位论文，天津医科大学，2013年。

［277］何明芳：《基于灰色系统理论的人口预测模型》，硕士学位论文，华南理工大学，2012年。

［278］何莎莎：《农村基本公共卫生服务均等化问题研究》，博士学位论文，华中科技大学，2012年。

［279］黄波：《基于云计算的医疗联合体信息化建设研究》，硕士学位论文，北京交通大学，2014年。

［280］李寒冰：《我国农村公共卫生体制改革问题研究》，硕士学位论文，首都经济贸易大学，2009年。

［281］李宗富：《信息生态视角下政务微信信息服务模式与服务质量评价研究》，博士学位论文，吉林大学，2017年。

［282］梁博：《我国健康教育与促进政策存在问题与应对措施研究》，

硕士学位论文，兰州大学，2014年。

[283] 刘琦：《我国突发公共卫生事件危机预警管理研究》，硕士学位论文，沈阳师范大学，2016年。

[284] 马伟玲：《城市卫生资源配置的正义研究》，博士学位论文，苏州大学，2017年。

[285] 孙小杰：《健康中国战略的理论建构与实践路径研究》，博士学位论文，吉林大学，2018年。

[286] 万兵华：《构建我国公共卫生法律体系（框架）研究》，硕士学位论文，吉林大学，2006年。

[287] 王海琪、毛红芳、宋魏：《妇幼保健信息网络化管理建设与探讨》，《中国妇幼保健》2012年第20期。

[288] 王涛：《老年居住体系模式与设计探讨》，硕士学位论文，西安建筑科技大学，2003年。

[289] 王雯璟：《中医电子病历信息标准应用符合性研究》，硕士学位论文，湖北中医药大学，2014年。

[290] 王旭双：《论我国公害病赔偿制度的构建》，硕士学位论文，山西财经大学，2010年。

[291] 魏松：《公共卫生环境监测管理系统应用研究》，硕士学位论文，吉林大学，2014年。

[292] 吴昊：《大数据时代中国政府信息共享机制研究》，博士学位论文，吉林大学，2017年。

[293] 吴皓达：《深化医药卫生体制改革形势下我国卫生信息化建设相关问题与对策研究》，硕士学位论文，黑龙江中医药大学，2011年。

[294] 肖勇：《中医药信息化建设"十二五"规划研究》，硕士学位论文，湖北中医药大学，2012年。

[295] 徐成卫：《济宁市卫生局卫生监督信息管理系统设计与实现》，硕士学位论文，山东大学，2015年。

[296] 徐婷婷：《应对突发公共事件中政府协调能力研究》，博士学位论文，苏州大学，2013年。

［297］ 杨勇诚：《风险社会视阈下地方政府公共危机治理的伦理省思》，博士学位论文，陕西师范大学，2015 年。

［298］ 叶俊：《我国基本医疗卫生制度改革研究》，博士学位论文，苏州大学，2016 年。

［299］ 于海燕：《新居民公共服务供给机制研究》，博士学位论文，吉林大学，2016 年。

［300］ 张付坤：《合肥市社区居民健康档案建立与管理现状调查分析》，硕士学位论文，安徽医科大学，2013 年。

［301］ 张海宏：《中国职业卫生服务体系研究》，博士学位论文，华中科技大学，2010 年。

［302］ 张瑞：《基于慢性病轨迹的我国慢性病干预研究》，硕士学位论文，南京大学，2017 年。

［303］ 张赛英：《基于 . NET 卫生服务管理信息系统设计与实现》，硕士学位论文，河北科技大学，2014 年。

［304］ 张世霞：《基于云计算技术的社区医联体信息系统的设计与实现》，硕士学位论文，齐鲁工业大学，2016 年。

［305］ 张晓梅：《网络舆论生成中政府与网民互动问题研究》，硕士学位论文，大连理工大学，2017 年。

［306］ 张岩：《我国疫苗安全监管法律研究》，硕士学位论文，延边大学，2017 年。

［307］ 张宇宁：《疫苗监管法制研究》，硕士学位论文，广西大学，2017 年。

［308］ 赵娜姗：《新医改背景下疾病预防控制机构职能建设研究——以江苏为例》，硕士学位论文，南京大学，2016 年。

［309］ 赵田：《我国城市突发事件应急管理机制实证研究》，硕士学位论文，广东工业大学，2016 年。

［310］ 甄雪燕：《近百年中国传染病流行的主要社会因素研究》，博士学位论文，华中科技大学，2011 年。

［311］ 周瑞江：《重性精神疾病患者特殊门诊管理治疗方式效果评价》，

硕士学位论文，中南大学，2013 年。

[312] 刘晓培：《中医健康智慧当代价值的理论研究》，硕士学位论文，云南中医学院，2016 年。

[313] 欧玮：《国家卫生城市长效管理机制建构研究》，硕士学位论文，云南大学，2016 年。

[314] 张丽、周水森、丰俊等：《2014 年全国疟疾疫情分析》，《中国寄生虫学与寄生虫病杂志》2015 年第 5 期。